D. Illy

Ratgeber Daueronline in Sozialen Netzwerken

In dieser Reihe sind bis jetzt folgende Titel erschienen:

Ratgeber Depression
Ratgeber Angsterkrankungen
Ratgeber Zwangserkrankungen
Ratgeber Bipolare Störungen
Ratgeber Videospiel- und Internetabhängigkeit

Daniel Illy

Ratgeber Daueronline in Sozialen Netzwerken

Unterschätzte Gefahr der Abhängigkeit von Instagram, TikTok und Co.

Warum in meiner Spezial-Sprechstunde nicht fast ausschließlich zockende Jungs sitzen sollten

1. Auflage

Mit Illustrationen von Elisabeth Deim

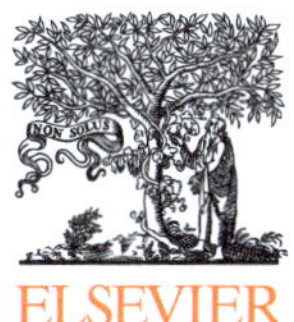

ELSEVIER

Elsevier GmbH, Bernhard-Wicki-Str. 5, 80636 München, Deutschland
Wir freuen uns über Ihr Feedback und Ihre Anregungen an kundendienst@elsevier.com

Ratgeber Daueronline in Sozialen Medien, Unterschätzte Gefahr der Abhängigkeit von Instagram, TikTok und Co., Warum in meiner Spezial-Sprechstunde nicht fast ausschließlich zockende Jungs sitzen sollten, 1. Auflage, von Daniel Illy

ISBN 978-3-437-23036-3
eISBN 978-3-437-05189-0

1. Auflage 2023

Wichtiger Hinweis für den Benutzer
Die medizinischen Wissenschaften unterliegen einem sehr schnellen Wissenszuwachs. Der stetige Wandel von Methoden, Wirkstoffen und Erkenntnissen ist allen an diesem Werk Beteiligten bewusst. Sowohl der Verlag als auch der Autor und alle, die an der Entstehung dieses Werkes beteiligt waren, haben große Sorgfalt darauf verwandt, dass die Angaben zu Methoden, Anweisungen, Produkten, Anwendungen oder Konzepten dem aktuellen Wissensstand zum Zeitpunkt der Fertigstellung des Werkes entsprechen.
Der Verlag kann jedoch keine Gewähr für Angaben zu Dosierung und Applikationsformen übernehmen. Es sollte stets eine unabhängige und sorgfältige Überprüfung von Diagnosen und Arzneimitteldosierungen sowie möglicher Kontraindikationen erfolgen. Jede Dosierung oder Applikation liegt in der Verantwortung der Anwenderin oder des Anwenders. Die Elsevier GmbH, die Autorinnen und Autoren und alle, die an der Entstehung des Werkes mitgewirkt haben, können keinerlei Haftung in Bezug auf jegliche Verletzung und/oder Schäden an Personen oder Eigentum, im Rahmen von Produkthaftung, Fahrlässigkeit oder anderweitig übernehmen.

Für die Vollständigkeit und Auswahl der aufgeführten Medikamente übernimmt der Verlag keine Gewähr.
Geschützte Warennamen (Warenzeichen) werden in der Regel besonders kenntlich gemacht (®). Aus dem Fehlen eines solchen Hinweises kann jedoch nicht automatisch geschlossen werden, dass es sich um einen freien Warennamen handelt.

Bibliografische Information der Deutschen Nationalbibliothek
Die Deutsche Nationalbibliothek verzeichnet diese Publikation in der Deutschen Nationalbibliografie; detaillierte bibliografische Daten sind im Internet über https://www.dnb.de abrufbar.

23 24 25 26 27 5 4 3 2 1

Für Copyright in Bezug auf das verwendete Bildmaterial siehe Abbildungsnachweis.

In ihren Veröffentlichungen verfolgt die Elsevier GmbH das Ziel, genderneutrale Formulierungen für Personengruppen zu verwenden. Um jedoch den Textfluss nicht zu stören sowie die gestalterische Freiheit nicht einzuschränken, wurden bisweilen Kompromisse eingegangen. Da die Zielgruppe dieses Buches hauptsächlich Mädchen und junge Frauen sind, wurde im Therapieteil die weibliche Form verwendet. Selbstverständlich sind **immer alle Geschlechter** gemeint.

Planung: Ursula Jahn, München
Projektmanagement: Cornelia von Saint Paul, München
Redaktion: Isabella de la Rosée, Höhenkirchen-Siegertsbrunn
Rechteklärung: Stefan Schneidhuber, München
Herstellung: Cornelia von Saint Paul, München; Dietmar Radünz, Leipzig
Satz: STRAIVE, Puducherry/Indien
Druck und Bindung: Drukarnia Dimograf Sp. z o. o., Bielsko-Biała/Polen
Umschlaggestaltung: SpieszDesign, Neu-Ulm
Titelfotografie: © colourbox.de

Aktuelle Informationen finden Sie im Internet unter www.elsevier.de

Vorwort

Dieser Ratgeber zum Thema der Abhängigkeit von Sozialen Netzwerken und anderen Internetsüchten erscheint im zeitlichen Kontext der anderen bislang von mir verfassten Bücher in dieser Reihe. Gemeinsam mit meinem Kollegen Jakob Florack habe ich 2018 in diesem Verlag einen Ratgeber zur „Videospiel- und Internetabhängigkeit" (Computerspielstörung) verfasst, und spätestens seitdem wurde das Störungsbild ein Herzensthema für mich. Die initial bereits 2015 gemeinsam in Berlin gegründete Ambulanzsprechstunde und Gruppentherapie konnte 2019 und 2021 auf zwei weitere Kliniken ausgedehnt werden. Seitens der Bücher folgten ein Praxishandbuch (2020) und ein Therapiemanual (2021) zum Thema. Man kann also mit Fug und Recht behaupten, dass ein Großteil meiner Arbeit auf dieses Thema ausgerichtet war. Und dennoch lag der Fokus stets auf den videospielenden Jungs. Zwar „verirrte" sich immer mal wieder ein Mädchen in meine Sprechstunde, ein paar nahmen auch erfolgreich an der Gruppentherapie teil, und doch schien das Angebot überwiegend die Eltern von „zockenden" Jungs anzusprechen. Ich kann durchaus transparent mitteilen, dass dies zu Teilen auch mein eigenes „Versagen" war. Von der Flyer-Gestaltung (die eher Jungs ansprach) bis hin zu meiner eigenen Haltung gegenüber Sozialen Netzwerken und der Ausrichtung der Gruppentherapie. Wie ich im ersten Kapitel noch darlegen werde, sind aber gerade weibliche Jugendliche mit einer Abhängigkeit von Sozialen Netzwerken (Soziale-Netzwerke-Nutzungsstörung) eine nicht zu unterschätzende Risikogruppe, und damit waren sowohl eine Anpassung des Therapiekonzepts als auch ein eigener Ratgeber längst überfällig. Klar, es gibt natürlich Überschneidungen zwischen Videospielen und Sozialen Netzwerken, allerdings gibt es auch wichtige Unterschiede und dem Thema ganz eigene Aspekte, wie zum Beispiel Cybergrooming und Mobbing. Mir kam deshalb die Idee, einen zweigeteilten Ratgeber zu schreiben. Einen mit einem informativen Teil für die Eltern und einem nachgeschalteten Therapieteil für (vor allem weibliche) Jugendliche. Ich hoffe, das Konzept kommt an und bewährt sich. Das Ergebnis scheint mir dabei sehr nahe an dem zu sein, was ich im Rahmen meiner Sprechstunde mit den (leider immer noch viel zu selten auftauchenden) Mädchen und jungen Frauen erarbeite.

Möglich wurde dies natürlich nur dank der großartigen Unterstützung, die ich dabei hatte. Das betrifft zunächst alle Kolleginnen und Kollegen, die mich seit 2015 bei der Umsetzung dieses Themas in den drei Kliniken, in denen ich in dieser Zeit gearbeitet habe, begleitet haben.

Doch die klinische Arbeit macht noch keinen Ratgeber. Mein Dank geht daher vorab an Jakob Florack, mit dem damals alles seinen Anfang nahm, und natürlich an den Elsevier Verlag für die abermals hervorragende Betreuung und kompetente Umsetzung des Projekts. Ich möchte insbesondere Frau Jahn, Frau von Saint Paul, Herrn Dangl und Frau de la Rosée danken. Ohne die Illustrationen von Frau Deim wäre auch dieser Ratgeber lange nicht so anschaulich geworden. Mein Dank gilt zudem allen Leserinnen und Lesern dieser Zeilen. Ihr Interesse an diesem Thema schafft Aufklärung und schließlich Veränderung bei dieser aus meiner Sicht so wichtigen Zielgruppe.

Mein abschließender und größter Dank gilt allerdings der Zielgruppe dieses Ratgebers: den Mädchen und jungen Frauen, die sich dafür entschieden haben, Hilfe bei ihrem Problem mit Sozialen Netzwerken anzunehmen, und die sich auch nicht davon abschrecken ließen, in einer Gruppentherapie mit sechs „Zocker-Jungs" zu sitzen. Danke, dass ihr euch darauf eingelassen und meinen Fokus erweitert habt!

Berlin, im Winter 2022
Dr. med. Daniel Illy

Zum Autor

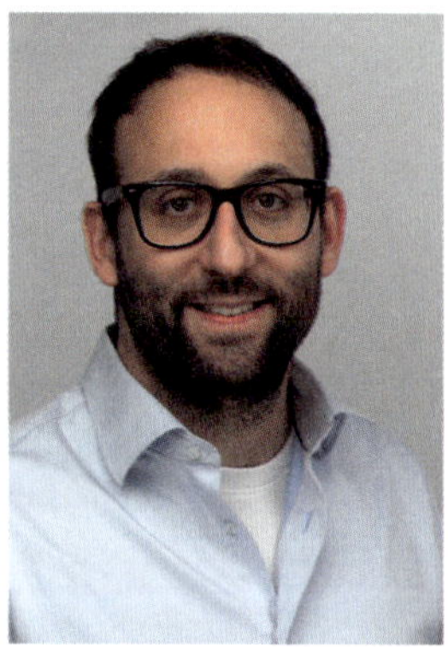

Dr. med. Daniel Illy (geboren 1985 in Frankfurt am Main) ist Facharzt für Psychiatrie und Psychotherapie und Facharzt für Kinder- und Jugendpsychiatrie. Er arbeitet als Leitender Oberarzt in einer kinderpsychiatrischen Klinik in der Nähe von Berlin.

Gemeinsam mit einem Kollegen hat er 2015 in Berlin eine Sprechstunde und Gruppentherapie für videospielabhängige Jugendliche ins Leben gerufen. Daniel Illy konnte dieses Angebot in den letzten Jahren auf zwei weitere Standorte ausdehnen. Aus dieser Arbeit und der Leidenschaft am Schreiben entstand auch der vorliegende Ratgeber.

Dr. med. Daniel Illy hat die Reihe der in diesem Verlag vorliegenden Ratgeber konzipiert. Bislang sind von ihm Titel zu folgenden psychischen Erkrankungen erschienen: Depressionen, Angsterkrankungen (auch in China erschienen), Zwangserkrankungen, Bipolare Störungen und Videospiel- und Internetabhängigkeit. Außerdem sind ein Therapiemanual und Praxishandbuch zum Thema Videospiel- und Internetabhängigkeit erschienen, ein Therapiemanual zum Thema dieses Ratgebers erscheint zeitnah. Weitere Bücher sind bereits in Planung.

Dr. med. Daniel Illy
Facharzt für Psychiatrie und Psychotherapie
Facharzt für Kinder- und Jugendpsychiatrie und -psychotherapie
Leitender Oberarzt
Asklepios Fachklinikum Lübben
Kinder- und Jugendpsychiatrie
Tagesklinik Königs Wusterhausen
Cottbuser Str. 53 a + b
15711 Königs Wusterhausen

http://www.daniel-illy.de
Twitter: @illy_dr

Abbildungsnachweis

Der Verweis auf die jeweilige Abbildungsquelle befindet sich bei allen Abbildungen im Werk am Ende des Legendentextes in eckigen Klammern.

F1039	Rehbein, F.: Computerspiel- und Internetabhängigkeit. In: Porsch, T./ Pieschl, S.: Medien und deren Schatten. Hogrefe, 2014.
F1086-002	Brand, M./ et al.: Integrating psychological and neurobiological considerations regarding the development and maintenance of specific Internet-use disorders: An Interaction of Person-Affect-Cognition-Execution (I-PACE) model. In: Neuroscience & Biobehavioral Reviews. Volume 71, Pages 252-266. Elsevier, December 2016.
F1100-001	Shahnawaz, M. G./ Rehman, U./ et al.: Social Networking Addiction Scale. In: Cogent Psychology. Volume 7, Issue 1. Taylor & Francis, 2020.
G878	Wölfling, K./ et al.: Computerspiel- und Internetsucht: Ein kognitiv-behaviorales Behandlungsmanual. Kohlhammer, 2012.
G1131	Kielholz, P./ Ladewig, D.: Die Abhängigkeit von Drogen. Deutscher Taschenbuch-Verlag, 1973.
G853	Höcker, A./ Engberding, M./ Rist, F.: Prokrastination : Ein Manual zur Behandlung des pathologischen Aufschiebens. Hogrefe, 2. Aufl. 2017.
L231	Stefan Dangl, München
L265	Elisabeth Deim, Dresden
O249	Dietmar Radünz, Leipzig

Fehler gefunden?

An unsere Inhalte haben wir sehr hohe Ansprüche. Trotz aller Sorgfalt kann es jedoch passieren, dass sich ein Fehler einschleicht oder fachlich-inhaltliche Aktualisierungen notwendig geworden sind.
Sobald ein relevanter Fehler entdeckt wird, stellen wir eine Korrektur zur Verfügung. Mit diesem QR-Code gelingt der schnelle Zugriff.

https://else4.de/978-3-437-23036-3

Wir sind dankbar für jeden Hinweis, der uns hilft, dieses Werk zu verbessern. Bitte richten Sie Ihre Anregungen, Lob und Kritik an folgende E-Mail-Adresse: kundendienst@elsevier.com

Inhaltsverzeichnis

I Einleitung

KAPITEL

1 Wo bleiben die Mädchen?

Wie alles begann

Liebe Jugendliche, liebe Eltern!
Zu Beginn dieses Buches möchte ich euch und Ihnen schildern, was mich persönlich dazu motiviert hat, dieses Buch zu schreiben.

Im Jahr 2015 habe ich gemeinsam mit einem befreundeten Kollegen in Berlin eine **Sprechstunde für Videospiel- und Internetabhängigkeit** gegründet. Wir, beide selbst Videospieler, wollten mit betroffenen Kindern und Jugendlichen auf Augenhöhe über das Thema „Games" sprechen. Das Angebot wurde sehr gut angenommen, wir konzipierten eine Gruppentherapie und brachten einen Ratgeber in Buchform heraus. Aufmerksame Leser beider Bücher werden viele der Inhalte hier wiederfinden.

Heute, sechs Jahre später, konnte ich an zwei weiteren Standorten in und um Berlin ein entsprechendes Angebot etablieren. Weitere Bücher entstanden, unter anderem auch ein Buch, das es anderen Therapeutinnen und Therapeuten ermöglicht, unsere Form der Behandlung auf ihre Patienten anwenden zu können. Inzwischen fragen mich Zeitungen, Webseiten und Fernsehsender nach meiner Meinung zu dem Thema „neue" Medien, und ohne es zu wollen bin ich zu einem „Experten", was das Thema Videospiel- und Internetabhängigkeit angeht, geworden. Ich habe das bewusst in Anführungszeichen gesetzt, es war eigentlich nie mein Plan, ein solcher zu werden. Und ich wäre auch heute manchmal lieber kein Experte und träume davon, dass es schon tausend Expertinnen und Experten vor mir gab, die nicht erst 2015 aus einer spontanen Idee heraus zu einem wurden. Denn das Internet, das wisst selbst ihr, liebe Jugendliche, die keine Lebenszeit mehr ohne diese Medien verbracht haben, das wurde nicht erst vor einigen Jahren erfunden.

Das Thema wird immer wichtiger

Zum Glück bin ich nicht der Einzige, der sich mit dem Thema beschäftigt. Doch wir sind leider nicht viele. Selbst heute gibt es bedauerlicherweise nur wenige Kolleginnen und Kollegen (die allesamt großartige Arbeit leisten und mit literweisem Herzblut und unter großer Aufopferung ihrer Freizeit bei der Sache sind), die sich des Themas annehmen. Vielleicht macht das ein Vergleich anschaulicher: Wenn sich beispielsweise Herzspezialisten auf Kongressen treffen, dann mieten sie ganze Mehrzweckhallen, so viele von ihnen halten dort Vorträge oder hören welchen zu. Uns, den Ärzten und Therapeuten, die sich mit der **Abhängigkeit von internetbezogenen Medien** beschäftigen, reichte zum Beispiel im Rahmen des letzten Kongresses ein kleiner Hörsaal meiner früheren Universität in Mainz. Und das, obwohl das Thema eigentlich in aller Munde sein sollte, obwohl uns „Corona", die „Lockdowns" und die damit leider auch geschlossenen Schulen gezeigt haben, wie wichtig das

Thema ist. Und, was aus Sicht eines Behandlers, der jahrelang ohne Diagnose therapiert hat (dazu im Verlauf dieses Buches mehr), sehr wichtig ist: trotz der mittlerweile erfolgten offiziellen Anerkennung der Diagnose einer Abhängigkeit von Internetmedien.

Wir sprechen hier in Deutschland von schätzungsweise **mehr als 1 Million Betroffenen!** Das sind Größenordnungen, die sich mit den Erkrankungen, über die Herzspezialisten in Mehrzweckhallen sprechen, durchaus vergleichen lassen. Doch die unglaubliche Anzahl Betroffener ist gar nicht der Hauptgrund meiner Sorge – es seid ihr, liebe Mädchen und junge Frauen, die mir Sorgen bereiten!

Deshalb geht es hier hauptsächlich um Mädchen

Während ich in den vergangenen Jahren im Rahmen der Spezialsprechstunden und Gruppentherapien viele männliche Jugendliche vor mir sitzen hatte, kann ich die von mir behandelten Mädchen an einer Hand abzählen. Ja, ich erinnere mich sogar noch an alle ihre Vornamen, und ich und Namen merken, das wäre der Stoff für ein eigenes Buch. Warum also kamen überwiegend die zockenden Jungs zu mir? Wo sind die Mädchen und jungen Frauen?

Ein Blick in die **Forschungsergebnisse** zum Thema bekräftigt diese Frage. Eine der besten Studien zur Häufigkeit internetbezogener Abhängigkeiten ist zwar schon etwas in die Jahre gekommen, hat aber eine sehr gute Grundlage für die weitere Erforschung in den nachfolgenden Jahren geschaffen. 2011 konnte die sogenannte PINTA-Studie (Rumpf et al., 2011) zeigen, dass 1 % der Bevölkerung zwischen 14 und 64 Jahren (Männer 1,2 %, Frauen 0,8 %) von Internetabhängigkeit betroffen sind. Hier wurden alle Medien (also u. a. auch Soziale Netzwerke und Gaming) zusammengefasst. Die Studie konnte zudem aufzeigen, dass die Rate der von Abhängigkeit Betroffenen gerade im **Jugendalter** viel höher war.

Interessanterweise, und jetzt wird es wieder spannend (versprochen!), waren jedoch bei den 14- bis 16-Jährigen die **Mädchen** (4,9 %) stärker von einer Abhängigkeit betroffen als Jungen (3,1 %).

Der Leidensdruck der Eltern

Woran liegt es also, dass in meiner Spezialsprechstunde (aber auch in denen meiner Kolleginnen und Kollegen) fast ausschließlich männliche Betroffene sitzen? Meine persönliche Theorie: Es liegt am **Leidensdruck der Eltern.** Der Junge, der vor dem Rechner oder der Konsole sitzt und „andere Menschen tötet", fällt tendenziell eher auf als das Mädchen, das „mit ihren Freundinnen chattet". Weibliche Betroffene haben vielfach einen **sozial erwünschteren Konsum** der neuen Medien, werden damit nicht so schnell von den Eltern als auffällig eingestuft und uns nicht vorgestellt. Während also durchaus Jungs bei mir sitzen, die dachten, sie würden zum Zahnarzt oder zum Impftermin gehen (alles scheint in der Not der Eltern weniger schlimm zu sein, als mit mir über Videospiele zu reden), und sich dann fragen, was sie mit dem „alten Mann" mit Bart über Games reden sollen (bis sie merken, dass ich mich auskenne und ihnen nichts Böses will), bleibt der Warteraum der Gaming-Sprechstunde, was Mädchen und Frauen angeht, verwaist. Als hätte ich draußen ein Verbotsschild an der Tür aufgehängt (➤ Abb. 1.1).

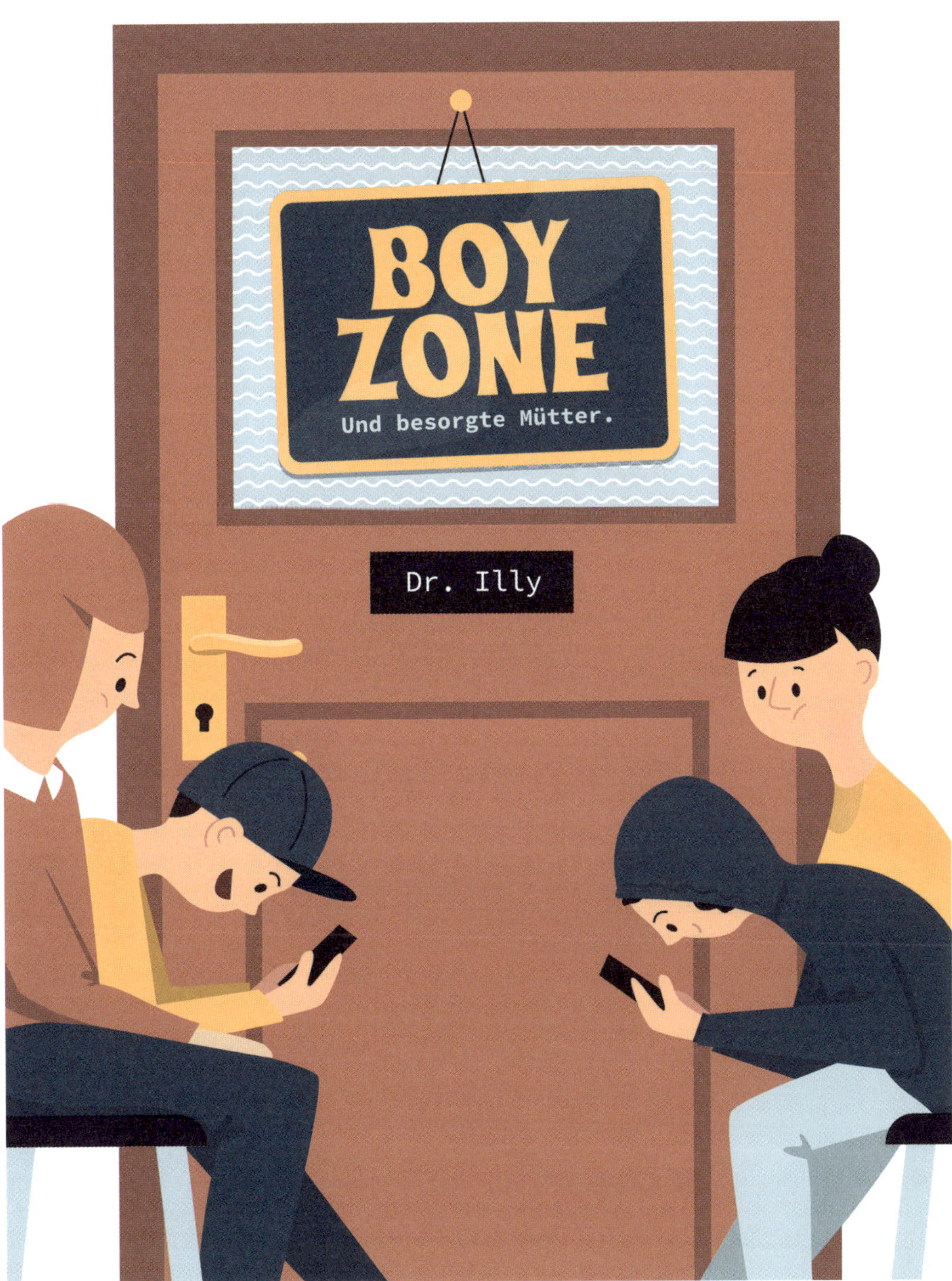

Abb. 1.1 Wo bleiben die Mädchen? [L265]

Mädchen: eine bislang unerkannte Risikogruppe

Weibliche Jugendliche sind damit vor allem eines: **eine bislang unerkannte Risikogruppe.** Das zeigen auch aktuellere Daten: Die Studie der DAK-Gesundheit „WhatsApp, Instagram und Co. – so süchtig macht Social Media" von 2018 untersuchte erstmals in Deutschland die Intensität der Nutzung sowie die Auswirkung Sozialer Medien bei Kindern und Jugendlichen. 85 % der 12- bis 17-Jährigen nutzen soziale Medien täglich. Die durchschnittliche Nutzungshäufigkeit steigt mit zunehmendem Alter an. Das verwundert nicht; soziale Medien sind heutzutage ein wichtiger Faktor in der **Abgrenzung** von den Eltern. Die durchschnittliche tägliche Nutzungsdauer aller Altersgruppen liegt bei 166 Minuten. Mädchen (182 Minuten) nutzen Soziale Netzwerke (Social Media) länger als Jungen (151 Minuten).

Soziale Netzwerke als potenzielle Gefahr

Noch ein wichtiger Unterschied besteht zwischen dem stundenlangen Gebrauch von Soziale-Netzwerke-Inhalten durch Mädchen und dem stundenlangen Zocken vor der Konsole von Jungen. Soziale Netzwerke sind **potenziell gefährlicher:** „Wieso kennt jeder in meiner Schule meine Nacktfotos? War das nicht Teil des Kennenlernens von dem Typen eine Klasse über mir?" Mädchen und junge Frauen sind im Internet einer Menge **Risiken** ausgesetzt, über die sich die Eltern des Gamers nur eingeschränkt Gedanken machen müssen: sexuelle Belästigung und schlimmstenfalls Übergriffe bei realen Treffen mit Unbekannten, Mobbing, Selbstverletzungsforen und Pro-Magersucht-Seiten, um nur einige zu nennen. Gleichzeitig werden Internetangebote über Smartphones einer immer jüngeren Zielgruppe zugänglich, ohne dass diese darauf vorbereitet wäre. Ich kenne jedenfalls TikTok-Videos von 12-Jährigen, die allein aufgrund ihrer Freizügigkeit eigentlich eine Altersfreigabe-Einstufung bräuchten – vom möglichen Schaden für die Betroffenen ganz zu schweigen.

Das Ziel: Lernen, das Nutzungsverhalten selbst zu kontrollieren

Das mag jetzt sehr kritisch klingen, so als wäre ich wirklich ein alter Mann mit Bart, wie von einigen meiner Patienten im Erstgespräch angenommen. Gut, mit Mitte 30 bin ich nun mal doppelt so alt wie sie, ich kann das verstehen. Eine gewisse Kritik ist durchaus angebracht, gleichzeitig bin ich der festen Überzeugung, dass man die Therapie der Abhängigkeit von Internetmedien nur **auf Augenhöhe** betreiben kann. Ich bin zwar Arzt und Psychotherapeut, aber ich bin auch leidenschaftlicher Videospieler. Und ich will den Jugendlichen ihre Smartphones und Konsolen nicht wegnehmen, ich möchte, dass sie lernen, ihr **Nutzungsverhalten selbst zu kontrollieren.** Ohne dass Mama und Papa das Handy-Ladekabel einkassieren müssen oder mit der Axt auf die PlayStation losgehen. Ich will ihnen aufzeigen, dass sie die **positiven Aspekte** ihrer Mediennutzung bitte **behalten** sollen und nur die negativen wie schlechte Noten, miese Stimmung zu Hause oder im Klassenchat umgehende Fotos in Zukunft vermeiden.

Warum Pauschalität bei dem Thema schadet

Das sehen längst nicht alle Kolleginnen und Kollegen so. Meine Position ist durchaus angreifbar, und das ist mir klar. In der Vergangenheit habe ich mich deswegen mit den Manfred Spitzers dieser Welt auseinandersetzen müssen und ich werde es auch in Zukunft tun. Spitzer etwa erklärt in seinem letzten Buch die Hälfte der Weltbevölkerung in 30 Jahren für kurzsichtig, weil wir alle auf unsere Smartphones starren. Mal abgesehen davon, dass ich seine wissenschaftliche

Herleitung dieser These für unwissenschaftlich halte: Die Aussage wird keine 16-Jährige der Welt davon überzeugen, ihr Instagram-Profil zu löschen. Im Gegenteil: Die besorgte Mutter wird nach der Lektüre von Spitzers Buch vermutlich dazu übergehen, strafender hinsichtlich des Medienkonsums zu sein, was die 16-Jährige dazu veranlassen wird, den Konsum heimlich (zum Beispiel bei der besten Freundin, deren Eltern nicht so genau hinschauen) fortzusetzen. Und schon bröckelt die wichtigste Säule (ja, ihr, liebe Eltern!) in der **Medienerziehung** junger Menschen. Medienerziehung, ein Wort, das Spitzer übrigens ablehnt. Aber er schreibt auch, dass „man mittels Ballerspielen wirklich gar nichts lernt, außer ballern", und das ist definitiv falsch, weil mir ganz persönlich mein „Ballerspiel"-Konsum sicherlich dabei geholfen hat, diese Zeilen zu formulieren und gerade mit euch, liebe Jugendliche, auf Augenhöhe sprechen zu können.

Das Konzept dieses Ratgebers

Das nämlich möchte ich mit diesem Buch erreichen: Ohne übertriebene Pauschalisierung und Panikmache auf eine Risikogruppe hinweisen, die auch mir in den letzten Jahren größtenteils durch die Maschen gegangen ist. Eltern möchte ich einen Ratgeber an die Hand geben, der aufklärt, ohne zu verteufeln, aber auch ohne Dinge zu beschönigen. Und euch, liebe (hoffentlich meist weibliche) Jugendliche, möchte ich erste Schritte an die Hand geben, etwas zu verändern. Um das Internet und insbesondere Soziale Netzwerke in Zukunft so zu nutzen, dass ihr die unbestreitbaren Vorteile daraus ziehen könnt, ohne dabei euer eigenes, reales Leben zu gefährden. Sei es durch Dritte, die in euch ein leichtes Opfer sehen, oder euren Kopf, der euch im Zuge einer Abhängigkeit dazu zwingt, mit dem Smartphone auf dem Kopfkissen einzuschlafen. Das Buch ist deshalb zweigeteilt. An den Ratgeberteil für Eltern schließt sich ein Therapieteil an, der im Schwerpunkt weibliche Jugendliche ansprechen soll.

Begrifflichkeiten kurz erklärt

Ein paar kurze Anmerkungen vielleicht noch vorab zu einigen Begrifflichkeiten. **Social Media** hat sich als englischer Begriff zwar mittlerweile auch in Deutschland etabliert, ich werde jedoch überwiegend den Begriff **Soziales Netzwerk** verwenden. Die offizielle Bezeichnung der Abhängigkeit ist der etwas sperrige Begriff **Soziale-Netzwerke-Nutzungsstörung,** der es zum Glück nicht auf das Cover geschafft hat. Ich benutze definitiv lieber den Begriff Abhängigkeit als den Begriff Störung, muss aber leider mit dem leben, was offiziell als Bezeichnung festgelegt wurde (Rumpf et al., 2021). Dasselbe gilt für den von mir präferierten Begriff **Videospielabhängigkeit** (die wir immer mal wieder streifen werden), die offiziell unter dem Namen **Computerspielstörung** läuft und deren Bezeichnung meiner Meinung nach unzureichend ist, da sie zum Beispiel Smartphone-Spiele und Konsolenspiele nicht durch ihre Benennung erfasst, diese aber natürlich auch meint. Als Oberbegriff für alles hat sich **Internetnutzungsstörung** durchgesetzt. Aus Gründen der Lesbarkeit und auch, um die einzelnen Formen aus meiner Sicht besser voneinander abgrenzen zu können, behalte ich mir vor, an der ein oder anderen Stelle von den offiziellen Bezeichnungen abweichen zu dürfen.

Wie auch immer Ihre bzw. deine Bezeichnung für das Objekt der Abhängigkeit lautet: Sie haben oder du hast dieses Buch bestimmt erworben, weil da vielleicht ein Problem mit digitalen Medien besteht und sich etwas verändern soll. Ich hoffe, dieses Buch ist euch und Ihnen ein wichtiger Begleiter bei diesem Vorhaben.

NUN SIND SIE GEFRAGT!

Liebe Eltern, was sind vorab Ihre Fragen an dieses Buch? Was hat Sie bewogen, es zu kaufen? Um welche Person in Ihrem Umfeld machen Sie sich Sorgen? Welche Veränderungen erhoffen Sie sich durch die Lektüre dieses Buches?
Notieren Sie sich Ihre Fragen am besten schriftlich, am Ende werden wir dann Ihre Liste durchgehen, um Ihren Lerneffekt abschätzen zu können.

NUN BIST DU GEFRAGT!

Liebe Jugendliche, schön, dass du diese Zeilen liest. Was hat dich dazu bewogen? Neugierde oder weil deine Eltern dieses Buch für dich gekauft haben? Was sind vorab deine Fragen an dieses Buch? Meinst du, bei dir könnte eine Abhängigkeit von Sozialen Medien vorliegen? Welche Veränderungen erhoffst du dir durch das Lesen dieses Buches?
Notiere deine Fragen am besten schriftlich, am Ende werden wir dann deine Liste durchgehen, um deinen Lerneffekt abschätzen zu können. Ab ➤ Kap. 13 spreche ich übrigens ausschließlich dich an, in einem eigenen Therapieteil.

II Ratgeberteil – Eltern

KAPITEL

2 Was ist Internetabhängigkeit?

Von Digital Immigrants und Digital Natives

Seit wann haben Sie, liebe Eltern, einen Internetanschluss zu Hause? Wann haben Sie Ihre erste E-Mail verschickt, das erste Mal eine Online-Überweisung vorgenommen oder etwas bei Amazon bestellt?

Wie bei mir auch, wird das bei den meisten von Ihnen irgendwann um die Jahrtausendwende losgegangen sein. Begleitet von dem ikonisch-nervigen „Bin ich schon drin?" von Boris Becker oder den „Zauberwörtern" ISDN oder später gar DSL machten wir alle unsere ersten tapsigen Schritte im **World-WideWeb.** Interessanterweise vermag man dabei rückblickend zu verkennen, wie spät manche Inhalte sich erst entwickelten. Erst 2005 wurde das erste Video auf **YouTube** hochgeladen, **Facebook** setzte sich sogar erst gegen Ende der 0er-Jahre in Deutschland durch.

Wenn Sie erst spät Kinder bekommen haben, gehören Sie vielleicht sogar zu den **Digital Immigrants,** also jenen Menschen, die sich die Nutzung digitaler Medien im Erwachsenenalter aneignen mussten. Meine Generation – ich bin 1985 geboren – ist eine Misch-Generation. Wir haben beispielsweise noch analoge Mixtapes erstellt, umarmten das Aufkommen der Mp3 jedoch mit offenen Armen. Und jede Generation nach uns kann definitiv als **Digital Natives** bezeichnet werden. Diese Menschen kennen eine Diskette nur noch vom Speichern-Symbol in Computerprogrammen.

Jede Veränderung hat Vor- und Nachteile

Wir sprechen hier von einem gerade erst zurückliegenden gewaltigen **technologischen Umbruch.** In den letzten 30 Jahren hat sich vieles in unserem alltäglichen Leben verändert. Wir kaufen anders ein, wir kommunizieren anders, die Welt scheint stärker als zuvor zusammengerückt. Gleichzeitig müssen wir uns dabei allerdings mit Problemen beschäftigen, die zuvor kein Thema waren. **Fake News, Cybermobbing** oder eben die **Abhängigkeit** von diesen „neuen" Medien.

Es ist wichtig, sich klarzumachen, dass diese Entwicklung viele Vor-, aber eben auch einige Nachteile hat. Gerade in der Abgrenzung von Hardlinern, die eine digitale Apokalypse predigen, nutze ich gerne den Vergleich mit dem Beginn der Sesshaftigkeit von Menschen: Als wir irgendwann anfingen, Äcker anzulegen und nicht mehr jagend und beerensammelnd durch den Wald liefen, hatte das vor allem viele Vorteile. Die Nahrungsversorgung besserte sich, Dörfer und damit eine Heimat entstanden und mit ihnen viele Kulturgüter. Aber es entstanden auch Zivilisationskrankheiten wie Übergewicht und die Geburt wurde bei Verkleinerung des Beckens der Frau noch komplizierter. Und doch wollen wir nicht mehr zu unserem Dasein als Jäger und Sammler zurück. Aber es ist sinnvoll, sich die Nachteile eines Entwicklungsschrittes genau anzuschauen und diese nach Möglichkeit zu eliminieren. Und die Abhängigkeit von digitalen Medien ist einer dieser Nachteile.

Internetabhängigkeit, was ist das eigentlich?

Die Erstbeschreibung einer **„Internetabhängigkeit"** geht auf den New Yorker Psychiater **Ivan Goldberg** zurück und war zunächst ironisch gemeint. Die aufkommende Internet-Euphorie jener Jahre ließ ihn 1995 anhand der allgemeinen Abhängigkeitskriterien von bereits bekannten Suchterkrankungen eine Liste von Symptomen erstellen. Er versandte diese per E-Mail an Kollegen und erhielt überraschenderweise starken Zuspruch. Nachfolgend etablierte sich die Amerikanerin **Kimberley Young** als wohl bekannteste Pionierin auf dem Gebiet. Sie war die erste, die umfassende Studien durchführte. Anhand der Kriterien der Glücksspielabhängigkeit (die klassischen „Casino-Spiele") arbeitete sie Kriterien für einen „pathologischen Internetgebrauch" aus. Davon abgeleitet entwickelte sie die ersten Therapieansätze. Liest man diese frühen Studien, so scheinen sie inzwischen etwas aus der Zeit gefallen. „Informations-Overload im Zusammenhang mit der Nutzung von Datenbanken", ist heute jedenfalls kein guter Titel mehr für einen Ratgeber. Der Markt hat sich enorm in die Breite entwickelt und es gibt unzählige Internetangebote und Applikationen. Das Modell in ➤ Abb. 2.1 veranschaulicht dies ganz gut.

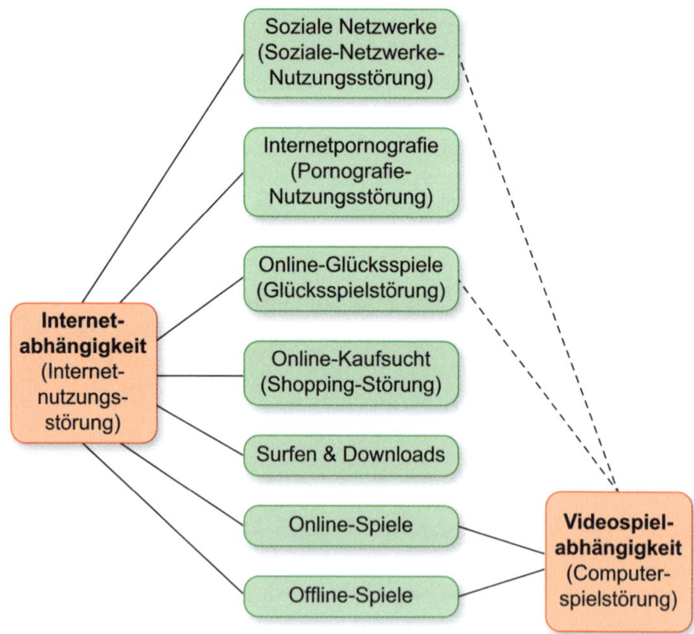

Abb. 2.1 Formen der Internetabhängigkeit samt offizieller Benennungen in Klammern [F1039/L231]
(Modifiziert nach: Rehbein F (2014). Computerspiel- und Internetabhängigkeit. In Porsch T, Pieschl S (Hrsg.): Neue Medien und deren Schatten (S. 219–243). Göttingen: Hogrefe.)

Demnach stehen mehrere themenspezifische Internetsüchte und die bereits an anderer Stelle (Ratgeber Videospiel- und Internetabhängigkeit von Illy & Florack, 2018) besprochene Videospielabhängigkeit nebeneinander. Es gibt jedoch auch Überschneidungen, etwa wenn Videospiele innerhalb Sozialer Netzwerke konsumiert werden. **Mischabhängigkeiten** sind zudem sehr häufig. Steht keine der Nutzungsformen im Vordergrund und geht es hauptsächlich darum, online zu sein, so ist an eine **generalisierte Internetabhängigkeit** zu denken. Das vorliegende Buch wird sich auf die Sozialen Netzwerke konzentrieren. In Abgrenzung zu den **stofflichen Süchten** (alle Süchte nach einem real existierenden Mittel, wie etwa die Alkoholabhängigkeit) nennt man solche Süchte auch **nichtstoffgebundene oder Verhaltenssüchte.**

Wann ist man abhängig?

Doch wann ist man überhaupt abhängig? Erstmalige Berücksichtigung in einem Klassifikationssystem (und damit auch die Legitimierung als Erkrankung) fand die Abhängigkeit von Videospielen (nicht aber explizit die Abhängigkeit von Soziale-Netzwerke-Inhalten!) unter dem Namen **„Internet Gaming Disorder"** im Jahr 2013, als sie in das Forschungskapitel des US-amerikanischen Klassifikationssystems für psychische Störungen (DSM-5) aufgenommen wurde. Das DSM-5 lieferte insgesamt **neun Abhängigkeitskriterien,** welche das Störungsbild erstmalig einheitlich beschreibbar machten. An diese Kriterien wurden die meisten diagnostischen Verfahren angelehnt, ebenfalls die der Untersuchungen zur Soziale-Netzwerke-Nutzungsstörung, wobei auch Unterschiede zur Computerspielstörung bestehen.

Die 9 Abhängigkeitskriterien

Nachfolgend wird Bezug genommen auf die **„Soziale-Netzwerke-Abhängigkeits-Skala"** (Social Networking Addiction Scale) von Shanawaz und Rehman (2020). In Klammern werden die weiteren Kriterien der „Internet Gaming Disorder" genannt, die sich in Teilen auch auf Soziale Netzwerke übertragen lassen, in der oben genannten Skala jedoch nicht vollständig berücksichtigt werden.

1. Gedankliche Vereinnahmung/Übermäßige Beschäftigung

Die **gedankliche Vereinnahmung** beschreibt das Denken an Soziale-Netzwerke-Inhalte in eigentlich nicht dafür vorgesehenen Situationen und die Planung einer weiteren Nutzung in Phasen einer Abstinenz, zum Beispiel wenn Ihr Kind in der Schule sitzt und durch die Ablenkung dem Unterricht nicht folgen kann. Je nach Möglichkeit der Verfügbarkeit werden Inhalte auch während anderer Tätigkeiten genutzt (zum Beispiel in der Ausbildung, wenn keine entsprechende Kontrolle erfolgt). Die **Vereinnahmung** kann sich auch darin äußern, dass gewisse Lebensbereiche vollständig in Sozialen Netzwerken dokumentiert werden, etwa wenn jedes Essen fotografiert und gepostet wird oder Urlaubsorte nur aufgrund der Postbarkeit auf Instagram ausgewählt werden.

Weitere Hinweise sind die unmittelbare Nutzung nach dem Aufwachen oder die zwanghafte Nutzung vor anderen Aktivitäten (etwa vor dem Sporttraining), etwa, um auf neue „Likes" zu prüfen. Entscheidend ist hierbei immer die Frage: **Ginge es auch ohne?** Was, wenn man beispielsweise bei der Oma kein WLAN und keine mobilen Daten auf dem Handy zur Verfügung hätte?

Würde ich auch durch den Tag kommen, wenn ich mein Smartphone zu Hause vergessen hätte?

2. Gefühlsregulation

Der **Einsatz von Suchtmitteln zur Regulation von Gefühlen** ist jedem Menschen bildlich vor Augen. Der Raucher, der sich nach einer stressigen Situation hastig eine Zigarette anzündet, soll hier als Beispiel dienen. Auch Soziale-Netzwerke-Inhalte werden als Reaktion auf negative Gefühle konsumiert. Die in der Schule erhaltene schlechte Note führt beispielsweise zum sofortige Konsum nach Schulschluss. Ein **Teufelskreis** aus weniger Lernen, weiterem Leistungsabfall, noch mehr Konsum kann entstehen. Betroffene berichten insbesondere davon, dass sie der Konsum beruhigt. Problematisch wird das vor allem dann, wenn Internetinhalte irgendwann die einzige Möglichkeit werden, mit negativen Gefühlen umzugehen. Ein wichtiger Faktor der Sozialen Netzwerke ist dabei die **Bestätigung** von anderen. Der aktuelle Post, das zuletzt hochgeladene Video soll Likes generieren und dem Urheber somit ein Gefühl der Anerkennung bescheren. Bleibt dieser Erfolg aus, so können auch durch den Konsum selbst negative Gefühle entstehen, die wiederum anders kompensiert werden müssen (zum Beispiel durch noch mehr Konsum).

3. Toleranzentwicklung

Die Toleranzentwicklung zeigt sich vor allem in einer **zunehmenden Nutzungszeit** der Betroffenen. Um den gleichen Effekt (beispielsweise Entspannung) zu verspüren, muss im zeitlichen Verlauf einer Abhängigkeit immer mehr konsumiert werden. Das Konzept ist von stofflichen Süchten gut bekannt. Teilweise verändern sich auch die Nutzungsinhalte der Abhängigen. Bei anderen Nutzungsformen, etwa den pornografischen Inhalten, werden die Filme immer „krasser", bei Soziale-Netzwerke-Inhalten sind es dann beispielweise bestimmte „Challenges", auf die man sich einlässt, oder es werden zusätzliche Plattformen genutzt.

4. Entzugserscheinungen

Wenn Sie im Freundes-, Familien- oder Bekanntenkreis einen alkoholabhängigen Menschen haben, sind Ihnen vielleicht schon mal **Entzugserscheinungen bei Abhängigen** begegnet, etwa das typische Zittern oder eine große Unruhe. Solche Symptome finden sich auch bei den nichtstofflichen, also den Verhaltenssüchten, wie der Abhängigkeit von Sozialen Netzwerken. In der Regel sind die Entzugserscheinungen bei stofflichen Süchten ausgeprägter, allerdings lassen sich einige **psychische Symptome** beschreiben, etwa eine Traurigkeit und leichtere Irritierbarkeit bei fehlender Möglichkeit der Nutzung. Gerade nach abruptem Entzug (z. B., wenn Sie mal wieder das Handy einkassieren mussten) kommt es bei Betroffenen zu **Unruhe** und **aggressivem Verhalten.** Dies kann sich im Extremfall zu aggressiven Übergriffen steigern. Auch Herzrasen, Schwitzen und Schlafstörungen können entsprechende Hinweise sein.

5. Konflikte

Darunter verstehen die Autoren das Kriterium **„Lügen/Verheimlichen/Täuschen anderer"**, das in der DSM-5 für die Internet Gaming Disorder beschrieben wird. Gemeint ist damit in erster Linie, dass heimlich konsumiert wird (zum Beispiel in der Nacht oder bei der besten Freundin) und dass Konsumzeiten gegenüber den Angehörigen nicht zugegeben oder beschönigt werden. Das **Sich-nicht-eingestehen-wollen** erstreckt sich häufig auch auf die eigene Person, etwa durch (unbewusst) falsche Angabe der tatsächlichen Nutzungszeit. Von den oben genannten Autoren wird hierunter auch die Einschränkung der Schlafdauer aufgrund des Konsums eingeordnet. Wie nachfolgend noch zu sehen sein wird, wären hier auch aus dem Konsum entstehende Probleme einzuordnen, auch wenn sie im vorliegenden Fragebogen nicht explizit genannt werden.

6. Kontrollverlust

Kontrollverlust bedeutet, dass Abhängige eigentlich aufhören wollen zu konsumieren, es allerdings nicht schaffen, das auch entsprechend umzusetzen. Anfang und Ende der Nutzungszeit können nicht mehr selbstbestimmt reguliert werden, häufig „verliert" man sich im Konsum und merkt gar nicht, wie schnell die Zeit vergeht. Je jünger die betroffenen Kinder, desto eher haben Eltern noch eine entsprechende Möglichkeit, sich durchzusetzen, mit der Pubertät schwindet in der Regel der Einfluss zunehmend. Sind die Betroffenen dann als junge Erwachsene ganz auf sich gestellt, kann der Konsum nochmal deutlich zunehmen, weil nun keiner mehr so genau hinschaut. Für Sie als Eltern ist an dieser Stelle wichtig, dass pauschale „Bildschirmzeiten" zwar ein gutes Mittel sind, gerade bei jüngeren Kindern die Handynutzung zu lenken, Sie sollten sich aber trotzdem mit dem auseinandersetzen, was Ihr Kind da genau macht. Gerade bei Spielen, aber auch bei neuen Apps oder neuen Aspekten innerhalb der genutzten Applikationen ist es zeitweise normal, zunächst etwas mehr Zeit mit dem Medium zu verbringen. Schließlich ist alles Neue aufregend und spannend. In der Regel lässt die anfängliche Faszination dann aber im Verlauf nach. Tut sie es nicht, ist an einen Kontrollverlust zu denken.

(7. Verhaltensbezogene Einengung/Interessenverlust)

Die **verhaltensbezogene Einengung** äußert sich typischerweise darin, dass Betroffene angeben, früheren Hobbys nicht mehr nachzugehen. Die gesamte freie Zeit wird auf den Konsum ausgerichtet. Vielleicht hat auch Ihr Kind beispielsweise davon berichtet, dass ihm der Sport im Verein nicht mehr so viel Spaß bereite. Der **Interessenverlust** kann sich auch auf soziale Kontakte erstrecken. Reale Freundschaften laufen aus und werden nur teilweise durch Online-Bekanntschaften ersetzt. Hier bestehen auch Überschneidungen mit begleitenden depressiven Erkrankungen, die wir in ➤ Kap. 8 noch ausführlich besprechen werden. Wie bereits oben erwähnt, wird das Kriterium eigentlich nur für die Internet Gaming Disorder im Klassifikationssystem beschrieben. Ich habe es an dieser Stelle aber der Vollständigkeit halber mit aufgenommen, da es immer wieder Patientinnen gibt, die auch bei der reinen Social-Media-Abhängigkeit entsprechende Symptome beschreiben.

(8. Fortsetzung trotz psychosozialer Probleme)

Die **Fortsetzung des Konsums** im Bewusstsein der daraus entstehenden psychosozialen Probleme ist ein **zentrales Merkmal von Suchterkrankungen** und auch im Fall der Abhängigkeit von Internetmedien von großer Relevanz. Für den professionellen Behandler kann es zudem eine gute Möglichkeit sein, zwischen „gesunden" Vielnutzern und „kranken" Abhängigen zu unterscheiden. Streit mit den Eltern, schulische oder berufliche negative Folgen durch den Konsum, all das wird von Abhängigen in Kauf genommen, um den Konsum aufrechtzuerhalten. Vermutlich sind es diese Konflikte und Ihre daraus resultierenden Sorgen, die auch Sie veranlasst haben, in dieses Buch zu schauen. Nahezu alle meine Patienten werden fremdmotiviert von Eltern vorgestellt, die in diesem Bereich Auffälligkeiten sehen und sich Sorgen machen. Auch hierfür bietet die „Soziale-Netzwerke-Abhängigkeits-Skala" keine eigene Kategorie an; aufgrund der hohen Relevanz würde ich Auffälligkeiten in diesem Bereich jedoch unter dem fünften Punkt, Konflikte, einordnen.

(9. Gefährdung/Verluste)

Hierunter werden (gewissermaßen als Zuspitzung des letzten Punktes) **Verlust oder Gefährdung des Schul-, Ausbildungs-, Studien- oder Arbeitsplatzes aufgrund des Konsums** sowie **Beziehungsabbrüche** mit Angehörigen, Partnern oder Freunden zusammengefasst. Zur Erfüllung des Kriteriums muss es nicht zum endgültigen Verlust gekommen sein, es reicht schon der **drohende Verlust.** Sätze wie: „Wenn du nicht endlich das Handy weglegst, dann setzen wir dich vor die Tür!" sind in Ihrer Not vielleicht auch schon mal über Ihre Lippen gekommen. Erneut bietet die „Soziale-Netzwerke-Abhängigkeits-Skala" hierzu keine eigene Kategorie an, es greifen jedoch wiederum die unter dem achten Punkt bereits genannten Anmerkungen ➤ Abb. 2.2.

Zeit ist nicht das einzige Kriterium!

Was, liebe Eltern, ist Ihnen beim Lesen der Abhängigkeitskriterien aufgefallen? Richtig, die reine Zeit, die Ihr Kind mit den Medien verbringt, ist nicht der entscheidende Faktor. Insbesondere bei der Computerspielstörung ist dies jedoch der treibende Faktor, der Eltern dazu veranlasst, ihr Kind als „auffällig" und „behandlungsbedürftig" anzusehen. Bei den Sozialen Netzwerken ist vielen Eltern aufgrund des in ➤ Kap. 1 beschriebenen erwünschteren Konsums die tatsächliche Nutzungszeit meist gar nicht bewusst. Tatsächlich kommt es aber auf **andere Faktoren als die reine Nutzungszeit** an. Wenn uns etwas Spaß macht, dann machen wir das gerne und dementsprechend oft. Werden aber zum Beispiel Internetmedien dazu genutzt, Gefühle zu regulieren, und leiden andere Lebensbereiche darunter, so lohnt es sich hinzuschauen.

Krank ohne Diagnose?

Wie bereits erwähnt, beziehen sich die Kriterien eigentlich auf die Forschungsdiagnose zur Internet Gaming Disorder, die Abhängigkeit von Sozialen Netzwerken gibt es vereinfacht gesagt gar nicht, da es die Diagnose (noch) nicht gibt. Doch bevor Sie nun das Buch beiseitelegen, kann ich Sie beruhigen. Es mag zwar die **Diagnose** nicht geben, allerdings finden sich klinisch **viele Betroffene,** die mit den genannten Kriterien therapeutische Hilfe suchen. Seit 2015 behandle ich Jugendliche ohne die entsprechende Diagnose. Warum das so ist, will ich Ihnen nachfolgend darlegen.

Die Mühlen der Medizin mahlen langsam und die Diagnose der Abhängigkeit von Internetmedien ist, wie bereits dargelegt, eine sehr junge Diagnose. Seit 2013 lassen sich immerhin videospielabhängige Betroffene mit Verweis auf das amerikanische Klassifikationssystem diagnostizieren. Treffen **5 der 9 Kriterien** über einen **Zeitraum von 12 Monaten** zu, so kann die Diagnose vergeben werden. Allerdings nicht in Deutschland. Hier mussten wir bislang auf das Erscheinen des sogenannten ICD-11, der „Internationalen statistischen

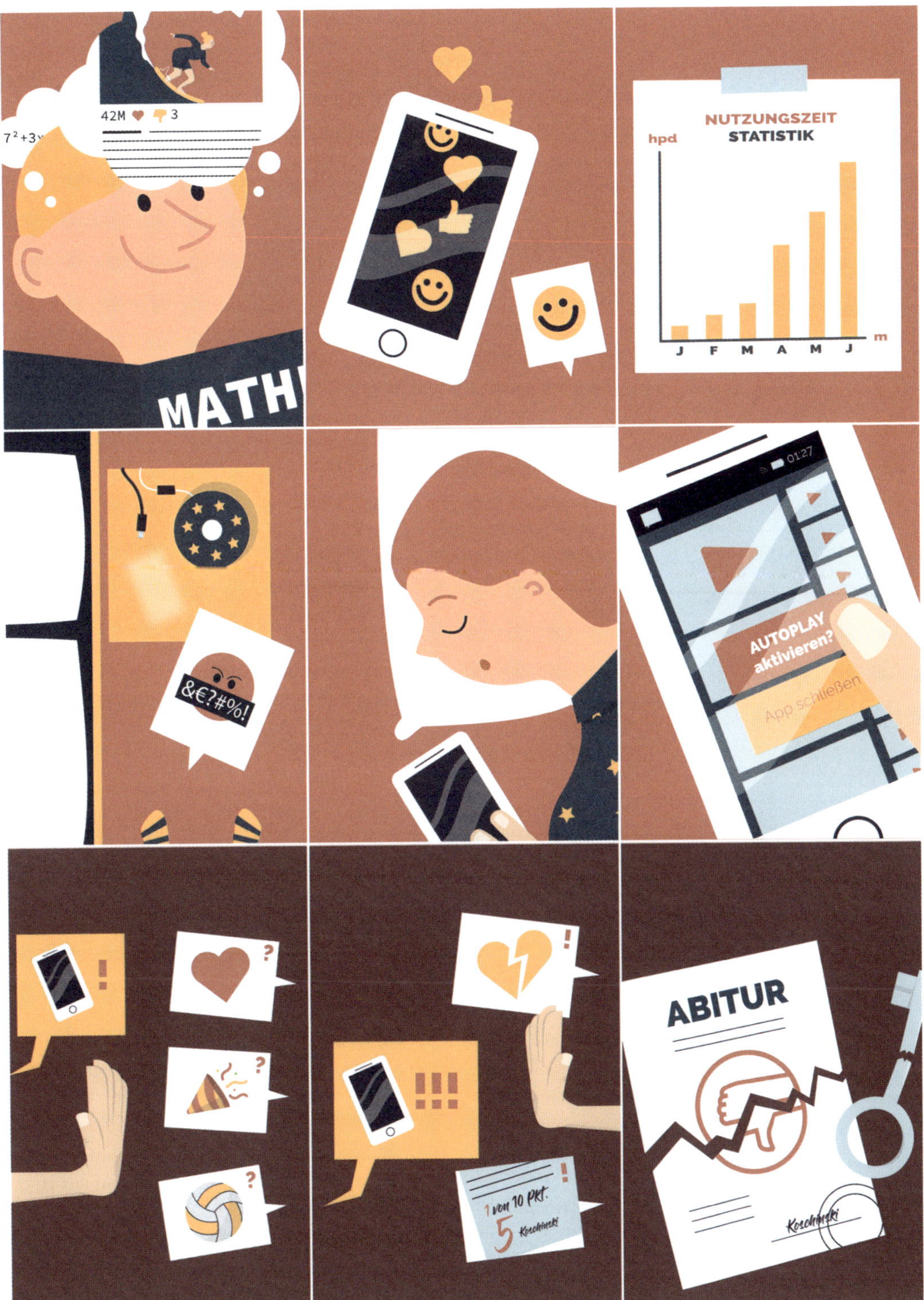

Abb. 2.2 Die neun Abhängigkeitskriterien von Internetbezogenen Störungen [L265]

Klassifikation der Krankheiten und verwandter Gesundheitsprobleme in der 11. Auflage" warten, die nur alle paar Dekaden aktualisiert wird. Die 10. Auflage stammt noch aus den 1990er-Jahren, als Sie noch keinen Internetanschluss zu Hause hatten. Doch auch das ICD-11 berücksichtigt nur die Computerspielstörung, nicht aber die reine Abhängigkeit von Soziale-Netzwerk-Inhalten. Diese lassen sich nur unter einer Kategorie „Sonstige" der Verhaltenssüchte codieren. Das hängt damit zusammen, dass man natürlich aus gutem Grund nicht alles sofort zu Erkrankung erklären will. Es gibt auch heute noch Kritiker, denen die Aufnahme der Computerspielstörung zu weit geht. Man fürchtet, dass die Aufnahme einer Verhaltenssucht das Tor für weitere öffnet und man dann beispielsweise gar nicht mehr weiß, wie viel Sport oder Sex denn nun noch normal und wie viel krank ist. Und natürlich haben die Kritiker in einem Punkt vollkommen recht: Die Datenlage ist noch sehr dünn. Für die Computerspielstörung, aber erst recht für die Abhängigkeit von Sozialen Netzwerken (Soziale-Netzwerke-Nutzungsstörung). Die Betroffenen müssen nicht zwangsläufig die oben vorgestellten Abhängigkeitskriterien erfüllen, und auch untereinander haben diese eine unterschiedlich gute Aussagekraft.

Die in Deutschland gültigen Diagnosekriterien

Den Schwierigkeiten mit der Qualität der neun Kriterien des DSM-5 geht das in Deutschland gültige Klassifikationssystem ICD-11 ein wenig aus dem Weg, indem es die Anzahl der Kriterien reduziert. Zur Diagnosevergabe einer Computerspielstörung müssen Kontrollverlust, Interessenverlust und Fortsetzung trotz negativer Konsequenzen über 12 Monate (bei schweren Fällen auch weniger lang) erfüllt sein. Zudem muss aufgrund des Konsums eine **Beeinträchtigung** bestehen. Die Schaffung dieser Diagnose war ein wichtiger Meilenstein auch ganz persönlich in meiner tagtäglichen Arbeit mit Betroffenen. Und doch erfrage ich bei neuen Patienten immer noch die ausführlicheren DSM-5-Kriterien, ohne dabei jedoch jede Aussage auf die Goldwaage zu legen. Dazu sind bislang einfach noch zu wenige Studien erschienen, allerdings gehen sonst auch wichtige therapeutische Informationen wie zum Beispiel die Gefühlsregulation verloren. Ich bin kein Vollblut-Wissenschaftler, ich bin Kliniker und sehe daher vor allem den therapeutischen Bedarf der Betroffenen. Ich muss mit den Jugendlichen zum Beispiel über das wichtige Thema der Gefühlsregulation sprechen, auch wenn das kein im Klassifikationssystem genanntes Kriterium ist.

Bis das ICD-12 erscheint, werden vermutlich noch einige Jahrzehnte ins Land gehen. Es würde mich wundern, wenn wir dann nicht auch die Diagnose einer Soziale-Netzwerke-Nutzungsstörung vergeben werden können. Bis dahin braucht es einen **verantwortlichen Umgang bei der Vergabe der Diagnose,** eine ausführliche Exploration des Patienten und die Einordnung in seine Lebensrealität, ein bisschen Bauchgefühl bei der Einschätzung und viel Herzblut und Leidenschaft bei der therapeutischen Arbeit mit einem Problem, das offiziell keines ist, aber unbestreitbar die Zukunft von Kindern und Jugendlichen gefährden kann. Also genau so, wie ich zwischen 2015 und 2022 schon gearbeitet habe. Mir war es an dieser Stelle wichtig, Ihnen das ganz transparent darzulegen.

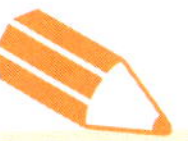

NUN SIND SIE GEFRAGT!

- Was konnten Sie in diesem Kapitel über die Abhängigkeit von Sozialen Netzwerken mitnehmen?
- Warum gibt es noch keine Diagnose?
- Welche Abhängigkeitsformen von Internetmedien wurden in diesem Kapitel vorgestellt?
- Was haben Sie über die Diagnose einer Computerspiel- und Internetnutzungsstörung erfahren?
- Wie unterscheiden sich die Diagnosekriterien im amerikanischen (DSM-5) und im deutschen (ICD-11) Diagnosesystem?
- Welche Kriterien haben Sie selbst bei Betroffenen mit Soziale-Netzwerke-Nutzungsstörung feststellen können? Welche ließen sich von der Internet Gaming Disorder übertragen? Wo gibt es Unterschiede?

KAPITEL

3 Was macht mein Kind da eigentlich?

Rasante Entwicklung

Die Entwicklung von Internetapplikationen und insbesondere der Sozialen Netzwerke verläuft rasant. Das werden Sie vermutlich auch an Ihrem eigenen Nutzungsverhalten bemerkt haben. Nach **StudiVZ** musste man spätestens 2010 unbedingt auf **Facebook** sein und heute, etwas mehr als zehn Jahre später, logge ich mich manchmal monatelang nicht mehr in meinen Account ein. Dafür haben **Twitter** und **Instagram** an Bedeutung gewonnen, jedenfalls in meiner Altersgruppe.

Bei unseren Kindern sieht das wieder völlig anders aus. Ich habe also die berechtigte Sorge, dass viele der Informationen dieses Kapitels bei Erscheinen dieses Ratgebers bereits veraltet sein könnten, und dennoch macht es Sinn, einen Überblick zu geben. Denn irgendwie ist dann doch alles alter Wein in neuen Schläuchen und manche Dinge, etwa **Mobbing** und **Cybergrooming,** sind plattformunabhängig und werden uns wohl leider immer beschäftigen. Um dem Ganzen eine Struktur zu geben, habe ich mich bemüht, Subthemen den entsprechenden Oberbegriffen zuzuordnen. Diese Zuordnung erfolgte aufgrund meiner persönlichen Erfahrungen im Umgang mit Betroffenen, steht aber natürlich beispielhaft. So kann Cybergrooming natürlich auch außerhalb von TikTok auftreten und Mobbing kann auch im WhatsApp-Klassenchat ein Thema sein.

TikTok

Tanzend die Welt erobern

TikTok eroberte Ende der 2010er-Jahre die Smartphone-Bildschirme und ist insbesondere bei Kindern und Jugendlichen sehr beliebt. Es ging im Sommer 2018 aus der App musical.ly hervor und fand initial vor allem im asiatischen Raum große Verbreitung. Hinter dem Unternehmen steckt die chinesische Firma ByteDance. Mit TikTok lassen sich kurze **Videoclips** (vor allem Musikvideos) lippensynchron erstellen, zudem bietet es **Kommunikationsmöglichkeiten** eines Sozialen Netzwerks. TikTok finanziert sich über Werbung (im Feed zwar als solche gekennzeichnet, aber gerade für Kinder im Rahmen einer „Challenge" vielleicht nicht sofort als solche ersichtlich) und In-App-Käufe (Filter und Effekte für die Videos). TikTok ist als App für die Betriebssysteme Android und iOS verfügbar.

Die **Auffindbarkeit** der Videos wird über **Hashtags** gewährleistet, besonders beliebte Videos werden gesondert hervorgehoben. Meist „trenden" solche Videos im Rahmen bestimmter „Challenges", im Rahmen derer etwa ein bestimmter Tanzstil vorgegeben wird. Viele Jugendliche nutzen TikTok auch für mehr als nur Tanzvideos. Verschiedene Unterseiten befassen sich zudem mit anderen Medien oder sogar politischen Themen. TikTok darf laut Nutzungsbedingungen von Kindern **ab 13 Jahren** genutzt werden, eine Altersüberprüfung findet jedoch nicht statt. Immerhin sind Profile aller Nutzer unter 16 Jahren standardmäßig privat geschaltet und können nicht öffentlich eingesehen werden, zudem wurden nach zunehmendem Protest weitere Interaktionsmöglichkeiten mit minderjährigen Nutzern eingeschränkt, etwa die Möglichkeit, gemeinsam an einem Video zu arbeiten (Duett).

Solche Einschränkungen sind ausdrücklich zu begrüßen, da viele der Videos sehr aufreizende Tänze zeigen und die (meist weiblichen) Akteurinnen mitunter spärlich bekleidet sind. Aus meiner eigenen Erfahrung kann ich mitteilen, dass die Faszination für TikTok auch Kinder anspricht, die jünger als 13 Jahre sind. Das führt dazu, dass sich auch schon 11- oder 12-jährige Mädchen einen Bikini anziehen und vor der Handykamera performen. Bei entsprechend fehlenden Einstellungen (oder falschen Altersangaben) stehen diese Videos dann einer Vielzahl an Nutzern zu Verfügung und können zu **Cybergrooming** führen. Es gibt zwar eine Meldefunktion, die bietet jedoch natürlich keinen 100-prozentigen Schutz.

Cybergrooming: Der „nette Onkel von nebenan" hat aufgerüstet

Cybergrooming bezeichnet Verhaltensweisen, die einen **zukünftigen sexuellen Missbrauch** als Ziel haben, also zum Beispiel die Frage nach Fotos der Betroffenen oder das Erfragen persönlicher Daten. Das Wort Missbrauch ist im Kontext von Kindern und Jugendlichen übrigens abzulehnen (es leitet sich eigentlich falsch vom englischen Wort „abuse“ ab), da es andeutet, es gäbe auch einen rechtmäßigen sexuellen Gebrauch von Minderjährigen. Besser ist es, den Begriff **„sexuelle Gewalt“** zu verwenden. Die Täter (meist mit entsprechenden Fake-Profilen) geben sich oft als Gleichaltrige aus und versuchen über gemeinsame Hobbys das Vertrauen zu gewinnen. In der Regel streben sie irgendwann **reale Treffen** an, zuvor wird meist der Wechsel auf eine weniger kontrollierbare Kommunikationsplattform (wie zum Beispiel WhatsApp) gefordert. Kam es bereits zur Offenbarung persönlicher Informationen oder gar kompromittierender Bilder, werden nicht selten **erpresserische Handlungen** („Wenn du dich nicht mit mir triffst, hänge ich die Bilder in deine Schule auf!“) vollzogen. Auch wenn es nicht zu tatsächlichen Handlungen gekommen ist, handelt es sich beim Cybergrooming natürlich um eine **Straftat.** Haben Sie entsprechende Hinweise, dass Ihr Kind Opfer geworden ist, sollten Sie Beweise mittels Screenshots sichern und Anzeige bei der Polizei erstatten.

Wichtig: gute Begleitung

Damit es nicht so weit kommen muss, sollte Ihrem Kind klar sein, dass jede Kommunikation mit Fremden zunächst kritisch zu prüfen ist. Ihr Kind sollte Ihnen gegenüber das Vertrauen haben, sich bei „seltsamen Nachrichten“ jederzeit an Sie wenden zu können. Im Falle von TikTok (aber natürlich auch bei anderen vergleichbaren Applikationen) ist es absolut zu empfehlen, den **privaten Modus** zu aktivieren und die Plattform nur zum Kontakt mit dem Kind persönlich bekannter Menschen zu nutzen. TikTok bietet darüber hin-

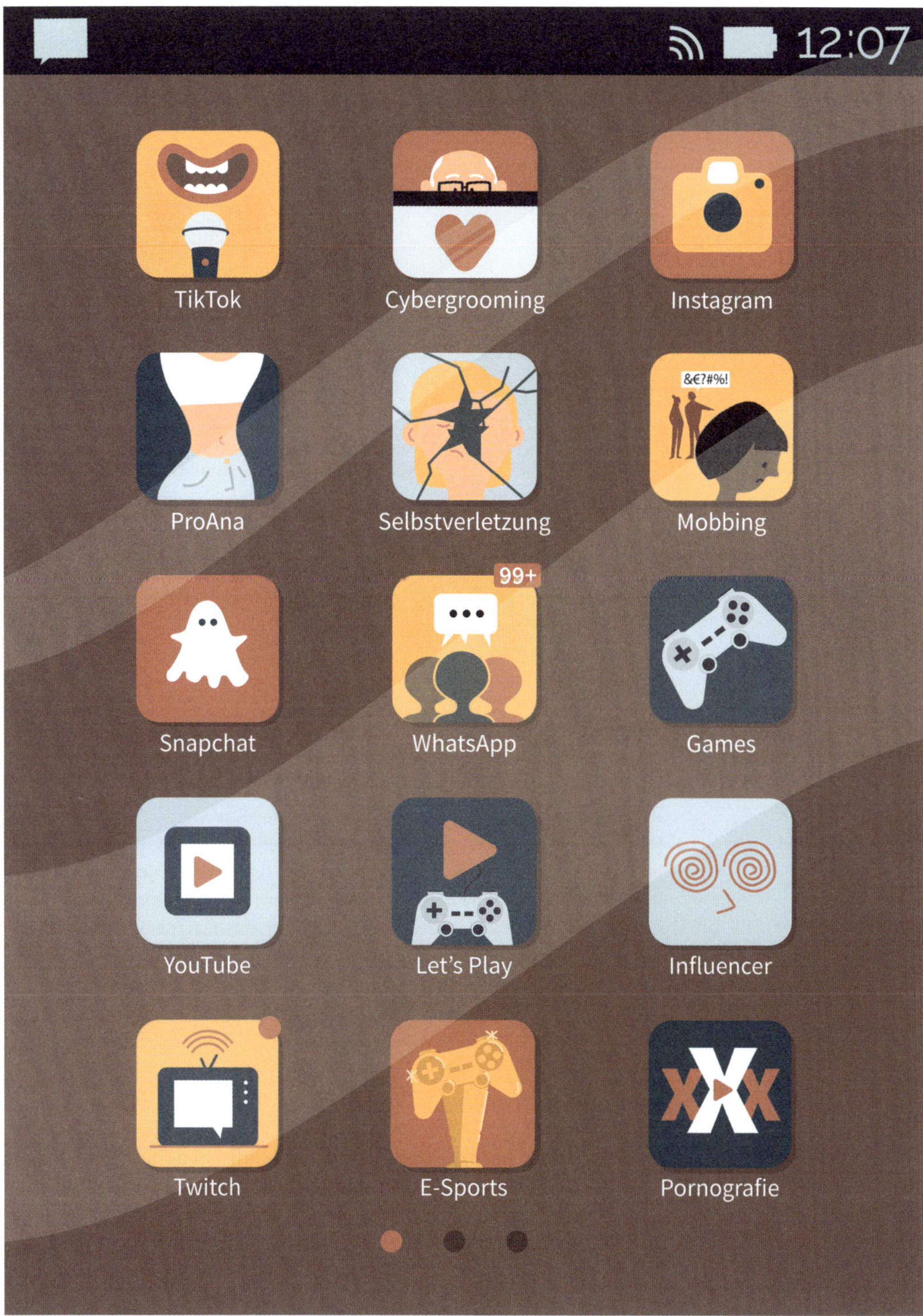

Abb. 3.1 Verschiedene Online-Nutzungsformen in der Übersicht [L265]

aus einen **„Begleiteten Modus"** an, in dem Sie Sichtbarkeiten und Filter einstellen und darüber hinaus auch maximale Nutzungszeiten festlegen können.

Halbnackt in der Fußgängerzone?

Grundsätzlich sollten Sie mit Ihrem Kind erarbeiten, welche Inhalte noch „okay" sind; hierbei sollte der Grundsatz des realen Lebens gelten. Sie würden Ihrem Kind hoffentlich auch nicht erlauben, im Bikini in der Fußgängerzone zu tanzen – dasselbe sollte online gelten. Das Problem an den neuen Medien ist, dass es für Täter im Gegensatz zu früher viel leichter ist, deutschlandweit Kontakte zu knüpfen und eben nicht mehr auf eine räumliche Nähe angewiesen zu sein. Und sie kommen relativ leicht an bereits sehr explizites Videomaterial. Die Anonymität des Internets bietet zudem einen (meist zum Glück nur vermeintlichen) Schutz.

Nur der Vollständigkeit halber, keinesfalls zur Rechtfertigung ihrer Taten (weil ich heute erst einen Autoaufkleber mit „Todesstrafe für Kinderschänder" gesehen habe) sei noch erwähnt, dass **Pädophilie** eine psychische Erkrankung darstellt und wir als Gesellschaft dazu beitragen sollten, dass sich Betroffene entsprechenden therapeutischen Hilfsmaßnahmen zuwenden können. Natürlich steht der Schutz von Kindern und Jugendlichen aber an allererster Stelle! Das wichtigste Werkzeug dabei: ein **begleiteter Umgang** mit digitalen Medien.

Instagram

Mit Filtern in ein beachtenswerteres Leben

Instagram ist eine durch Werbung finanzierte Applikation zum **Teilen von Fotos und Videoinhalten.** Instagram ging 2010 online. Es werden alle mobilen Betriebssysteme unterstützt. 2012 übernahm Facebook den Dienst. Die Registrierung bei Instagram ist laut Nutzungsbedingungen erst **ab 13 Jahren** möglich, allerdings findet keine Altersverifizierung statt. Kinder und Jugendliche sollten auf „privat" eingestellte Konten verwenden. Dies ermöglicht es dem Nutzer, zu entscheiden, wer ihm oder ihr folgen und die geposteten Inhalte zu Gesicht bekommen darf. Private Nachrichten können unabhängig davon verschickt werden, müssen jedoch bestätigt werden. Das Netzwerk bietet auch die Möglichkeit „live zu gehen" und Streaming zu betreiben, hierbei ist es dann besonders wichtig für Minderjährige, Bescheid zu wissen, welche Inhalte man mit dem Internet teilen sollte und welche nicht. Missbräuchliche Nutzungen der Plattform lassen sich melden, ebenso können Profile blockiert werden.

Bereits bei Kindern und Jugendlichen ersichtlich ist die teilweise erschreckende **Verzahnung mit dem realen Leben.** Essen, Reisen, Partys, alles wird gepostet, um möglichst viele **„Likes"** und **„Follower"** abzuholen. Da ab einer bestimmten Reichweite **Einnahmemöglichkeiten** durch Werbung locken, ist dies gerade für junge Frauen ein entsprechender Anreiz, möglichst „like-würdige", sprich freizügige Bilder zu posten. Um diesen später noch ausführlicher dargestellten Influencer-Markt hat sich sogar eine ganze Branche gebildet, 15.000 zusätzliche Follower sind aktuell bei den entsprechenden Quellen für etwas über 200 € zu kaufen. Das Problem dabei: Nur weil etwas viele Likes hat, muss es nicht automatisch qualitativ hochwertig oder richtig sein. Das ist insbesondere bei sogenannten **Fake News** ein Thema. Die zugrunde liegenden Algorithmen tun dann ihr Übriges, um solche Inhalte entsprechend zu verteilen.

Besonders beliebt bei Instagram sind **Filter** zur Bildbearbeitung. Diese ändern zum Beispiel die Lichtstimmung, es gibt jedoch auch Filter, die den Resultaten von Schönheitsoperationen sehr nahe kommen. Instagram stand immer wieder in der Kritik, da teilweise ungesunde Körperbilder und ein Schönheitswahn befeuert wurden, etwa im Rahmen der #A4waist-Challenge, bei der Nutzerinnen ihre Taille hinter einem DIN-A4-Blatt verstecken können mussten.

Magersucht: schlank, schlanker, Pro-Ana

Damit sind wir bei einem weiteren Thema gelandet: Der **Pro-Ana-Bewegung.** Pro-Ana steht als Kurzform für Pro-Anorexie, also **Pro-Magersucht** und kennzeichnet den Zusammenschluss Betroffener mit dem Ziel, weiter abnehmen zu wollen und die Entwicklungen durch entsprechend Postings zu dokumentieren. Solche Foren gab es natürlich schon lange vor Instagram, der starke Fokus auf Fotos auf der Plattform hat die Bewegung gerade Mitte der 2010er-Jahre aber nochmal befeuert. Mittlerweile löscht Instagram zwar entsprechende Postings und hat die entsprechenden Hashtags verboten, dennoch war es mir an dieser Stelle wichtig, nochmal darauf hinzuweisen. Wer Kontakt zu Pro-Ana-Gruppen sucht, findet diesen heute eher in weniger reglementierten Netzwerken, z. B. in privaten Blogs, die auf WhatsApp-Gruppenchats verweisen.

Selbstverletzung und Suizidgedanken: eine algorithmusgetriebene Abwärtsspirale

Analog zur Pro-Ana-Bewegung stand Instagram in den letzten Jahren auch wegen **Selbstverletzungs- und Suizidpostings** in der Kritik. Das Problem hierbei: Anstatt Betroffenen entsprechende Hilfe anzubieten, sorgt der Algorithmus aufgrund seiner Funktionsweise dafür, dass entsprechend Gefährdete nur noch mehr Posts mit entsprechender Thematik angezeigt bekommen. Instagram hat sich der Sache inzwischen vermehrt angenommen: Neben der Blockade entsprechender Hashtags werden inzwischen zum Beispiel auch Bildanalysetools eingesetzt, um proaktiv und nicht mehr nur nach Meldung solche Inhalte herausfiltern zu können. Wie bei den Essstörungen haben sich diese Gruppen eher in weniger kontrollierte Plattformen wie WhatsApp oder das 4chan-Forum verlagert. Dennoch „trenden" immer mal wieder selbstverletzende Challenges, zuletzt etwa die sogenannte BlueWhale-Challenge, an deren Ende der Suizid des Durchführenden steht.

Mobbing: ein Gähnen mit Folgen

Nicht ausschließlich bei Instagram, im Prinzip bei jeder digitalen (und natürlich auch analogen) Kommunikationsform können Kinder und Jugendliche Opfer von **Mobbing** werden. Immer wieder berichten mir Betroffene zum Beispiel, dass der Klassen-Gruppen-Chat in WhatsApp für solche Zwecke missbraucht wird. Der Nachteil bei den digitalen Kommunikationsformen ist aber die Tatsache, dass das Internet nichts vergisst und Mobbing auch außerhalb der Präsenzzeiten der Schule (also zum Beispiel auch abends im

Kinderzimmer) erfolgen kann. Schlimmstenfalls kann Mobbing zu lebensmüden Gedanken oder gar Suizidhandlungen führen und sollte daher nicht bagatellisiert werden. Mobbing hat dabei viele Gesichter und kann über wiederholte Beschimpfungen, Erpressungen und Todesdrohungen, das Weiterverbreiten privater Fotos (zum Beispiel die Unterwäschefotos an den Exfreund), aber auch Fotomontagen (zum Beispiel mit Photoshop gestellte „Blowjob-Szenen") erfolgen.

Mobbing: kein Kavaliersdelikt!

Erneut ist es hierbei sehr wichtig, dass Sie Ihrem Kind klarmachen, dass Sie für auch noch so peinliche Fotos und Situationen ein offenes Ohr haben. Viele Mobbingmethoden haben handfeste **strafrechtliche Konsequenzen** und sollten (um Nachahmer abzuschrecken, aber vor allem auch, um Ihrem Kind Schuldgefühle zu nehmen) entsprechend verfolgt werden. Es ist nämlich auch juristisch gesehen nicht okay, dass das Foto der letzten Klassenfahrt auf dem Ihr Kind unvorteilhaft im Bus gähnend aufgenommen wurde, mit einem erigierten Penis „verschönert" wurde und nun durch das Internet zirkuliert. Und glauben Sie mir, Kinder und Jugendliche sind erstaunlich „kreativ", wenn es um solche Dinge geht.

Snapchat

Feuer und Flamme fürs Sexting

Doch auch abseits von Mobbing, beim selbstbestimmten Austausch sexueller Themen, spielen digitale Kommunikationsmöglichkeiten eine große Rolle bei Jugendlichen. Eine App hat sich dabei als besonders reizvoll für die Zielgruppe herausgestellt: Snapchat. Bei Snapchat handelt es sich um einen kostenlos verwendbaren **Instant Messenger,** der wie Instagram auch mit Filtern und Effekten daherkommt. Berühmt wurde die App jedoch vor allem dadurch, dass versendete Dateien nur für eine begrenzte Zeit abrufbar sind. Das machte die App vor allem bei einer jugendlichen Zielgruppe für das sogenannte **Sexting** interessant. Darunter versteht man das Versenden von erotischen Bildern, Videos (und Texten).

Nutzer, die jünger als 13 Jahre sind, haben in der App zwar nur eingeschränkte Optionen, allerdings findet die Altersverifizierung nur durch Eingabe des Geburtsdatums statt und wird nicht überprüft. Zudem lässt sich die zeitliche Verfügbarkeit von versendeten Inhalten relativ einfach (bei Fotos zum Beispiel durch Screenshots) oder mittels zusätzlich installierbarer Applikationen umgehen. Vielen Kindern ist nicht klar, dass von ihnen versendete freizügige Fotos so eben nicht nur für einige Sekunden beim Empfänger landen. Neben den nur kurzfristig verfügbaren Nachrichten (die sogenannten „Snaps"), kann man auch sogenannte „Storys" posten und diese, je nach Einstellungen, auch einer größeren Nutzergruppe für 24 Stunden zur Verfügung stellen. Die App nutzt für die Kommunikation untereinander ein Gratifikationssystem in Form von Flammen. Je mehr man also mit einer Person zum Beispiel Bilder austauscht, desto mehr Flammen werden aufgebaut. Dieses Belohnungssystem ist für einige Jugendliche ein Anreiz, die App mehrfach täglich zu nutzen.

Wollen wir auf der Rutsche chillen?
16:52
Lieber Wiese!
16:52
Okay.
16:52

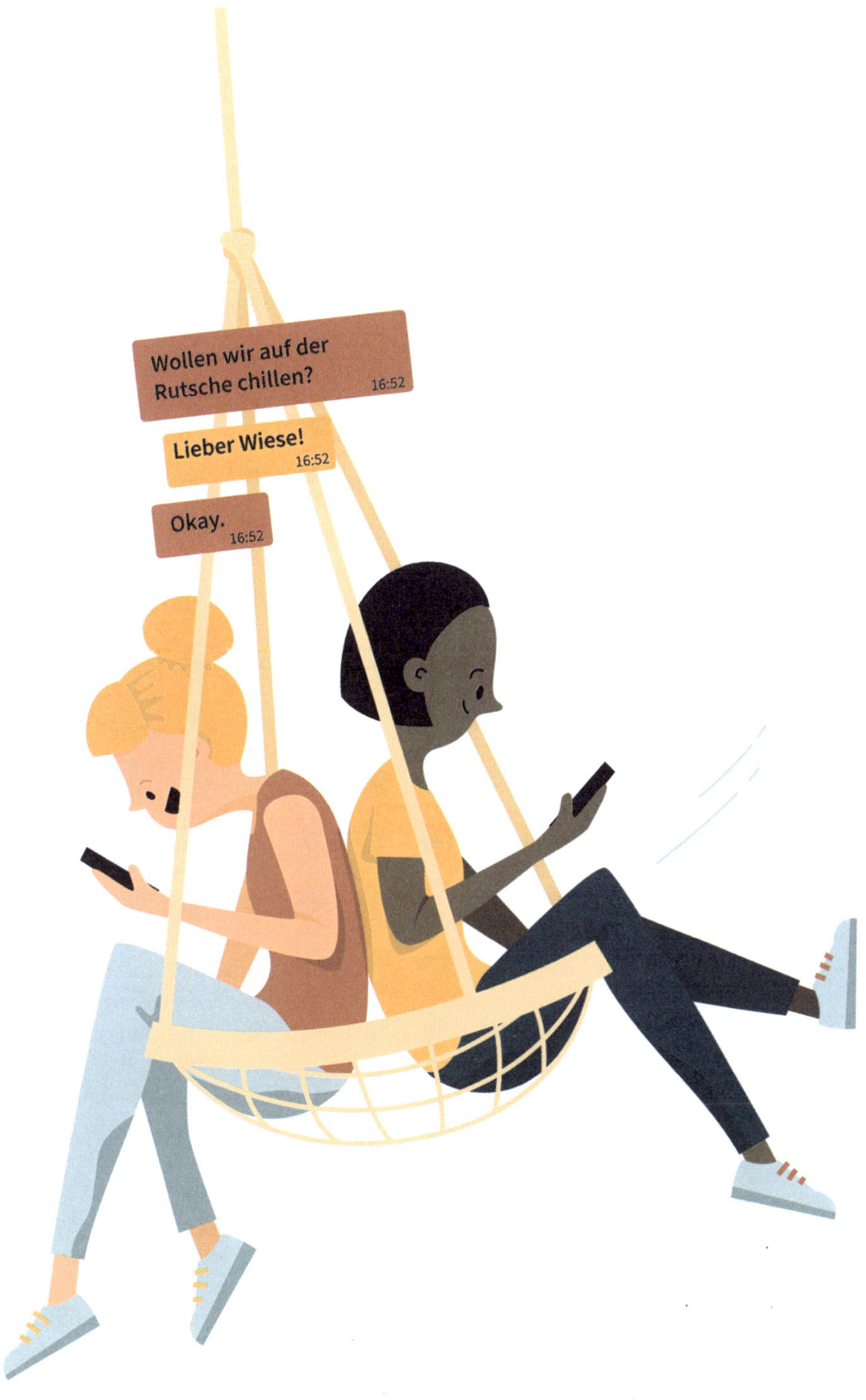

Abb. 3.2 Kommunikation – so bitte nicht ! [L265]

WhatsApp

Rund um die Uhr geöffnet

Das bringt uns organisch zum nächsten Thema: den WhatsApp-Gruppen und dem Gefühl, immer erreichbar sein zu müssen. Liebe Eltern, in welchen WhatsApp-Gruppen sind Sie vertreten? Ich gebe Ihnen mal einen kurzen Überblick über die Aktivitäten in meinen Gruppen der letzten 24 Stunden. Mein bester Freund postete zwei Babyfotos in unserer „Freundegruppe". Das ist natürlich ziemlich süß und gar kein Problem. In der Nachbarschaftsgruppe kamen 18 (ziemlich belanglose, da vor allem angenommene Pakete gesucht werden) Nachrichten rein, alte Arbeitsgruppe 3 Nachrichten, neue Arbeitsgruppe sehr ruhig mit 0 Nachrichten, 16 Nachrichten in der Gruppe meiner letzten Tauchreise, davon aber viele interessante Videos von Meeresgetier, also auch nicht schlimm. Damit bin ich ein absolutes Unikat, verglichen mit den teilweise 500 Nachrichten, die manche meiner Patienten in ihren Klassenchat-Gruppen am Tag erhalten. Und: Ich habe mein Smartphone immer auf lautlos gestellt was (zu meiner Überraschung) längst nicht alle so handhaben.

WhatsApp hat zunächst einmal viele Vorteile, sei es die Möglichkeit, auch im Ausland Kontakt zu halten, Fotos verschicken zu können oder Videocalls zu machen. Es hat aber auch dazu geführt, dass wir selbst im Urlaub eben nicht gesammelt von Erlebnissen berichten (nachdem wir irgendwo einen Laden gefunden haben, der Telefonkarten verkauft), sondern meistens ad hoc in Form eines Fotos oder einer Sprachnachricht („Du glaubst nicht, was gerade passiert ist …").

Sorge, etwas zu verpassen

Überlegen Sie mal selbst, liebe Eltern, welche der in den letzten 24 Stunden erhaltenen Nachrichten (gerade in Gruppenchats) für Sie wirklich relevant waren. Und jetzt multiplizieren Sie dies mit der Kontaktfreudigkeit und dem Mitteilungsbedürfnis der Generation Ihres Kindes. Es fällt vielfach schwer, sich dem Ganzen zu entziehen. Zwischen all dem sinnlosen Kram im Klassenchat könnte ja auch die eine wichtige Information, den morgigen Schultag betreffend, stecken. Das Gefühl, etwas zu verpassen, kann gerade im Jugendalter sehr mächtig werden. Nicht umsonst hat sich mit **FoMO** („Fear of missing out") eine eigene Begrifflichkeit dazu herausgebildet. Die Folge: Man verbringt noch mehr Zeit vor dem Handy und befeuert damit die Entstehung einer Abhängigkeit.

WhatsApp hat aber ganz andere Probleme, als die Medienzeiten unserer Kinder nach oben zu treiben. Spätestens seit der Übernahme durch den Facebook-Konzern ist das Thema **Datenschutz** in aller Munde. Und wie bereits mehrfach in diesem Kapitel anklang, ist auch die Möglichkeit der Filterung von Inhalten (gerade im Gegensatz zu den „richtigen" Sozialen Netzwerken) deutlich eingeschränkter. Bilderkennungssoftware verhindert vielleicht das Posten eines Bildes mit Selbstverletzung auf Instagram, nicht aber im Klassenchat. Hier muss erst jemand persönlich tätig werden. Und wussten Sie, dass man für die Nutzung von WhatsApp eigentlich **16 Jahre alt** sein sollte? Ja, ich weiß, machen alle so, aber dadurch wird das Ganze ja nicht besser. Es gibt mittlerweile zudem eine ganze Reihe weniger bedenklicher Kommunikationsplattformen. Was den Rest angeht: Sie sollten mit Ihrem Kind die Regeln für Online-Kommunikation besprechen. **Nutzungsfenster** können vermeiden, dass Ihr Kind vor dem Einschlafen im Bett noch einhundert „wichtigen" Nachrichten in irgendwelchen Gruppen ausgesetzt wird, und ein Klassenchat braucht natürlich klare Kommunikationsregeln (z. B., dass nur Wichtiges gepostet wird und man niemanden mobbt). Idealerweise werden solche Regeln von den Kindern in der Schule im Rahmen entsprechender Projekttage selbst erarbeitet und es fühlt sich abwechselnd jemand zuständig, eine entsprechende Moderation vorzunehmen.

Computer- und Videospiele

Unterschätztes Medium mit Risiken

Über den abhängigen Gebrauch von Computer- und Videospielen **(Computerspielstörung)** könnte man einen eigenen Ratgeber schreiben (was ich ja zum Glück bereits getan habe). An dieser Stelle soll daher nur eine grobe Übersicht gegeben werden. Zwar sitzen in meiner Sprechstunde eher selten „Gamerinnen", dennoch gibt es auch unter Mädchen und jungen Frauen Nutzerinnern von Videospielen. Allerdings sind die Konsummuster im Vergleich zu den Jungen und Männern anders und stellenweise für Sie als Eltern vielleicht auch weniger auffällig, da zum Beispiel eher keine gewalthaltigen Spiele konsumiert werden. Vielleicht hängt dieser Umstand auch mit der unterschiedlichen Heranführung an das Medium zusammen. Es lässt sich zwar nicht wissenschaftlich beweisen, aber ich kenne Frauen, die, wenn sie einmal die Anfangshürde mit dem Medium Videospiel überwunden haben, eine große Faszination für Games entwickeln und damit potenziell gefährdeter sind, eine Abhängigkeit zu entwickeln. Man könnte annehmen, dass Männer im Laufe ihrer Entwicklung natürlicher an das Medium herangeführt werden, z. B. aufgrund von Rollenbildern und männlichen Vorbildern innerhalb der Familie. Unterhält man sich mit erwachsenen Männern, so berichten viele rückblickend von Phasen vermehrten Spielens in ihrer Jugend. Später, wenn andere Lebensbereiche an Wichtigkeit gewinnen, kehren sie dem Hobby Videospiel entweder ganz den Rücken, bleiben Enthusiasten oder entwickelten gar eine Abhängigkeit. Die mir bekannten Biografien einiger Frauen weisen häufig keine so durchgängige Beschäftigung mit dem Thema auf. Hier trifft man vielfach entweder auf eine vollständige Ablehnung von Videospielen oder eben einen intensiven (nicht zwangsläufig abhängigen) Konsum.

Von „Killerspielen" und dem Jugendschutz

Die jeweils gespielten Spiele unterscheiden sich je nach Alter der Spieler und auch deren Interessen. Gemeinsam online gespielte Spiele, sogenannte **Multiplayer-Spiele**, erfreuen sich großer Beliebtheit und werden gerade von Kindern und Jugendlichen gerne gespielt. Mädchen und junge Frauen sind auch typische Zielgruppe von sogenannten „Casual-Spielen", die zum Beispiel auf Smartphones große Verbreitung haben und eine leichte Erlernbarkeit aufweisen. Wie bereits dargelegt, gibt es jedoch auch Mädchen und Frauen, die sich „mit so einem Quatsch" nicht abgeben und sich selbst als Hardcore-Gamerinnen bezeichnen würden.

Gewalttätige Spiele sind Eltern oft ein Dorn im Auge und sorgen vielfach für Verunsicherung. Natürlich, es gibt, analog zu Filmen, klar auf Gewalt ausgelegte Spiele, in der Regel dient die Gewalt jedoch dem kompetitiven Spielen, etwa um klarzumachen, ob man getroffen hat oder nicht. Ein Spiel, das sich eindeutig diesem als „Trefferfeedback" bezeichneten Gewaltaspekt zuordnen lässt, ist das gerade Anfang der 2000er-Jahre als „Amoklaufsimulator" und „Killerspiel" verschriene **Counter-Strike.** Hier stehen, wie bei vielen Multiplayer-Spielen, das Vorgehen im Team und der taktische Aspekt im Vordergrund. Die Auswirkungen von gewalthaltigen Spielen sind schwer zu erforschen, es gibt jedoch keine klaren Hinweise, dass das Spielen solcher Games das Gewaltverhalten in der realen Welt negativ beeinflusst. Wichtigste Basis hierbei scheint ein seitens der Erziehungspersonen vermittelter adäquater (sprich abzulehnender) Einsatz von Gewalt („Worte statt Fäuste") zu sein.

In Deutschland setzt die „Unterhaltungssoftware Selbstkontrolle" **(USK)** die **Jugendschutzbestimmungen** im Videospielbereich um. Die bunten Sticker sind Ihnen bestimmt schon einmal im Elektronikmarkt oder auf den Spieleverpackungen Ihres Kindes begegnet. Leider fließen Suchtkriterien aktuell noch nicht in die Alterseinstufung mit ein. So hat das ab 0 Jahren (noch so ein Unsinn des Systems!) freigegebene Fußballspiel „Fifa" einen durch Glücksspielmechaniken angetriebenen Spielmodus, in dem man mit Geld zufällig ausgewählte Fußballer für sein „Ultimate Team" kaufen kann. Während Länder wie die Niederlande den Modus bereits verboten haben, fehlt es in Deutschland (noch) an der entsprechenden Schaffung gesetzlich bindender Grundlagen. Besonders bei sogenannten **„Free2Play-Spielen"** ist Vorsicht geboten. Diese zunächst kostenlos nutzbaren Games sind natürlich bei Kindern und Jugendlichen sehr beliebt, müssen für den Hersteller aber dennoch rentabel sein und werden deshalb (mit teilweise perfiden) „Mikrotransaktionen" (geringe Geldbeträge, um Spielinhalte freizuschalten) nachmonetarisiert.

Warum Videospiele ein wertvoller Zeitvertreib sein können

Nicht nur weil ich selbst leidenschaftlicher Videospieler bin, sondern auch vor dem Hintergrund, dass ich mit den Betroffenen versuche, den Weg der sogenannten **Teilabstinenz** (kontrolliertes Spielen, das Patienten die Nutzung der Vorteile des Konsums ohne Nachteile ermöglicht) zu gehen, ist es mir wichtig, an dieser Stelle auch die vielen **Vorteile von Videospielen** aufzuzeigen.

Einer davon ist der **künstlerische Aspekt** dieses „neuen" erzählenden, aber auch interaktiven Mediums. Es gibt sie, die Videospiele, die man meiner Meinung nach relativ bedenkenlos als Kunstwerke einsortieren kann: „Life Is Strange", das ich in den bisherigen Büchern zum Thema immer als Paradebeispiel für wertvolle Spiele für Jugendliche angeführt habe. Die Spiele der „Bioshock"-Reihe mit ihrer Kritik an Philosophie und Religion, aber vermutlich auch die „Grand Theft Autos" mit ihrer Satire auf unseren westlichen Lebensstil, die es teilweise sogar auf die Feuilleton-Seiten der Zeitungen geschafft haben. Entscheidend hierbei ist die **geistige Reife des Konsumenten.** Ein wichtiger Faktor, den auch die USK-Kennzeichnungen eigentlich nur rahmen sollen. Wenn man diese Spiele nämlich als Erwachsener konsumiert, erschließt sich einem die hintergründige Thematik eines „Grand Theft Autos"; Kinder hingegen (die dieses ab 18 Jahren freigegebene Spiel nicht spielen sollten) finden es „einfach nur geil", Fußgänger mit dem Auto zu überfahren. Gerade im Indie-Bereich, fernab der großen jährlichen Fußballsimulationen und Militär-Shooter, wird man fündig. „That Dragon, Cancer", das sich mit dem Krebstod eines Kindes beschäftigt, „The Beginners Guide", das sich mit dem kreativen Aspekt von Spieleentwicklung auseinandersetzt, oder „This War Of Mine", das sich mit den Auswirkungen von Krieg auf Menschen beschäftigt. Das fantastische „Outer Wilds" aus dem Jahr 2019, in dem der Spieler in einer durch eine Supernova getriggerten Zeitschleife festhängt und ein liebevoll gestaltetes Universum erkundet: ein Kunstwerk, ganz ohne (primär) moralische Aspekte. Und natürlich das hochgelobte „What Remains of Edith Finch" aus dem Jahr 2017, das spätestens in der Szene in der Fischfabrik zeigt, wozu dieses interaktive Medium fähig ist. Den Spieler am eigenen Leib spüren zu lassen, was es heißt, im Rahmen einer monotonen Tätigkeit in psychotische Fantasiewelten abzudriften, das kann kein Buch und kein Film bewerkstelligen.

Zusammengefasst ist also festzuhalten, dass es durchaus Spiele gibt, die für entsprechend vulnerable Personen ein hohes **Abhängigkeitspotenzial** haben. Dabei bedienen sie sich teilweise ausgeklügelter Spielmechaniken, vor der (gerade minderjährige) Betroffene aktuell noch unzureichend geschützt werden. Das sollte sich dringend ändern und wird von mir bereits seit Jahren aktiv gefordert und vorangetrieben! Die überwiegende Mehrheit der Konsumenten findet in Videospielen jedoch ein in der Gesellschaft vielfach unterschätztes Medium. Videospiele deswegen unter Generalverdacht zu stellen oder zu verteufeln (Stichwort „Digitale Demenz"), ist aus meiner Sicht zu kurzsichtig und deckt sich nicht mit dem aktuellen wissenschaftlichen Stand.

YouTube

Videos für mehr als ein Leben

Auf YouTube finden Sie zu jedem erdenklichen Thema ein Video. Ursprünglich dafür entwickelt, Videos mit Freunden zu teilen, hat sich die Website samt dazugehöriger App seit 2005 vor allem aufgrund der Möglichkeit, Werbung zu schalten, stark kommerzialisiert. Videos können von Nutzern kommentiert und positiv oder negativ bewertet werden. Findet man den Videoersteller („YouTuber") gut, lässt sich dessen Kanal abonnieren und man wird über neu erschienene Videos informiert. Die Mehrzahl der Videos wird vorproduziert und dann hochgeladen, es gibt jedoch auch die Möglichkeit, live zuzuschauen samt entsprechendem Chat und der Möglichkeit, den YouTuber „on air" mit Geldbeträgen zu unterstützen.

Es gibt entsprechende Einstellmöglichkeiten für Eltern, um die Inhalte an das Alter des Kindes anzupassen, und mit **YouTube Kids** ein entsprechend von vornerein „bereinigtes" Angebot. Das ist dringend notwendig, da Filter natürlich nie perfekt arbeiten und das „normale" YouTube einen weiteren Fallstrick mit sich bringt: Ein zugrunde liegender Algorithmus analysiert das Nutzungsverhalten und macht entsprechende Vorschläge für die standardmäßig eingestellte **„Autoplay-Funktion"**, die nach dem Ende eines Videos das nächste vorschlägt. Kritiker haben hier in der Vergangenheit darauf hingewiesen, dass die Explizität dieser Videos im zeitlichen Verlauf zunehme. Dies kann ich aus eigener Erfahrung bestätigen. So bringt einen das wissenschaftliche Video über das heliozentrische Weltbild irgendwann zu Flat-Earth-Videos, hin zu Echsenmenschen-Verschwörungsgedanken. Und Schwupps, hat man einige Stunden Lebenszeit verbrannt.

Let's plays: vom Zocken leben

Wie bei vielen technischen Innovationen (CD-ROM), waren es auch die Videospiele, die YouTubes Vorherrschaft gestützt haben. Um die 2010er-Jahre herum kam der große Durchbruch der Let's plays. Damit werden Videos bezeichnet, in denen Menschen Videospiele spielen, das Spielgeschehen auf ihrem Monitor aufzeichnen und auf YouTube hochladen. Ging es anfangs noch um Spieletipps und semiprofessionell aufgezeichnete Videos, in der sich Gamer vor schlechten Mikrofonen einen abnuschelten, hat sich die Szene ebenfalls professionalisiert, samt Webcam-Einblendung vor Greenscreens und entsprechender Monetarisierung.

Die bekanntesten Let's Player können vom Zocken mittlerweile sehr gut leben, es locken neben der entsprechenden Reichweite bei YouTube Werbeverträge und jährliche Einkünfte im Millionen-Bereich. Das hinterlässt natürlich Spuren bei Minderjährigen, denen die Schule so gar keinen Spaß macht und die lieber auch vom Zocken leben wollen würden. Manche meiner Patienten haben eigene YouTube-Kanäle und hoffen auf den ganz großen Durchbruch (bei 20 Aufrufen pro Video). Zum Vergleich: Die erste Folge des Minecraft Let's Plays des sicherlich bekanntesten deutschen YouTubers „Gronkh" hat seit seinem Erscheinen 2010 über 15 Millionen Aufrufe. Und Sie als Eltern stehen vielleicht fassungslos daneben und beäugen die berufliche Karriere Ihres Kindes mit Argusaugen. Es gilt das alte Mantra (das seit Generationen gegen Wünsche, Astronaut oder Tänzerin zu werden, eingesetzt wurde): „Erst die Schule, dann YouTuber". Für die therapeutische Arbeit mit Videospielabhängigen ist zudem noch relevant, dass sich das Suchtverhalten vom aktiven (selbst spielen) zum passiven (Let's Plays) Konsum verschieben kann.

Influencer: Produkttest oder geschickte Werbung?

Was bei Videospielen funktioniert, das klappt natürlich auch super bei Kosmetik, Klamotten und Spielsachen, ja sogar bei Laubbläsern und energetisiertem Wasser. Längst haben Produkthersteller erkannt, welch gigantische **Werbemöglichkeiten** YouTube (aber natürlich auch andere Videoportale oder ein Instagram-Profil) bieten. Der Beruf des Influencers war geboren. Der Deal dabei ist ganz einfach: Die Influencer stellen ihre Reichweite zur Verfügung, der Hersteller im Gegenzug das Produkt und ein entsprechendes Honorar. Praktisch natürlich vor allem dann, wenn man Hotels, Reisen, schicke Restaurants oder teure Markenklamotten „testen" darf.

Klar, dass ein solches Vorgehen in der Regel meist nichts mit einem objektivem Produkttest zu tun hat. Das Problem dabei: Gerade jüngeren Kindern fällt es schwer, Werbung kritisch zu hinterfragen, da sie Aussagen wie „Das musst du haben!" nicht reflektieren. Nicht ohne Grund sind auffordernde Werbeanzeigen verboten! Analog zum Let's Player ist natürlich auch der Berufswunsch des Influencers ein weit verbreiteter unter Kindern und Jugendlichen. Jeden Morgen in einem schönen Hotel in Dubai aufwachen, ein kleines Styling-Video posten und davon leben ist natürlich reizvoller, als an der Bushaltestelle im Dauerregen auf den Schulbus zu warten.

Twitch

Fernsehen 2.0

Zwar bietet auch YouTube die Möglichkeit, anstatt vorproduzierte Videos hochzuladen, „live" zu gehen, so richtig auf die Spitze getrieben hat das allerdings erst die **Videoplattform** „Twitch". Sie wurde 2014 von Amazon übernommen und wird spätestens seit diesem Zeitpunkt von vielen als „Fernsehen 2.0" gehandelt. Auch hier ist es möglich, (über den Amazon-Prime-Account in limitierter Anzahl sogar für den Endnutzer kostenlose, da in der kostenpflichtigen Prime-Mitgliedschaft inkludierte) Abonnements („Subs") an Inhaltsersteller zu vergeben, zudem gibt es die Möglichkeit, „on air" Geldspenden zu tätigen. In der Regel taucht dann der eigene Nickname im Stream auf und wird von dem Streamer entsprechend gewürdigt („Danke für deine Spende Honigbiene7865_Dortmund!"). Zudem gibt es gamifizierte „Vorteile" für den Chat, etwa besondere Emojis.

Klar, dass das, analog zu den Let's Plays, einen häufigen Berufswunsch bei Heranwachsenden darstellt. Laut Geschäftsbedingungen darf Twitch von Kindern unter 13 Jahren gar nicht und von Älteren nur unter Aufsicht genutzt werden. Kontrolliert wird das allerdings nicht. Das ist problematisch, da zum einen hohe Geldausgaben im Rahmen der „Subs" und „Donations" lauern, zum anderen gibt es auch einen pornografischen Markt durch sogenannte „Hot-Tub-Streams". Solche Streams, bei denen sich überwiegend Frauen sehr freizügig zeigen, sind bei manchen vielleicht auch eine willkommene Verdienstmöglichkeit.

Andere Plattformen wie „Onlyfans" sind diesbezüglich noch berüchtigter. Zusammenfassend locken bei Twitch auf der Konsumentenseite also unzählige, immer verfügbare Kanäle, die jedem Kabelfernsehen den Rang ablaufen und alle nur denkbaren Interessen abdecken. Und die „Twitch-Streamer" lockt das (beim Schauen solcher Streams und den enormen Summen, die dort fließen auch durchaus nachvollziehbare) schnelle Klingeln der Kassen.

E-Sports

Millionär durch professionelles Zocken

E-Sport bezeichnet die Teilnahme an **Wettkämpfen mit Videospielen** und erfreut sich zunehmend großer Beliebtheit. Wie bereits bei den Let's Plays und Influencern beschrieben, wird der „Beruf" des E-Sportlers gerade von einigen (meist männlichen) Jugendlichen als ernstgemeintes Berufsziel angegeben. Die Spiele werden im Internet (etwa über Twitch) live gesendet und erreichen hohe Zuschauerzahlen, vor allem in den Finalaustragungen. Dabei locken **Preisgelder** von mehreren Millionen Dollar. Inzwischen unterhalten

Sportvereine wie etwa Schalke 04 eigene E-Sports-Abteilungen, auch wenn der Deutsche Olympische Sportbund (DOSB) den „elektronischen Sport" bislang nicht offiziell als Sport anerkannt hat (was ich bei aller Hochachtung den E-Sportlern gegenüber begrüßenswert finde). Man kann zu der Frage, ob E-Sport denn nun Sport sei oder nicht, sicherlich geteilter Meinung sein. Wer den Profis einmal bei der „Arbeit" zugesehen hat und sich in der Materie auskennt, versteht jedenfalls, dass dahinter hartes Training und ein mitzubringendes Grundtalent (wie beim „richtigen" Sport auch) stecken. Eine Abhängigkeit liegt bei solchen professionellen Spielern in der Regel nicht vor. Dafür erfordert der „Job" zu viel von ihnen und hinter dem „Zocken" steht ein straffes Trainingsprogramm, das zur Minderung von körperlichen Schäden auch konventionellen Sport beinhaltet. Unbestreitbar hingegen haben, und das bemerke ich bei vielen meiner Patienten, Meldungen wie „16-Jähriger gewinnt Fortnite-WM und 3 Millionen US-Dollar" der Website GameStar.de (Rüther, 2019) einen Effekt auf Jugendliche. Der wegen des Spielens versäumte Schulbesuch wird damit gerechtfertigt, dass man ja trainieren müsse, um E-Sports-Star zu werden. Für die Jugendlichen scheint der Traum vom E-Sports-Star zum Greifen nah, auch wenn er so unrealistisch ist, wie der nächste Cristiano Ronaldo zu werden.

Internet-Pornografie

Mit einem Klick jahrelange sexuelle Entwicklung abkürzen?

Die sexuelle Entwicklung ist eines der zentralen Themen im Jugendalter. Und während sich beim Thema Aufklärung in den letzten Jahren ein eher positiver Trend zeigt, sieht das beim Thema Verhütung anders aus. Aus eigener ehrenamtlicher Arbeit während des Studiums (Sexualaufklärung an Schulen) kann ich berichten, dass damals (2007/2008) die Kenntnis über sexuell übertragbare Erkrankungen und Möglichkeiten der Verhütung teilweise erschreckend war. Jugendliche, überwiegend geprägt durch pornografische Filme (in denen in der Regel keine Kondome benutzt werden), haben dadurch bedingt zwar häufig sehr genaue Vorstellungen, wie Sex ablaufen soll (mitsamt einer abschließenden Ejakulation auf das Gesicht der Freundin, die das nicht unbedingt möchte), beim von uns damals durchgeführten „Kondomführerschein" bekamen sie es aber nicht auf die Reihe, das Kondom richtig auf dem Holz-Dildo abzurollen.

Während Kinder und Jugendliche früher, in der analogen Zeit, behutsamer an das Thema herangeführt wurden (den ersten „Playboy" mit 12 „gelesen", dann mit 14 Jahren Softpornos und erst mit 16 Hardcore-Pornos), steht heute bereits wesentlich jüngeren Kindern über teilweise nicht entsprechend geschützte Smartphones die weite Welt der Sexualität im Internet zur Verfügung. Bereits vorpubertäre Kinder haben deswegen mitunter schon gesehen, was ein „Gang Bang" ist, ohne die entsprechende Reife und damit Rahmungsfähigkeit zu besitzen. Solche Dinge werden dann häufig in Therapien offenbart und sind meist mit Ekel, aber auch Ängsten oder teilweise Wut gegenüber den Erwachsenen besetzt. Es kann mitunter sehr herausfordernd sein, als Therapeut einem Kind zu erklären, warum es eine Frau auch schön finden könnte, mit zehn Männern auf einmal Geschlechtsverkehr zu haben, warum das von ihm gesehene Video aber definitiv nicht für das Kind geeignet ist.

Frauen und Mädchen konsumieren weniger pornografische Filme als Männer und Jungen, und da der Fokus dieses Buches auf den weiblichen Betroffenen liegt, stellt die Pornografie meist ein Randthema dar. Allerdings gilt der alte Satz „Sex sells", und Verdienstmöglichkeiten bei Twitch oder „Onlyfans" könnten entsprechend dafür anfällige Frauen locken. Es muss aber auch gar nicht ein solcher Extremfall sein. Das Angebot, gegen Geld Nacktfotos zu schicken, bekommen leider mehr Frauen und auch Mädchen, als man denkt. Selbstredend sollten Sie internetfähige Geräte Ihrer Kinder mit entsprechenden Schutzfiltern versehen, Ihr Kind aufklären und auch dem Thema Verhütung den entsprechenden Stellenwert einräumen und ein offenes Ohr für dubiose Angebote oder verstörende Erfahrungen (digital, aber auch in der realen Welt) haben.

Gemeinsam Medienerziehung betreiben

Soweit der Versuch, einen groben Überblick über die unterschiedlichen Online-Nutzungsformen (> Abb. 3.1, > 3.2) zu geben. Dies kann allerdings schon allein aufgrund des Umfanges und der Latenz von Schreiben und Erscheinen dieses Buches keine 100-prozentige Hilfestellung für Sie sein. Sie müssen daher unbedingt selbst aktiv werden und sich weiterhin informieren! In > Kap. 10 gehe ich auf weitere Schutzmaßnahmen ein und möchte Sie bereits jetzt auf die Website www.klicksafe.de hinweisen, auf der Sie aktualisierte Informationen und konkrete Handlungsempfehlungen zu allen möglichen digitalen Inhalten finden können.

Gemeinsame Medienerziehung zu betreiben bedeutet, all die oben angesprochenen Aspekte bei Ihrem Kind einzuschätzen und entsprechend zu bewerten. Ist mein Kind anfällig für Videospiele? Bei welchen Soziale-Netzwerke-Angeboten ist es angemeldet? Wurde es schon einmal Opfer einer Online-Mobbing-Attacke? Wo braucht mein Kind noch Aufsicht und Steuerung durch Erwachsene, wo kann ich es eigene Erfahrungen machen lassen? Das ist natürlich in erster Linie alters- (oder besser: entwicklungs-)abhängig, hängt aber auch mit der Persönlichkeit Ihres Kindes und seinen Vorbildern (also Ihnen!) zusammen. Sprechen Sie solche Themen an, nähern Sie sich gemeinsam neuen Nutzungsformen und erarbeiten Sie Regeln, die in der Online-Welt Gültigkeit haben. Ganz so, wie Sie Ihrem Kind vor vielen Jahren mal beigebracht haben, bei Rot an der Fußgängerampel stehen zu bleiben.

NUN SIND SIE GEFRAGT!

- Welche Nutzungsformen kannten Sie vor der Lektüre dieses Kapitels? Welche davon sind für Sie selbst relevant? Welche nutzt die Person, bei der Sie einen auffälligen Konsum oder gar eine Abhängigkeit vermuten?
- Wenn Sie mögen, schauen Sie sich noch einmal die einzelnen Überschriften der hier besprochenen Nutzungsformen an und versuchen, die wesentlichen Inhalte für sich noch einmal zusammenzufassen (z. B. Cybergrooming ist …, Instagram bietet …, Let's Plays sind …).

KAPITEL

4 Häufigkeit der Diagnose und Einfluss der COVID-19-Pandemie

Wie viele sind von Internetabhängigkeit betroffen?

Schauen wir uns zur Klärung der Frage nach der **Häufigkeit** zunächst die aufgrund der vergebbaren Diagnose besser beschreibbare Computerspielstörung an. Die Häufigkeitsraten der **„Internet Gaming Disorder"** variieren stark und reichen von 0,7–27,5 % (Mihara et al., 2017). Grund hierfür sind vor allem fehlende wissenschaftliche Studien, da es sich, wie bereits dargelegt, um ein sehr neues und noch nicht breit erforschtes Krankheitsbild handelt. Erst 2013 erfolgte die Aufnahme in das amerikanische Klassifikationssystem, das ist aus wissenschaftlicher Sicht ein sehr kurzer Zeitraum. Vermutlich werden in den kommenden Jahren, nach der Aufnahme in das auch in Deutschland gültige Klassifikationssystem ICD-11, mehr und bessere Studien erscheinen.

Ein wichtiger Durchbruch in der Beschreibung des Krankheitsbildes war die bereits erwähnte **PINTA-Studie** (Rumpf et al., 2011). Diese bezog sich auf die gesamte **Internetabhängigkeit,** nicht nur auf das Gaming. Die aus der Studie abgeleitete Häufigkeitsrate ergab einen Wert von 1 % der Bevölkerung zwischen 14 und 64 Jahren (Männer 1,2 %, Frauen 0,8 %). Wie bereits ausführlich besprochen, waren die 14- bis 16-jährigen **Mädchen** stärker von einer Abhängigkeit betroffen als die Jungen (gesamt 4,0 %, Mädchen 4,9 %, Jungen 3,1 %). Ein Grund, warum dieses Buch entstand. Die Studie konnte auch aufzeigen, dass die Internetabhängigkeit ein wichtiges Thema im **Jugendalter** ist und dort wesentlich häufiger auftritt (1 % 14–64 Jahre, 2,4 % 14–24 Jahre und 4,0 % 14–16 Jahre). Auch der **gefährdete Gebrauch** (also lediglich die Teilerfüllung der Abhängigkeitskriterien) zeigte einen deutlichen Anstieg im jüngeren Lebensalter (4,6 % 14–64 Jahre, 13,6 % 14–24 Jahre, 15,4 % 14–16 Jahre).

Doch seitdem sind über 10 Jahre ins Land gegangen. Damals gab es weder TikTok noch Fortnite. Und auch die „Corona-Pandemie" war noch kein Thema. Was also ist mit den neueren Studien? Eine interessante Studie stammt aus dem Jahr 2014 und hat knapp 13.000 Jugendliche zur Abhängigkeit von Videospielen befragt (Müller et al., 2014). Von den Befragten, die zwischen 14 und 17 Jahre alt waren, erfüllten 1,6 % die vollen Kriterien einer „Internet Gaming Disorder", 5,1 % zeigten einen gefährdeten Konsum. Das ist weniger als in der PINTA-Studie, allerdings wurde hier ja auch nur nach Gaming gefragt.

Daten zur Häufigkeit der Abhängigkeit von Sozialen Netzwerken

Studien zur reinen **Soziale-Netzwerke-Nutzungsstörung** sind (auch aufgrund der fehlenden Diagnose) noch seltener, allerdings hat es eine sehr aktuelle und sehr umfangreiche Studie (Cheng et al., 2021) noch in das Buch geschafft. Bei dieser Studie handelt es sich um eine sogenannte Meta-Analyse.

Das bedeutet, sie fasst mehrere Studien zusammen und gleicht so die großen Variationen aus. Insgesamt gehen die Autoren in Zusammenschau der 32 eingeschlossenen Länder von **5 % Betroffenen** mit einer Abhängigkeit von Sozialen Netzwerken aus. Würde man das nur auf Deutschland übertragen (was man nur eingeschränkt kann), wäre das eine wirklich hohe Anzahl Betroffener. Eine deutsche Studie findet im Zeitraum eines Jahres eine Rate von 2,6 % Betroffenen (Wartberg et al., 2020).

Ebenfalls gezielt deutsche Jugendliche angeschaut hat sich auch die bereits erwähnte Arbeitsgruppe der Studie „DAK-Gesundheit: WhatsApp, Instagram und Co. – so süchtig macht Social Media" aus dem Jahr 2018. Mit dieser Studie habe ich Ihnen in ➤ Kap. 1 bereits meine Motivation, dieses Buch zu schreiben, begründet. Wir erinnern uns: Meine Kolleginnen und Kollegen untersuchten erstmals in Deutschland die **Intensität der Nutzung** sowie die **Auswirkung Sozialer Medien** bei 12- bis 17-jährigen Kindern und Jugendlichen. Das Ergebnis: 85 % der 12- bis 17-Jährigen nutzen Soziale Medien täglich und die durchschnittliche Nutzungshäufigkeit steigt mit zunehmendem Alter an. Die 16- bis 17-Jährigen nutzen Soziale Medien in der Regel jeden Tag. Die durchschnittliche tägliche Nutzungsdauer aller Altersgruppen liegt bei 166 Minuten. Mädchen (182 Minuten) nutzen Soziale Netzwerke länger als Jungen (151 Minuten).

Einfluss der COVID-19-Pandemie

Das sind wohlgemerkt Daten, die erhoben wurden, bevor die **COVID-19-Pandemie** mit ihren Einschränkungen zu einem **Anstieg der täglichen Medienzeiten** um 75 % bei regelmäßigen Nutzern geführt hat. Eine Thematik, die ebenfalls von der DAK-Arbeitsgruppe untersucht wird und zum Zeitpunkt der Entstehung dieses Buches noch nicht vollständig ausgewertet ist (DAK-Gesundheit, 2020). Da die Nutzungsdauer wie in ➤ Kap. 2 bereits beschrieben, einen Risikofaktor für die Abhängigkeit darstellt, ist im zeitlichen Verlauf eines Jahres nach den Lockdown-Maßnahmen mit einem Anstieg der Abhängigkeit zu rechnen. Erste Daten lagen kurz vor Druck dieses Buches bereits vor. So zeigte sich während der Pandemie in einer Studie aus Hamburg (DAK-Gesundheit, 2021) ein Anstieg der Videospielabhängigkeit von 2,7 % auf 4,1 % und der Social-Media-Abhängigkeit von 3,2 % auf 4,6 %.

Mit anderen Worten: Die Soziale-Netzwerke-Nutzungsstörung (oder umgangssprachlich: krankhafte Abhängigkeit von Sozialen Netzwerken) scheint auch in Deutschland einen nicht unerheblichen Teil der Bevölkerung zu betreffen, wobei insbesondere Kinder und Jugendliche entsprechend gefährdet scheinen. Aller Voraussicht nach wird die Thematik aufgrund des technischen Fortschritts, der zunehmenden Vernetzung und den „Nachwehen" der pandemiebedingten Maßnahmen eher an Bedeutung gewinnen.

NUN SIND SIE GEFRAGT!

- Hätten Sie gedacht, dass so viele Menschen in Deutschland von einer Internetnutzungsstörung (Internetabhängigkeit) betroffen sind?
- Was ist das Problem an Studien, die sich spezifisch die Soziale-Netzwerke-Nutzungsstörung angesehen haben?
- Welchen Einfluss hatten die Einschränkungen aufgrund der COVID-19-Pandemie auf Ihr eigenes Medienverhalten? Welchen auf das Ihres Kindes?

KAPITEL

5 Was bei einer Sucht im Gehirn passiert

Das Gehirn – der Computer des menschlichen Körpers

Das Gehirn ist der komplexeste Teil unseres Organismus, und so wirklich haben wir seine Funktionsweise noch nicht verstanden und werden uns vermutlich auch in Zukunft schwer damit tun, da wir zum Verstehen ja nur die Rechenleistung unseres eigenen Gehirns zur Verfügung haben. Es besteht aus knapp 80 Milliarden Nervenzellen und nimmt 20 Prozent unserer Stoffwechselenergie in Anspruch. Alles, was wir denken und fühlen, jede Handlungsplanung, nimmt ihren Ursprung in einer Nervenzelle des Gehirns. Innerhalb der Ausläufer einer Nervenzelle wird die generierte Information weitergetragen wie in einem Stromkabel. Hätten wir dabei für jeden Vorgang in unserem Körper ein eigenes „Kabel", wäre unser Gehirn riesig groß, deswegen hat sich bei der Entstehung höheren Lebens eine Verschaltung durchgesetzt, ganz so wie in einem Computer. Die Endköpfchen der Nervenzellen, die auf nachfolgende Nervenzellen verschaltet werden können, nennt man **Synapsen.** Um die Verschaltung zwischen zwei Synapsen zu gewährleisten, braucht es Vehikel, die den Spalt zwischen ihnen überbrücken können. Eine direkte elektrische Verschaltung ist nicht möglich, daher gibt es sogenannte **Neurotransmitter,** auch Botenstoffe genannt, die es ermöglichen, dass zwei Nervenzellen über die Synapse hinweg miteinander in Kontakt treten.

Dopamin: die Belohnung des Gehirns

Der Botenstoff, der im Rahmen einer Suchtentwicklung die wichtigste Rolle spielt, ist das **Dopamin,** das im Volksmund auch „Glückshormon" genannt wird. Dopamin spielt im täglichen Leben eine entscheidende Rolle. Jeder Erfolg, den wir erreichen, der Abschluss eines beruflichen Projekts, aber auch der liebevolle Kuss unseres Partners, löst eine Dopamin-Ausschüttung aus und führt dazu, dass wir Freude und Stolz empfinden und uns belohnt fühlen. Dieser Prozess wird auch als **Gratifikation** bezeichnet und gleich noch wichtig werden. Da wir Menschen lustorientierte Wesen sind, streben wir nach einer Wiederholung von Gratifikationseffekten. So beschert uns etwa auch ein Stück im Mund schmelzende Schokolade einen kleinen Dopaminschub, folglich werden wir immer wieder mal auf dieses Genussmittel zurückgreifen, um uns für einen stressigen Tag zu belohnen. Genau an dieser Stelle besteht die Gefahr der Entwicklung einer Abhängigkeit.

Je jünger ein Mensch ist, desto stärker ist er auf eine unmittelbare Belohnung aus. Sie erinnern sich vielleicht noch mit Grausen an die Supermarktkasse, als Ihr Kind noch nicht in die Schule ging und die sogenannte „Quengelware" Ihnen Ihre letzten Nerven raubte. Der sogenannte **Bedürfnisaufschub** ist etwas, das wir im Laufe des Großwerdens erst lernen müssen. Die Hirngebiete, die für die unmittelbare Befriedigung von Bedürfnissen wichtig sind,

sind evolutionsbiologisch deutlich älter und gehören zum sogenannten **mesolimbischen System.** In diesen Regionen scheinen sich auch die Prozesse abzuspielen, die bei der Entwicklung einer Verhaltensabhängigkeit wie der Computerspielstörung, aber auch der Soziale-Netzwerke-Nutzungsstörung eine Rolle spielen.

Ein Beispiel zum Anfassen

Am besten, wir nehmen zur Veranschaulichung eine stoffliche Abhängigkeit: zum Beispiel die Abhängigkeit von Kokain. Der Konsum (eigentlich sogar bereits die Erwartung einer baldigen Einnahme) führt im Gehirn zu einer starken Ausschüttung von Dopamin, der Abhängige fühlt sich belohnt, ohne ein entsprechendes Erfolgserlebnis vorweisen zu können. Das Gehirn hat also gewissermaßen gelernt, dass es sich gar nicht anzustrengen braucht, es muss einfach nur Kokain zugeführt bekommen und schon ist „alles gut". Der Abhängige wird nun alles daransetzen, das Erlebnis zu wiederholen, wird im Verlauf jedoch aufgrund der **Toleranzentwicklung** immer mehr Kokain brauchen, um den gleichen Belohnungseffekt zu erzeugen. Auch wenn diese Phänomene bei den Verhaltenssüchten wie etwa der Computerspielstörung oder der Internetnutzungsstörung (und aus den genannten Gründen noch weniger bei der Abhängigkeit von Sozialen Netzwerken) noch nicht in gleichem Maße erforscht sind, so gibt es doch, auf der hirnchemisch-biologischen Ebene gesehen, Gemeinsamkeiten mit den stoffgebundenen Süchten wie etwa der Kokain-Abhängigkeit.

Das Suchtgedächtnis

In der Folge der Abhängigkeit prägt sich ein **Suchtgedächtnis** aus. Um sich gut zu fühlen, greift der Konsument dann eben nach dem Smartphone (oder dem Tütchen mit Kokain). Aus verhaltenstherapeutischer Sicht gesprochen hat das Gehirn sich gewissermaßen ein Fehlverhalten antrainiert. Anstatt Erfolgserlebnisse in der realen Welt zu suchen, spricht es aufgrund eines ausgeprägten Suchtgedächtnisses eher auf „Likes" und „Follower" an. Was anfangs noch aufregend war und Spaß gemacht hat (die sogenannte Gratifikation), wird im Verlauf einfach nur noch stumpf durchgeführt und kompensiert reale Misserfolgserlebnisse oder negative Gefühle (➤ Abb. 5.1). Wie man sehen kann, nimmt im Laufe der Abhängigkeit die natürliche Belohnung durch das Spielen zugunsten einer steigenden **Kompensation** ab.

Man könnte nun entgegnen, dass es immer noch besser ist, mit den Freundinnen um „Likes" zu wetteifern, als stumpf vor der Konsole zu sitzen und zu „ballern". In der Tat scheint das ja auch einer der Gründe zu sein, warum ich bislang so wenig Mädchen behandelt habe (➤ Kap. 1). Virtuelle Kommunikation (die übrigens auch bei vielen Multiplayer-Videospielen notwendig ist) hat natürlich auch nicht nur Nachteile (das haben uns auch die Einschränkungen der Covid-19-Pandemie vor Augen geführt), was sie aber nicht so gut kann, ist Spiegelneurone anzusprechen.

Spiegelneurone für die Gefühle

Spiegelneurone ermöglichen es uns, Gefühle in anderen zu erkennen, ohne dass unser Gegenüber dazu explizit sagen muss, dass er sich freut oder traurig ist (di Pellegrino, 1992). Sie ermöglichen es uns also, das Verhalten und Erleben des Gegenübers zu verstehen und zu imitieren. Sie sind damit maßgeblich für unser soziales und emotionales Lernen verantwortlich. Diese Ner-

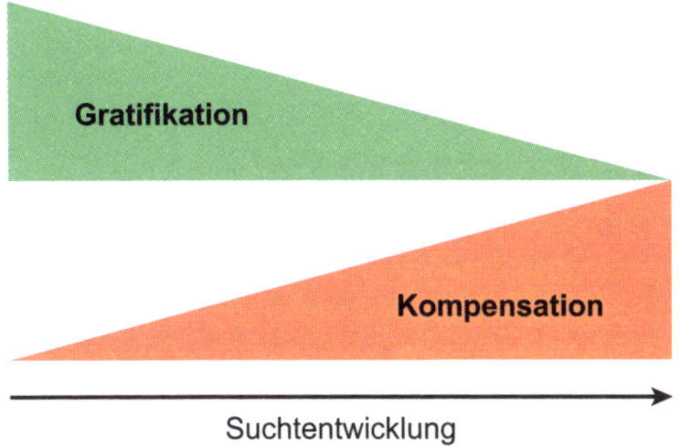

Abb. 5.1 Das Gratifikations-/Kompensationsmodell der Abhängigkeit[1] [F1086-002/L231]

venzellen werden aber nur aktiviert, wenn man ein Gegenüber hat, das diese Aktivität auslösen kann. Dabei spielen alle Sinne eine Rolle und die Zusammenschau all dieser Eindrücke führt zum Verstehen und der Ausbildung von **Empathie.** Bei einer virtuellen Kommunikation fehlen wichtige Empfindungen wie die Möglichkeit, sein Gegenüber anfassen oder riechen zu können. Es spricht überhaupt nichts dagegen, auch enge Freundschaften über Tausende von Kilometern via Internet zu pflegen, für eine „normale" Sozialisation ist aber eine gesunde Mischung aus virtuellen und realen Kontakten empfehlenswert. Wenn ich mir allerdings das Nutzungsverhalten digitaler Medien vieler Kinder und Jugendlichen anschaue, stellt das keine gesunde Mischung dar.

Keine Sorge, die Hirnveränderung lässt sich umkehren!

Das alles mag in Ihren Ohren nun sehr dramatisch klingen, schließlich scheint der Medienkonsum vielleicht bereits **manifeste Spuren im Gehirn** Ihres Kindes hinterlassen zu haben. Die gute Nachricht dabei: Das erlernte Fehlverhalten (Abhängigkeitsverhalten) lässt sich auch wieder verlernen. Die meisten abhängigen Menschen behalten die Veranlagung ihrer Sucht zwar ihr Leben lang, und Teile des Suchtgedächtnisses bleiben immer aktiv. Allerdings werden mit der Zeit (durch konsequentes Üben alternativer Wege im Rahmen einer Psychotherapie) **neue Nervenverbindungen** entstehen und sich damit neue „Wege" ausbilden. Mit der Zeit werden die alten „Sucht-Pfade" immer kleiner, und wie in einem zuwuchernden Urwald wächst langsam „Gras über die Sache".

NUN SIND SIE GEFRAGT!

- Welche Rolle spielt der Botenstoff Dopamin in der Entwicklung von Suchterkrankungen?
- Wie kann sich ein Suchtgedächtnis ausprägen?
- Was sind Spiegelneurone?
- Wie gelingt der Weg aus dem Abhängigkeitsverhalten?

[1] Aus: Brand et al.: Integrating psychological and neurobiological considerations regarding the development and maintenance of specific internet-use disorders: An Interaction of Person-Affect-Cognition-Execution (I-PACE) model. 2016.

KAPITEL

6 Ist mein Kind betroffen?

Die Karten auf den Tisch legen

Spätestens an dieser Stelle ist es Ihnen wahrscheinlich ein großes Anliegen, zu erfahren, ob Ihr Kind von Soziale-Netzwerke-Inhalten abhängig ist oder nicht. Das ist absolut verständlich, die Frage lässt sich jedoch nicht so pauschal beantworten. Ich möchte es an dieser Stelle dennoch versuchen, zu Beginn allerdings auf einige Einschränkungen dieses Kapitels hinweisen.

Zunächst ersetzt kein Fragebogen auf dieser Welt die ausführliche psychiatrische Exploration Ihres Kindes. Wenn Eltern zum ersten Mal zu mir in die Spezial-Sprechstunde kommen, nehme ich mir 60–90 Minuten Zeit. Ich höre mir ihre Sicht an, vor allem aber auch die Sicht ihres Kindes (dazu bitte ich die Eltern auch mal, aus dem Raum zu gehen). Ich prüfe auf andere psychiatrische Begleiterkrankungen (➤ Kap. 8). Ich erfrage die aktuelle familiäre Situation und mache mir als Erwachsenenpsychiater auch ein Bild davon, wie die Eltern auf mich wirken. Anschließend verteile ich Fragebögen an die Eltern und an das Kind und lade sie zu einem erneuten Gespräch ein. Bei diesen Fragebögen ist für mich vor allem der Bogen des Kindes (➤ Kap. 13) interessant, die Einschätzung der Eltern dient lediglich als Ergänzung. Sie merken schon, das lässt sich alles sehr schwer in ein Buch hinüberbringen und kann allenfalls eine grobe Tendenz andeuten, die Sie in jedem Fall nochmal fachlich prüfen lassen sollten (➤ Kap. 11).

Erschwerend kommt hinzu, dass es, wie bereits an vielen Stellen dargelegt, die Erkrankung Soziale-Netzwerke-Nutzungsstörung nicht offiziell gibt. Man kann sich testdiagnostisch zwar der inzwischen etablierteren Computerspielstörung annähern, allerdings ist der Vergleich an manchen Stellen etwas schwierig. Die Entwicklung eigener Diagnostikmöglichkeiten zur Abhängigkeit von Sozialen Netzwerken steckt noch in den Kinderschuhen. So gibt es zwar die auch von mir gerne verwendete **„Social Media Addiction Scale – Student Form"** von Şahin (2018) für 12- bis 22-Jährige. Diese Skala wäre perfekt für das hier vorliegende Buch, allerdings gibt es (noch) keine Cut-Off-Werte, ich könnte Ihnen also gar nicht sagen, ob Ihr Kind abhängig ist oder nicht. Bei dieser Skala gilt „je mehr, desto schlechter", was natürlich als Ergänzung zu einem ausführlichen Arztgespräch absolut okay ist, sich aber nicht für dieses Buch eignet.

Ich habe mich deshalb dazu entschlossen, mich einer bereits vorgestellten, neueren Arbeit anzunehmen und die **„Social Networking Addiction Scale"** von Shanawaz und Rehman (2020) entsprechend zu übersetzen und zu modifizieren (➤ Abb. 6.1). Hier gibt es einen Cut-Off-Wert, auch wenn natürlich

1. Während mein Kind in der Schule ist/Lernen soll, scheinen seine Gedanken noch auf Sozialen-Netzwerke-Angeboten ausgerichtet zu sein.

1	2	3	4	5	6	7
Stimmt überhaupt nicht	Stimmt nicht	Stimmt teilweise nicht	Kann stimmen/nicht stimmen	Stimmt teilweise	Stimmt	Stimmt auf jeden Fall

2. Mein Kind nutzt Soziale-Netzwerke-Angebote unmittelbar nach dem Aufwachen.

1	2	3	4	5	6	7
Stimmt überhaupt nicht	Stimmt nicht	Stimmt teilweise nicht	Kann stimmen/nicht stimmen	Stimmt teilweise	Stimmt	Stimmt auf jeden Fall

3. Mein Kind prüft auch in der Schule (z. B. in den Pausen)/während des Lernens, ob es Neuigkeiten in seinen Sozialen-Netzwerke-Angeboten gibt.

1	2	3	4	5	6	7
Stimmt überhaupt nicht	Stimmt nicht	Stimmt teilweise nicht	Kann stimmen/nicht stimmen	Stimmt teilweise	Stimmt	Stimmt auf jeden Fall

4. Mein Kind loggt sich in seine Sozialen-Netzwerke-Angebote ein, bevor es eine Aufgabe oder Aktivität beginnt.

1	2	3	4	5	6	7
Stimmt überhaupt nicht	Stimmt nicht	Stimmt teilweise nicht	Kann stimmen/nicht stimmen	Stimmt teilweise	Stimmt	Stimmt auf jeden Fall

5. Mein Kind nutzt Soziale-Netzwerke-Angebote, wenn es verärgert ist.

1	2	3	4	5	6	7
Stimmt überhaupt nicht	Stimmt nicht	Stimmt teilweise nicht	Kann stimmen/nicht stimmen	Stimmt teilweise	Stimmt	Stimmt auf jeden Fall

6. Soziale-Netzwerke-Angebote scheinen meinem Kind dabei zu helfen, seine Stimmung zu bessern.

1	2	3	4	5	6	7
Stimmt überhaupt nicht	Stimmt nicht	Stimmt teilweise nicht	Kann stimmen/nicht stimmen	Stimmt teilweise	Stimmt	Stimmt auf jeden Fall

7. Mein Kind wirkt während der Nutzung von Sozialen-Netzwerke-Angeboten entspannter.

1	2	3	4	5	6	7
Stimmt überhaupt nicht	Stimmt nicht	Stimmt teilweise nicht	Kann stimmen/nicht stimmen	Stimmt teilweise	Stimmt	Stimmt auf jeden Fall

Abb. 6.1 Fragebogen Soziale-Netzwerke-Abhängigkeits-Skala, modifiziert von Illy nach Shanawaz und Rehman (2020) – Fremdbeurteilung durch Erziehungsberechtigte, Creative Commons Attribution (CC-BY) 4.0 [F1100-001/O249]

8. Aktuell verbringt mein Kind immer mehr Zeit mit Sozialen-Netzwerke-Angeboten.

1	2	3	4	5	6	7
Stimmt überhaupt nicht	Stimmt nicht	Stimmt teilweise nicht	Kann stimmen/nicht stimmen	Stimmt teilweise	Stimmt	Stimmt auf jeden Fall

9. Verglichen mit früher, verbringt mein Kind mehr Zeit mit Sozialen-Netzwerke-Angeboten.

1	2	3	4	5	6	7
Stimmt überhaupt nicht	Stimmt nicht	Stimmt teilweise nicht	Kann stimmen/nicht stimmen	Stimmt teilweise	Stimmt	Stimmt auf jeden Fall

10. Mein Kind scheint länger als früher Soziale-Netzwerke-Angebote nutzen zu müssen, um zufrieden zu sein.

1	2	3	4	5	6	7
Stimmt überhaupt nicht	Stimmt nicht	Stimmt teilweise nicht	Kann stimmen/nicht stimmen	Stimmt teilweise	Stimmt	Stimmt auf jeden Fall

11. Mein Kind wirkt traurig, wenn es nicht die Möglichkeit hat, sich in Soziale-Netzwerke-Angebote einzuloggen.

1	2	3	4	5	6	7
Stimmt überhaupt nicht	Stimmt nicht	Stimmt teilweise nicht	Kann stimmen/nicht stimmen	Stimmt teilweise	Stimmt	Stimmt auf jeden Fall

12. Mein Kind wird gereizt, wenn es nicht die Möglichkeit hat, sich in Soziale-Netzwerke-Angebote einzuloggen.

1	2	3	4	5	6	7
Stimmt überhaupt nicht	Stimmt nicht	Stimmt teilweise nicht	Kann stimmen/nicht stimmen	Stimmt teilweise	Stimmt	Stimmt auf jeden Fall

13. Mein Kind wirkt frustriert, wenn es nicht die Möglichkeit hat, Soziale-Netzwerke-Angebote nutzen zu können.

1	2	3	4	5	6	7
Stimmt überhaupt nicht	Stimmt nicht	Stimmt teilweise nicht	Kann stimmen/nicht stimmen	Stimmt teilweise	Stimmt	Stimmt auf jeden Fall

14. Mein Kind wird unruhig, wenn es keine Zeit hat, Soziale-Netzwerke-Angebote zu nutzen.

1	2	3	4	5	6	7
Stimmt überhaupt nicht	Stimmt nicht	Stimmt teilweise nicht	Kann stimmen/nicht stimmen	Stimmt teilweise	Stimmt	Stimmt auf jeden Fall

Abb. 6.1 *(Forts.)*

15. Mein Kind hat schon einmal versucht, seine Nutzungszeit Sozialer-Netzwerke-Angebote zu verheimlichen.

1	2	3	4	5	6	7
Stimmt überhaupt nicht	Stimmt nicht	Stimmt teilweise nicht	Kann stimmen/nicht stimmen	Stimmt teilweise	Stimmt	Stimmt auf jeden Fall

16. Mein Kind hat mich oder andere schon mal hinsichtlich seiner Nutzung von Sozialen-Netzwerke-Angeboten angelogen.

1	2	3	4	5	6	7
Stimmt überhaupt nicht	Stimmt nicht	Stimmt teilweise nicht	Kann stimmen/nicht stimmen	Stimmt teilweise	Stimmt	Stimmt auf jeden Fall

17. Mein Kind hat schon einmal seine Schlafdauer reduziert, da es Soziale-Netzwerke-Angebote nutzen wollte/musste.

1	2	3	4	5	6	7
Stimmt überhaupt nicht	Stimmt nicht	Stimmt teilweise nicht	Kann stimmen/nicht stimmen	Stimmt teilweise	Stimmt	Stimmt auf jeden Fall

18. Mein Kind hat schon einmal erfolglos versucht, seine Nutzungsdauer von Sozialen-Netzwerke-Angeboten zu reduzieren.

1	2	3	4	5	6	7
Stimmt überhaupt nicht	Stimmt nicht	Stimmt teilweise nicht	Kann stimmen/nicht stimmen	Stimmt teilweise	Stimmt	Stimmt auf jeden Fall

19. Mein Kind hat schon einmal versucht, keine Sozialen-Netzwerke-Angebote mehr zu nutzen, hat es jedoch nicht geschafft.

1	2	3	4	5	6	7
Stimmt überhaupt nicht	Stimmt nicht	Stimmt teilweise nicht	Kann stimmen/nicht stimmen	Stimmt teilweise	Stimmt	Stimmt auf jeden Fall

20. Mein Kind kann seine Nutzungszeit von Sozialen-Netzwerke-Angeboten nicht reduzieren.

1	2	3	4	5	6	7
Stimmt überhaupt nicht	Stimmt nicht	Stimmt teilweise nicht	Kann stimmen/nicht stimmen	Stimmt teilweise	Stimmt	Stimmt auf jeden Fall

21. Mein Kind hat schon wiederholt erfolglos versucht, seine Nutzungszeit von Sozialen-Netzwerke-Angeboten zu reduzieren.

1	2	3	4	5	6	7
Stimmt überhaupt nicht	Stimmt nicht	Stimmt teilweise nicht	Kann stimmen/nicht stimmen	Stimmt teilweise	Stimmt	Stimmt auf jeden Fall

Abb. 6.1 *(Forts.)*

die oben getätigten Aussagen unbedingt zu beachten sind und durch meine Modifikation der Test bereits so verfremdet wurde, dass man ihn wissenschaftlich gesehen nicht mehr verwenden sollte.

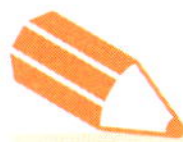

NUN SIND SIE GEFRAGT!

Haben Sie alle 21 Fragen so gut wie möglich beantworten können? Zählen Sie nun alle eingekreisten Zahlen der jeweils obersten Zeile zusammen. Der Gesamtwert sollte irgendwo zwischen 21 und 147 liegen. Ein **Wert ab 85** kann auf eine bestehende Abhängigkeit hinweisen und sollte näher abgeklärt werden (➤ Kap. 11). Sollte sich Ihr Kind dazu entscheiden, den Selbsttest (➤ Kap. 13) zu machen, wäre dies eine wichtige Ergänzung und aus den genannten Gründen noch aussagekräftiger als der von Ihnen durchgeführte Test.

KAPITEL

7 Wie entsteht eine Abhängigkeit?

Stoffgebunden vs. stoffungebunden

Die Entstehung einer Abhängigkeit von Sozialen Netzwerken ist der Entstehung einer „klassischen" stoffgebundenen Abhängigkeit sehr ähnlich. Das ist übrigens auch einer der Gründe, warum ich die Benennung Abhängigkeit anstatt Störung vorziehen würde. Bereits in ➤ Kap. 5 haben wir einen entsprechenden Vergleich zur stoffgebundenen Abhängigkeit von Kokain gezogen. **Stoffgebunden,** diesen Begriff haben wir bereits definiert: Damit ist gemeint, dass es eine definierte Droge gibt, auf die sich die konkrete Abhängigkeit bezieht. Die am weitesten verbreitete stoffgebundene Abhängigkeit ist das Rauchen, gefolgt von Alkohol und anderen Drogen. Der „Stoff" des Rauchers sind die Zigaretten, ein Alkoholabhängiger ist abhängig von alkoholischen Getränken, der Drogenabhängige von der jeweiligen Droge. Vereinfacht lässt sich sagen, dass man bei all den genannten Abhängigkeiten den jeweiligen Grund **anfassen** kann, es sich also um einen entsprechenden Gegenstand, wie etwa eine Zigarette, handelt. Auch der umgangssprachliche Ausdruck „Ich brauche meinen Stoff!" rührt von dieser Bezeichnung.

Die **stoffungebundenen Süchte** hingegen beziehen sich auf Mittel, die man nicht in die Hand nehmen kann. Das Internet zum Beispiel oder Glücksspiele. Natürlich berührt auch der Glücksspieler einen Lotterieschein oder die Knöpfe eines Spielautomaten, allerdings bezieht sich die Sucht auf das zugrunde liegende **Verhalten** und die damit verknüpften Assoziationen, wie etwa der Vorstellung, den Jackpot zu knacken. Nicht der Lotterieschein versetzt den Glücksspieler in einen euphorischen Suchtmoment, sondern die Vorstellung, damit reich zu werden. Weitere Beispiele sind die Sucht nach Sexualität und Pornografie, die Abhängigkeit von Videospielen (Computerspielstörung), oder eben die Soziale-Netzwerke-Abhängigkeit (Soziale-Netzwerke-Nutzungsstörung). Die einzelnen Unterformen haben wir bereits in ➤ Kap. 2 besprochen. Man bezeichnet solche stoffungebundenen Süchte auch als **Verhaltenssüchte.**

Klassische Konditionierung

Das Verhalten spielt also in der Entwicklung einer Soziale-Netzwerke-Nutzungsstörung eine große Rolle, genauso wie ein Hund. Ja, richtig gelesen: ein Hund. Der russische Forscher Iwan Pawlow führte 1905 dazu ein Experiment durch. Er gab einem Hund wiederholt Futter und ließ dabei einen Glockenton erklingen. Dieser für den Hund eigentlich **neutrale Reiz** führte im Verlauf dazu, dass der Hund bereits dann vermehrt Speichel produzierte, wenn nur der Glockenton erklang, aber gar kein Futter vorhanden war. Die Speichelproduktion steigt bei Hunden eigentlich nur dann an, wenn es etwas zu Fressen gibt, nicht jedoch, wenn eine Glocke erklingt. Was war passiert?

Der Hund hatte durch die Wiederholungen gelernt, dass die Glocke bedeutet, dass es Futter gibt. Pawlow hatte ihn auf die Glocke **konditioniert.**

Ein ähnlicher Mechanismus geschieht auch bei der Flucht in die virtuelle Realität. Stress in der Schule oder zu Hause oder die Unzufriedenheit mit dem Alltag bewirken, dass man sich vermehrt der Online-Welt, etwa in Form des Instagram-Profils zuwendet. Man macht die Erfahrung, dass dieses Verhalten Stress abbaut, und das Gehirn verknüpft daraufhin das Smartphone mit dem gewünschten Effekt, in diesem Fall dem Stressabbau. Ja, wer sein Handy nicht auf lautlos gestellt hat, der hat sogar einen Glockenton, auf den er konditioniert wurde. Dasselbe gilt natürlich auch für die Vibrationseinstellung. Vielleicht haben auch Sie schon mal die Erfahrung machen müssen, dass Sie dachten, das Smartphone in Ihrer Hosentasche habe vibriert? **Phantom-Vibrations-Syndrom** nennt man das. Wie mir Wikipedia verraten hat, war das sogar das Wort des Jahres 2012 in Australien. Unsere digitalen Endgeräte haben uns also alle ziemlich konditioniert. Was früher das Klappern des Briefkastenschlitzes war, nachdem der Postbote kam, ist heute der Klingelton, nur dass das heute mehrere hundert Male am Tag passiert.

Operante Konditionierung: Lernen durch Belohnung und Bestrafung

Die Konditionierung ist aber eigentlich eine ziemlich fiese **Sackgasse.** Der Hund wartet nach dem Glockenton vergebens auf sein Futter, der Soziale-Netzwerke-Abhängige auf den sich langfristig nicht einstellenden Stressabbau. Im Verlauf **verselbstständigt** sich die Sucht nämlich durch weitere Lernerfahrungen. Solche Konditionierungen finden sich bei vielen Süchten. Die Zigarette zum Kaffee oder in der Mittagspause ist ein gutes Beispiel dafür. Durch das Suchtmittel ausgeschüttete Botenstoffe wirken im Sinne einer kurzfristigen Belohnung, die jedoch nicht auf Dauer aufrechterhalten werden kann. Darüber haben wir in ➤ Kap. 5 schon sehr ausführlich gesprochen. Irgendwann kann der Raucher nur noch mit Zigarette Mittagspause machen, genauso wie das Smartphone eine magische Anziehungskraft entwickelt. Lässt man das Suchtmittel weg, fühlt sich die Mittagspause nicht mehr nach Mittagspause an. Der Kaffee schmeckt plötzlich nicht mehr und die U-Bahn-Fahrt mit leerem Smartphone-Akku macht einen unruhig und schlecht gelaunt. Um diese Selbstbestrafung zu vermeiden, bedient man sich lieber wieder seines Suchtmittels (und kauft sich eine Powerbank oder lieber gleich ein neues Handy). Ein solch **erlerntes Verhalten** bezeichnet man in der Fachsprache als **operante Konditionierung.** Im Verlauf braucht man immer mehr von dem Suchtmittel, um den gleichen Effekt zu verspüren. Dieser sogenannten Entwicklung von **Toleranz** sind wir schon bei den Kriterien der Abhängigkeit in ➤ Kap. 2 begegnet.

Das Trias-Modell

Der Pawlowsche Hund ist natürlich ein vereinfachtes Beispiel. In Wirklichkeit ist die Entstehung einer Suchterkrankung ein sehr **komplexer Vorgang,** bei dem viele unterschiedliche Faktoren zusammenwirken. Das von den beiden Forschern Kielholz und Ladewig (1973) entwickelte Trias-Modell versucht dies darzustellen (➤ Abb. 7.1). Trias bedeutet, dass bei diesem Modell **Ursachen aus drei unterschiedlichen Einflussrichtungen** zusammenkommen: der Person des Abhängigen selbst, seiner Umwelt und dem Suchtmittel

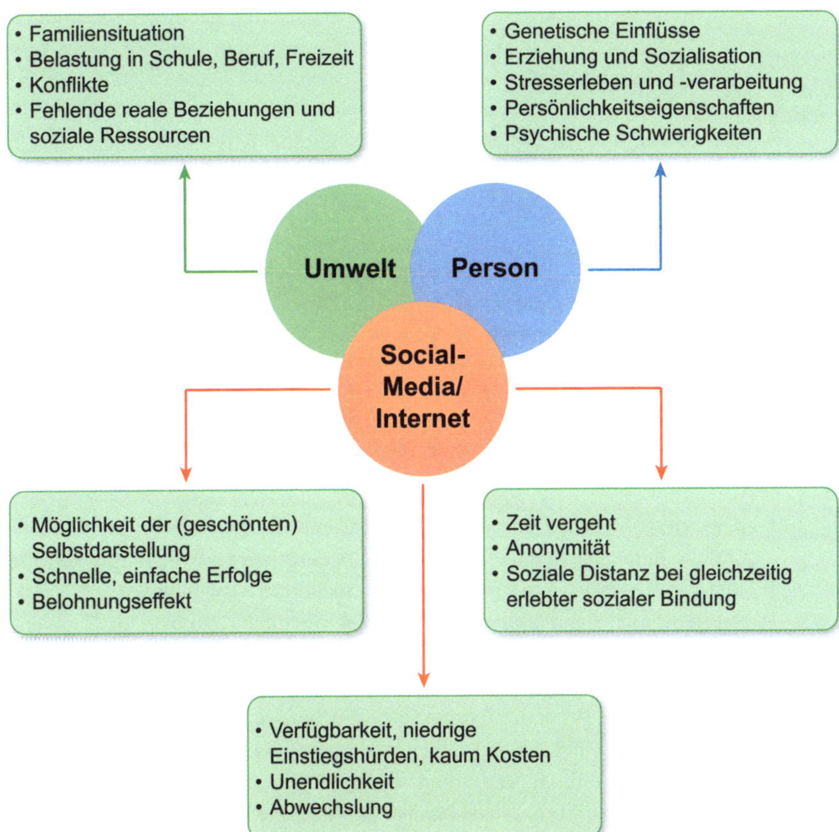

Abb. 7.1 Das Trias-Modell nach Kielholz und Ladewig (1973). Modifiziert von Wölfling et al. (2012). [G1131/G878/L231]

(in diesem Fall Soziale Medien). So werden beim Trias-Modell unter der Überschrift „Person" beispielsweise **genetische Einflüsse** berücksichtigt. Süchtiges Verhalten tritt in Familien meist gehäuft auf, sodass eine Weitergabe dieses Verhaltens über das Erbmaterial diskutiert wird. Ein einziges suchtmachendes Gen, vergleichbar anderen genetischen Ursachen, wie zum Beispiel aus dem Bereich der Stoffwechselerkrankungen, scheint es jedoch nicht zu geben. Wahrscheinlich spielt eine Vielzahl von Genen eine Rolle, und es sind längst noch nicht alle verstanden. Vielleicht sind ja auch in Ihrer Familie weitere Personen von Suchterkrankungen betroffen?

Es finden sich noch **weitere Einflüsse:** Wie wurde der Betroffene sozialisiert, wie lief seine Medienerziehung ab? Wer als Kleinkind schreiend vor dem Fernseher „geparkt" wurde, der ist vermutlich anfälliger dafür, ein abweichendes Medienverhalten zu entwickeln. Wer über einen längeren Zeitraum miterlebt, wie Mama und Papa beim Abendbrottisch mehrfach nach dem klingelnden Handy sehen und mit ihrer Aufmerksamkeit eher bei Facebook als beim Tagesreport des Kindes sind, der wird ein ähnliches Verhalten zeigen. Wie man Stress in der Familie, in der Schule oder im Beruf erlebt, bewertet und versucht, diesen zu reduzieren, hat einen entscheidenden Einfluss. Viele abhängige Menschen nutzen den Konsum, um „Ärger herunterzuschlucken".

Die **Persönlichkeit** des Abhängigen scheint ebenfalls entscheidend zu sein. Außerdem können hinter einer Abhängigkeit noch andere **Begleiterkrankungen** stecken, darüber werden Sie ➤ in Kap. 8 noch einiges erfahren. Das kann zum Beispiel eine Angsterkrankung, wie etwa eine Soziale Phobie sein. Ängstlichere Persönlichkeiten und Menschen mit einer Angsterkrankung können etwa die distanziertere Kommunikation und die Anonymität des Internets dazu nutzen, sich auszuleben, dort vielleicht Dinge zu äußern oder zu tun, die sie im sogenannten „Real Life" nicht tun würden. Sie können eine zweite, angstfreie Identität annehmen und Freunde finden, obwohl sie Menschen sonst nicht an sich heranlassen. Hier vermischen sich gleich zwei Bereiche des Trias-Modells.

Einfluss des „Real Life"

Das wirkliche Leben, das **„Real Life"**, hat generell einen wesentlichen Einfluss auf die Entwicklung einer Internetnutzungsstörung, auch wenn es gerade bei der (im Gegensatz zur vermeintlich „unsozialeren" Abhängigkeit von Videospielen) noch einen doppelten Boden gibt. Auch Ihr Kind wird vielleicht entgegnen, dass es über Soziale Netzwerke doch in Kontakt mit realen Personen steht, ein Satz, den Sie vielleicht gerade im Zuge der Lockdown-Maßnahmen der COVID-19-Pandemie häufiger gehört haben werden. Und klar, gerade dieser Aspekt ist einer der wesentlichen Vorteile bei der Nutzung solcher Netzwerke und wird in ➤ Kap. 9 und ➤ Kap. 13 aufgegriffen werden. Es geht ja auch gar nicht darum, solche Medien gar nicht mehr zu nutzen. Die **gesunde Mischung** aus realem und virtuellem Leben, die macht es aus! Vielleicht ist Ihnen die Illustration aus ➤ Kap. 5 noch im Kopf?

Wer sich mit realen Freunden verabredet, rausgeht, gemeinsam etwas unternimmt und dabei eben nicht darauf angewiesen ist, die ganze Zeit das Smartphone vor der Nase haben zu müssen, der bringt einen gewissen Schutz gegenüber einer Abhängigkeit mit. Das bedeutet nicht, dass man das Smartphone wegwerfen muss! Natürlich kann man der besten Freundin mal das Foto des süßen Typen zeigen, der einen angeschrieben hat. Gut wäre es allerdings, wenn man im Anschluss aber auch einfach die drei Stunden Schwimmbad-Besuch und Sonne genießen kann, ohne noch einmal nach dem Smartphone greifen zu müssen. Die große Frage hinsichtlich des „Real Life", auch in meiner therapeutischen Arbeit mit Betroffenen, lautet: Braucht der Betroffene **virtuelle Erfolgserlebnisse,** weil ihm die realen etwa in Form schlechter Schulnoten oder fehlender Anerkennung der sich nur streitenden Eltern nicht genügen? Ist das Leben auf Instagram einfach schöner und bequemer als das reale?

Auch die Geräte selbst sind Teil der Ursache für eine Suchtentwicklung. Das Internet ist heute allgegenwärtig, auf jedem Mobiltelefon kann man in unendliche (und im Rahmen von Free2Play-Spielen kostenlose) Videospielwelten abtauchen, sich Unterhaltung auf YouTube oder Ablenkung vom tristen

Alltag im Sozialen Netzwerk holen. Diese **leichte Verfügbarkeit** ist ein großes Problem bei allen Arten der Suchterkrankungen. Für den alkoholkranken Patienten wird jeder Supermarktbesuch zum Spießrutenlauf, der Internetabhängige wird auch weiterhin PC und Mobiltelefon nutzen müssen, um in unserer modernen Gesellschaft mithalten zu können.

Die eine **Ursache gibt es nicht!**

Wie man in ➤ Abb. 7.1 sieht, ist das Trias-Modell sehr umfassend. Nicht alle der aufgelisteten Ursachen müssen bei einem Betroffenen vorliegen. Welche dieser Faktoren bei einem Abhängigen zutreffen, wird im Rahmen von **psychotherapeutischen Gesprächen** ermittelt. Im Anschluss kann je nach individuellen Gründen eine entsprechende **Behandlung** erfolgen. In jedem Fall aber lässt sich sagen, dass es **die eine** Ursache für alle Unterformen der Abhängigkeit von digitalen Medien nicht gibt.

Darin unterscheiden sich psychische Erkrankungen generell von körperlichen Erkrankungen. Das gebrochene Bein nach Sturz von der Leiter sieht man im Röntgenbild sofort, eine Abhängigkeit von Videospielen oder Soziale-Netzwerke-Angeboten muss man erst heraustüfteln und dazu auch die individuelle Biografie des Patienten beachten und bearbeiten, deshalb auch die Einschränkungen bei dem Test in ➤ Kap. 6. Aber ich hoffe, Ihnen in diesem Kapitel einen guten Überblick darüber gegeben zu haben, welche möglichen Ursachen bei Ihrem Kind in Frage kommen könnten. Welche begleitenden psychischen Erkrankungen möglicherweise noch eine Rolle spielen könnten, darüber wird Sie das nächste Kapitel informieren.

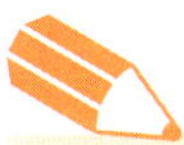

NUN SIND SIE GEFRAGT!

Betrachten Sie nochmal die ➤ Abb. 7.1 mit dem Trias-Modell. Welche der hier aufgelisteten Ursachen für eine Abhängigkeit könnten bei Ihrem Kind zutreffen?

KAPITEL

8 Welche Erkrankungen können eine Abhängigkeit begleiten?

Die Henne und ihr Ei

Auf dem Weg der Internet Gaming Disorder, eine Diagnose zu werden und damit auch weiteren Verhaltenssüchten (wie zum Beispiel einer Soziale-Netzwerke-Nutzungsstörung) den Weg zu bereiten, wurde unter Experten heftig wegen des Stellenwerts der Diagnose gestritten. Gegner der Schaffung einer neuen Diagnose brachten dabei vor, dass die Abhängigkeit von Videospielen und Internet gar keine **eigenständige Erkrankung** darstelle, sondern dass die Abhängigkeit nur sekundär, als Ausdruck einer anderen psychischen Störung auftrete, etwa einer Angsterkrankung oder Depression.

Ich war schon seit Beginn meiner Arbeit mit diesem Thema anderer Meinung und vertrete auch heute noch diese Ansicht. Die Abhängigkeit von digitalen Medien bedarf einer spezifischen Therapie und deswegen brauchen wir auch eine entsprechende Möglichkeit der Diagnosevergabe. Man sollte natürlich nicht den Fehler machen und **begleitende Erkrankungen** ignorieren. Im Falle einer entsprechend schweren depressiven Symptomatik gehört die natürlich auch zuerst behandelt. Bei der Computerspielstörung haben mir die Zeit und die Aufnahme als eigenständige Diagnose in das in Deutschland gültige Klassifikationssystem recht gegeben. Dasselbe trifft meiner Ansicht nach auch auf weitere Online-Nutzungsformen, wie etwa Soziale-Netzwerke-Angebote zu, auch wenn es hier (noch) an einer offiziellen Diagnose fehlt.

Die Gegenstimmen sind jedoch nicht ganz unbegründet und sollten auch Befürworter wie mich kurz innehalten und nachdenklich werden lassen. Wir haben es nämlich mit wirklich hohen Raten an begleitenden (oder im Fachjargon: komorbiden) Störungen zu tun. 2013 schauten sich Bozkurt und Kollegen Jugendliche mit einer Internetnutzungsstörung an und untersuchten sie darauf. Sie fanden dabei mitunter relativ **hohe Raten an komorbiden Störungen:** u. a. ADHS (83,3 %), Angststörung (71,7 %), Soziale Angststörung (35,0 %) und Depression (30,0 %). Das Problem dabei: Es ist in den meisten Fällen nicht möglich zu sagen, welche der Erkrankungen **zuerst** da war. Führt die Soziale-Netzwerke-Nutzungsstörung im Verlauf zu einer Depression oder hat sich der depressive Mensch irgendwann dazu entschlossen, vermehrt Soziale Netzwerke zu nutzen, da ihm oder ihr die reale Kommunikation zu mühsam war, und damit erst im Verlauf eine Abhängigkeit entwickelt? Ein klassisches Henne-Ei-Problem ist entstanden (➤ Abb. 8.1).

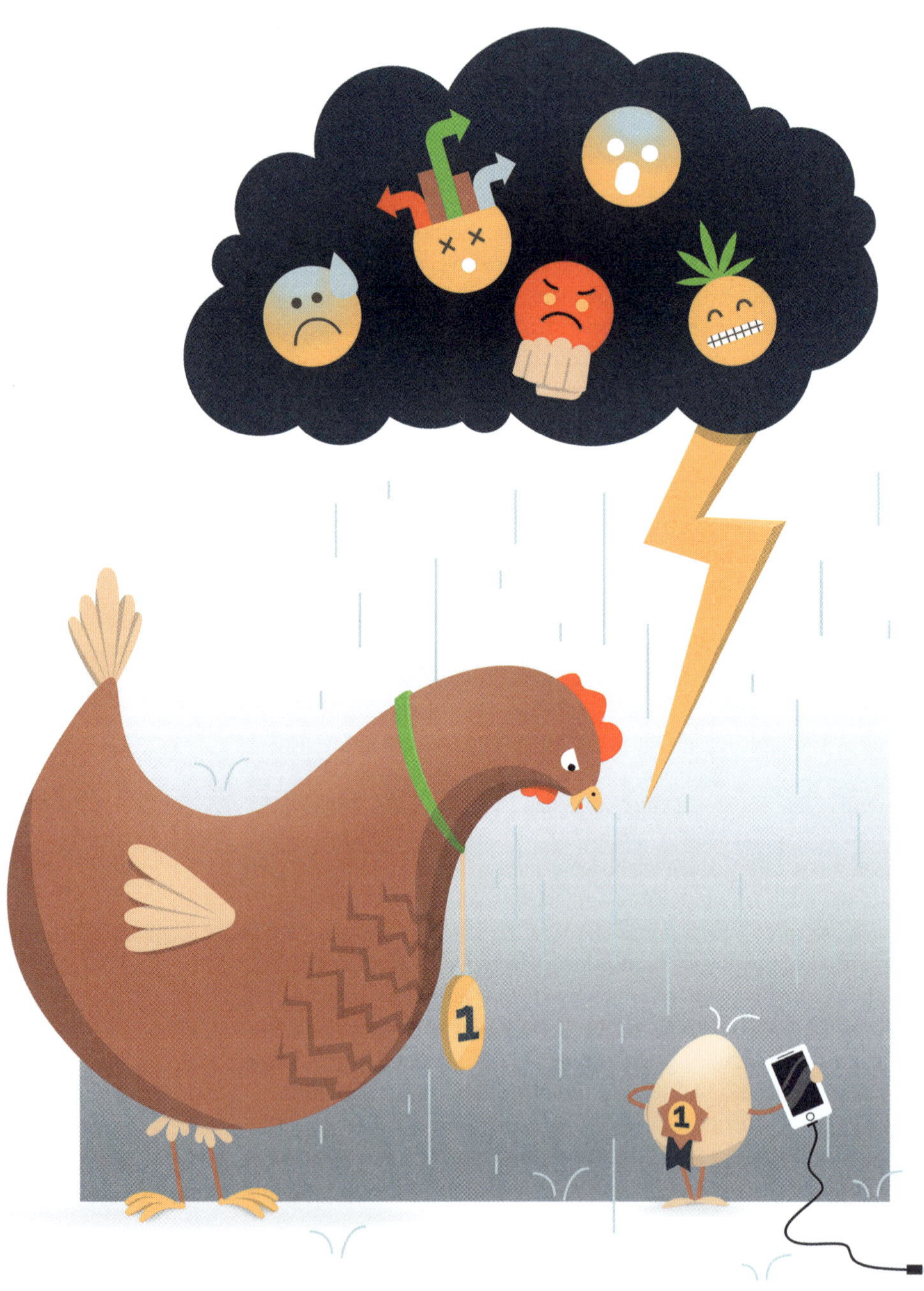

Abb. 8.1 Was war zuerst da? [L265]

Durch „Selbstmedikation" in die Abhängigkeit

Letztlich ist es für die **Behandlung** eigentlich egal, was zuerst da war, da man ohnehin beides spezifisch behandeln sollte. Solange man eine bestehende depressive Symptomatik nicht unter den Tisch wischt und einfach „nur" die Abhängigkeit behandelt, hält sich der „Schaden" in Grenzen. Ich mache häufig die Erfahrung, dass sich durch eine spezifische Behandlung der Medien-Symptomatik auch Symptome der Begleiterkrankungen bessern, würde jedoch in jedem Fall eine ausreichende Behandlung der komorbiden Störung voraussetzen. Das Problem ist natürlich auch nicht neu und bereits seit Jahrzehnten bei stofflichen Abhängigkeiten bekannt. Um beim Beispiel mit der Alkoholabhängigkeit zu bleiben: Auch der alkoholkranke Mensch hatte in der Regel einen Auslöser für den Beginn seines Konsums. Er ist mit Sicherheit nicht eines Morgens aufgestanden und hat einfach so begonnen, vermehrt Alkohol zu trinken. Ein Trennungskonflikt, Schlafstörungen, eine verkappte Depression, das könnte vor Jahren dazu beigetragen haben, vermehrt zu trinken. Alkohol beruhigt, vertreibt Gedanken und hilft beim Einschlafen, wir Psychiater nennen das „Selbstmedikation". Aber Alkohol ist natürlich eine sehr schlechte Dauerlösung für derartige Probleme, macht psychisch und körperlich abhängig und führt zu einer Vielzahl an potenziell tödlichen Folgeerkrankungen. Und nach Jahren der Alkoholabhängigkeit ist Betroffenen der Grund für ihren anfänglichen Konsum vielleicht gar nicht mehr präsent und die Bereitschaft (und Möglichkeit), eine Psychotherapie zu machen, begrenzt.

In all den Jahren bis zur Schaffung der Diagnose im in Deutschland gültigen Klassifikationssystem (ICD-11) war eine Behandlung von Videospielabhängigen nur über die begleitende Erkrankung möglich. Eine psychotherapeutische Behandlung setzt nun mal eine psychische Diagnose voraus. Manchmal haben meine Mitstreiter und ich dabei auch Patienten kennengelernt, die noch nie Berührungspunkte mit dem psychiatrischen Helfersystem hatten, teilweise aber durchaus schwerwiegende psychische Erkrankungen (etwa einen Autismus) aufwiesen. Unsere Arbeit hatte also aufgrund der begleitenden psychischen Erkrankungen auch über die spezifische Behandlung hinaus einen wichtigen Stellenwert. Mit der gleichen Gründlichkeit sollten wir auch in den kommenden Jahren nach komorbiden Störungen suchen, insbesondere bei der Computerspielstörung, die man nun ja auch als einzige Diagnose vergeben könnte. Bei der Soziale-Netzwerke-Nutzungsstörung wird diese Gründlichkeit (zum Glück) weiterhin unbedingt notwendig sein, hier gibt es ja noch keine eigenständige Diagnose.

Um Ihnen einen kleinen Überblick zu geben, soll nachfolgend auf die wichtigsten psychischen (und körperlichen) Begleiterkrankungen eingegangen werden.

ADHS (Aufmerksamkeitsdefizit-/Hyperaktivitätsstörung)

Wenn Sie „ADHS" hören, denken Sie vielleicht an Jungs, die nicht stillsitzen können, an den „Zappelphilipp" aus dem Kinderbuch, „Struwwelpeter" oder haben vielleicht schon was von der Diskussion um die medikamentöse Behandlung (das in Deutschland bekannteste Präparat trägt den Handelsnamen Ritalin®) mitbekommen. Wahrscheinlich denken Sie aber eher nicht an die heimliche Zielgruppe dieses Buches, Ihre jugendliche Tochter.

Die Hyperaktivität gilt meist als typisches Symptom der Erkrankung, ist jedoch nur eines von **drei Hauptsymptomen.** Es gibt Formen einer Aufmerksamkeitsstörung, die gänzlich ohne Hyperaktivität auskommen (das sogenannte „ADS") und im Jugend- oder Erwachsenenalter werden viele „Zappelphilippe" von selbst ruhiger, die **Hyperaktivität** ist typischerweise im Grundschulalter zu beobachten. Die **Störung der Aufmerksamkeit** hingegen, das zweite Symptom, bleibt meist bestehen und äußert sich durch die Unfähigkeit, die Gedanken fokussieren zu können. Betroffene wollen in der Schule eigentlich dem Geschehen auf der Tafel folgen, schweifen jedoch immer wieder ab. Zum ebenfalls unruhigen Banknachbarn, den vorbeiziehenden Wolken oder vorbeifahrenden Krankenwagensirenen. Auf Außenstehende wirken solche Patienten desinteressiert oder verträumt. Drittens ist zudem eine **erhöhte Impulsivität** zu finden, also ein unüberlegtes Handeln, das Nachteile für den Betroffenen mit sich bringt. Das kann zum Beispiel das Stören des Unterrichts, aber auch schnelles Wütend-werden in Streitsituationen sein.

ADHS und Medienabhängigkeit: ein perfektes Paar

Digitale Medien und ADHS kommen wunderbar miteinander aus, nicht umsonst zeigen sich so hohe Raten der beiden Störungen. Das hängt damit zusammen, dass Betroffene daran gewöhnt sind, ihre Aufmerksamkeit ständig neu auszurichten und dabei sehr **offen für unvorhergesehene Reize** sind. Dieses Muster wird von Sozialen Netzwerken, Videospielen und Co. sehr passend bedient. Ständig passiert etwas Neues, blinkt es hier und macht es dort „Pling". „Was gibt's Neues auf Insta? Ach krass, coole Challenge, mal kurz checken. Oh krass, Tina ist live, was geht? Was ist das denn für ein ‚weirdes' Bild? Und warum schreibt mir Tim nicht zurück?"

Wenn man den gleichen Ehrgeiz und die Begeisterung doch nur für die Erledigung der Hausaufgaben aufbringen könnte, oder? Das Problem dabei: Die Steuerung der Aufmerksamkeit durch Medien findet aufgrund **äußerer Reize** statt, das Erledigen der Aufgaben jedoch setzt eine **Fokussierung nach Innen** voraus, was ADHS-Betroffenen ungemein schwerfällt. Impulsivität und Hyperaktivität tragen weiter dazu bei, dass das Eingliedern in Regelsysteme (z. B. Schule oder Familie) schwerfällt. Es kann zum Schuleschwänzen oder dem Konsum von Drogen (zum Beispiel Cannabis oder Amphetamine als Selbstmedikation) kommen. Wichtig ist es, sich dabei klarzumachen, dass viele Folgen einer Aufmerksamkeitsstörung auf die Hauptsymptome (vor allem die fehlende Aufmerksamkeit) zurückzuführen sind. Wer in der Schule jeden Tag völlig frustriert wird, weil er aufpassen möchte, aber nicht kann, der entwickelt entsprechende psychische Folgen.

Hier kann eine Psychotherapie (Erlernen von Lernstrategien, Fokussierung auf Innen, Bearbeitung entsprechend aufkommender Gefühle), aber auch eine medikamentöse Behandlung helfen. Zur Behandlung werden zumeist **Stimulanzien** eingesetzt, die aufgrund ihrer Verwandtschaft zu Amphetaminen in großen Teilen der Bevölkerung einen schlechten Ruf haben. Unter ärztlicher Aufsicht eingesetzt, sind sie jedoch unmittelbar nach Beginn der Behandlung in der Lage, das Aufmerksamkeitsdefizit Betroffener zu kompensieren. Dies tun sie über die **Beeinflussung von Botenstoffen der Signalübertragung im Gehirn,** die Sie bereits in ➤ Kap. 5 kennengelernt haben.

Nebenwirkungen gibt es natürlich leider, die relevanteste ist dabei sicherlich die Appetitminderung und damit eine drohende Gewichtsabnahme. Als verschreibender Arzt habe ich diese Dinge im Blick und führe die Behandlung nur dann durch, wenn die Patientinnen von der Behandlung profitieren und entweder keine Nebenwirkungen haben oder diese tolerabel sind. In Aufklärungsgesprächen nehme ich mir Zeit, Vor- und Nachteile einer Behandlung mit den Eltern und Patienten zu besprechen. Vielfach lassen sich im Internet gefundene Vorurteile zugunsten einer realistischeren Einschätzung abbauen. So senken Stimulanzien bei einer diagnostizierten ADHS zum Beispiel das Risiko, eine stoffliche (und wie eben geschildert auch nichtstoffliche) Abhängigkeit zu entwickeln, nicht andersherum, wie manche Eltern aufgeschnappt haben.

Angststörungen/Soziale Angststörung

Einen Gegenpol zu den aufbrausenden und oftmals lauten ADHS-Patienten bilden diejenigen Patienten, die von einer Angststörung betroffen sind. **Angst** ist eigentlich ein sehr sinnvolles Gefühl. Sie hilft uns dabei, in Sekundenbruchteilen die richtigen Entscheidungen zu treffen, um einer gefährlichen Situation zu entgehen, also zum Beispiel vor einem heranschießenden Auto in Sicherheit zu springen. Angst hat die Menschheit gewissermaßen durch die Evolutionsgeschichte geführt. Hätten wir Sie nicht, so wären unsere Vorfahren aufgrund von riskantem Verhalten längst ausgestorben und wir mit ihnen. Angst übernimmt also eine wichtige **Schutzfunktion** für uns. Manchmal lohnt es sich dabei, eine Gefahr auch zu bekämpfen, aber erscheint uns eine Situation ausweglos, so fliehen wir.

Tagtäglich sind wir Situationen ausgesetzt, die uns ein bisschen Angst machen. Der erste Tag im neuen Job oder die Klassenarbeit, die Ihr Kind zu schreiben hat, sind Beispiele, die wir vermutlich alle kennen. Ein bisschen Angst sorgt dafür, dass wir unsere Leistung abrufen können, zu große Angst hingegen **lähmt** uns, die Situation erscheint ausweglos, auch wenn sie es eigentlich nicht ist. Eine solche, unangebrachte oder sehr starke Angst vor eigentlich harmlosen Situationen tritt im Rahmen von Angststörungen auf. Das setzt Betroffene unter starken Stress und führt dazu, dass angstmachende Situationen vermieden werden. Das Problem dabei: Das Gehirn lernt, dass der Weg der **Vermeidung** der einfachere ist, und wird sich künftig beschweren, wenn wir mal wieder die Treppen zum U-Bahnhof in Angriff nehmen wollen oder vorhaben, am Tag der Klassenarbeit wirklich in die Schule gehen zu wollen. Dadurch kann sich die Angst verselbstständigen, sich ausbreiten und immer mehr Lebensbereiche erfassen, was irgendwann dazu führt, dass man aus Angst die Wohnung nicht mehr verlässt.

Es gibt verschiedene **Unterformen** von Angsterkrankungen, von der (meist banalen) Spinnenphobie über aus dem Nichts auftretende Panikattacken, bis hin zur chronisch verlaufenden Generalisierten Angststörung mit ausgeprägten Sorgenschleifen. Besonders relevant für die Nutzung digitaler Kommunikationsformen ist jedoch die **Soziale Angststörung (Soziale Phobie).** Hierbei haben Betroffene Ängste vor sozialen Situationen und zum Beispiel die Sorge, zu erröten oder sich zu blamieren. Gerade an dieser Stelle sind Soziale Netzwerke natürlich sehr verlockend, bieten sie doch die Möglichkeit, Kontakte zu knüpfen oder sich in einer bestimmten Art und Weise selbst darzustellen, ohne anderen Menschen von Angesicht zu Angesicht begegnen zu müssen. In der Therapie mit Betroffenen versuche ich dann, solche Dinge als Ressourcen zu nutzen. Die Kernfrage dabei: Was fehlt denjenigen in der realen Welt, was er oder sie online aber offensichtlich hat?

Ängste werden primär psychotherapeutisch behandelt und sollten in der Regel sogenannte **Expositionstrainings** beinhalten. Hierbei werden angstmachende Situationen von Betroffenen beübt, ohne dass diese Vermeidungsverhalten zeigen dürfen. Gemeinsam mit dem Therapeuten übt man so zum Beispiel das Zugfahren oder muss im Supermarkt nach etwas fragen. Bei starker Symptomatik kann auch die parallele Behandlung mit Tabletten sinnvoll werden. Die dabei eingesetzten Antidepressiva sind ihrem Namen nach eigentlich für die nächste zu besprechende Begleiterkrankung vorgesehen, wirken jedoch auch auf Angstsymptome. Die Psychotherapie hat jedoch immer Vorrang.

Depressionen

Depressionen sind häufige Erkrankungen und betreffen etwa jeden Fünften im Laufe seines Lebens. Zum Glück hat sich in den letzten Jahren in unserer Gesellschaft das Verständnis für depressive Erkrankungen deutlich verbessert, auch wenn es noch ein weiter Weg ist, bis die Stigmatisierung aufgrund des Krankheitsbildes ein Level erreicht, das wir auch bei körperlichen Erkrankungen haben, idealerweise natürlich gar keines. Noch immer hört man als Reaktion auf einen Erkrankungsfall die Meinung, der Betroffene müsse sich „nur mal zusammenreißen“ oder „einfach zur Arbeit gehen“. Die Depression kommt mit den Symptomen einer **niedergedrückten Stimmung,** einer **Energielosigkeit** und dem **Verlust, Freude empfinden zu können** daher. So etwas kennen wir alle mal, deswegen sollten die Symptome für **mindestens 2 Wochen** bestehen.

Wichtig ist, dass sich Depressionen von Erwachsenen und Kindern deutlich unterscheiden können. Je jünger ein Kind ist, desto untypischer sind meist die Symptome. Eine Depression kann sich zum Beispiel auch durch **Bauchschmerzen** (ohne entsprechende Ursache) oder **aggressive Ausbrüche** äußern. Auch im Jugendalter gibt es Betroffene, die nicht zwangsläufig ohne Energie im Bett liegen müssen, aber dennoch **gereizt oder traurig** sein können. In so einem Fall kann es verlockend sein, die schlechten Gefühle durch die Nutzung digitaler Medien in gute umzuwandeln. Das kann das „Binge-Watching“ von Serien, das Videospiel oder eben auch das Soziale Netzwerk sein. Diesen Vorgang haben Sie bereits in ➤ Kap. 2 als **nicht sinnvolle (dysfunktionale) Gefühlsregulation** kennengelernt.

Gegen depressive Episoden hilft vor allem die Psychotherapie. Dank ihr können Betroffene zum Beispiel lernen, dass gegen die Energielosigkeit vor allem das **„Handeln“** hilft. Also: Laufschuhe an und los! Auch depressive Gedanken sind Gegenstand der Psychotherapie. Depressive Patienten neigen zum Beispiel dazu, alles „Schwarzzusehen“ und Fehler grundsätzlich bei sich selbst zu suchen. Schwer betroffenen depressiven Patienten kann es extrem schwerfallen, die Anforderungen einer Psychotherapie umzusetzen.

In so einem Fall kommen **antidepressive Medikamente** zur Unterstützung ins Spiel. Die meisten Medikamente, die heutzutage zur Behandlung einer Depression eingesetzt werden, basieren auf der Theorie eines Mangels an Botenstoffen. Über Botenstoffe haben Sie schon in ➤ Kap. 5 etwas gehört, da diese (an anderen Stellen im Gehirn) bei der Ausprägung des Suchtgedächtnisses eine Rolle spielen. Dabei ist jedoch zu beachten, dass diese Theorie nicht alle Ursachen einer Depression berücksichtigt. Diese Botenstoffe, umgangssprachlich auch als **„Glückshormone"** bezeichnet, sind **Serotonin, Noradrenalin** oder **Dopamin.** Sie werden vom Körper selbst hergestellt und man weiß heute, dass bei Depressionen ein Mangel dieser Botenstoffe im Gehirn besteht. Das bedeutet, dass weniger Botenstoffe zur Verfügung stehen, um den normalen Stoffwechsel des Gehirns gewährleisten zu können. Die eingesetzten Botenstoffe gleichen diesen Mangel wieder aus und können so zum Beispiel die notwendige Energie liefern, die Inhalte der Psychotherapie umsetzen zu können.

Körperliche Begleiterkrankungen

Die körperlichen Auswirkungen eines hohen Medienkonsums sind noch nicht gut erforscht und leider trifft man immer wieder auf populärwissenschaftliches Halbwissen. An anderer Stelle (Illy, 2020) habe ich bereits ausführlich dazu Stellung bezogen und möchte daher nur kurz die wichtigsten Dinge mit Fokus auf die Nutzung Sozialer Netzwerke zusammenfassen. Die bei Videospielabhängigen anzutreffenden körperlichen Auswirkungen auf das **Körpergewicht** (Fettleibigkeit oder durch Vernachlässigung Untergewicht) sind bei Betroffenen der Soziale-Netzwerke-Nutzungsstörung eher weniger anzutreffen. Durchaus haben aber die konsumierten Inhalte und das durch Soziale Netzwerke geprägte **Schönheitsideal** Auswirkungen auf die Betroffenen. Über die Pro-Ana-Bewegung haben wir etwa schon in ➤ Kap. 3 ausführlich gesprochen. Auch die hygienische Vernachlässigung und Rückschmerzen sind bei „Gamern" sicherlich häufiger anzutreffen als bei den Abhängigen Sozialer Netzwerke. Das hängt vermutlich mit den Konsumzeiten zusammen. In der Summe mögen das Instagram-abhängige Mädchen und der videospielabhängige Junge vielleicht sogar die gleiche Nutzungszeit haben, das Mädchen wird aber in der Regel eher „nebenbei" konsumieren, während der Junge für Stunden in den Eskapismus des Spiels flüchtet. **Haltungsschäden** sind natürlich aber auch bei Smartphone-Nutzung beschrieben, dazu muss man nur mal schauen, wie unnatürlich Menschen in Bus oder Bahn auf ihr Handy-Display schauen. Vielleicht haben Sie selbst schon einmal nach einer langen Zugfahrt mit Smartphone-Dauerbenutzung Schmerzen in der Halswirbelsäule gehabt?

Auswirkungen auf die Augen?

Bei den Auswirkungen auf unsere Augen scheiden sich die Geister. Manfred Spitzer etwa erklärt in seinem Buch „Die Smartphone-Epidemie" (Spitzer, 2019) die Hälfte der Weltbevölkerung in 30 Jahren für kurzsichtig. Darauf bin ich bereits im Praxishandbuch zur Videospiel- und Internetabhängigkeit (Illy, 2020) ausführlich eingegangen, und wer mag, kann sich mal anhören, wie wir in einem Podcast (zu finden bei YouTube) unsere jeweiligen Positionen dazu und zu anderen Themen vertreten (RBB RadioEins, 2021). In ➤ Kap. 12 werde ich Ihnen noch ausführlich begründen, warum ich es wichtig finde, bei der Arbeit mit von digitalen Medien Abhängigen in einigen Bereichen eine konträre Position zu der in meinen Augen pauschalen und vielfach unwissenschaftlichen des Kollegen Spitzer einzunehmen. So viel lässt sich aber schon sagen: Das andauernde Starren auf Smartphone-Bildschirme ist sicher **nicht gut** für unsere Augen. Bis die genauen Folgen besser erforscht sind, würde ich mich jedoch mit Aussagen à la Spitzer gerne zurückhalten. Das hat einen wichtigen Grund: Es macht für die von Abhängigkeit Betroffenen einen großen Unterschied, ob wir ihnen sagen, sie sollten ihre Nutzungszeit einschränken (oder das Handy am besten wegwerfen), da sie sonst blind werden, oder ob wir ihnen vermitteln, dass ihr Konsum sicherlich negative Auswirkungen auf ihre Augen hat, welche genau aber noch erforscht werden muss. Die Aussage unserer Eltern, dass man vom Fernsehschauen viereckige Augen bekommt, hat schon in unserer Kindheit eher gegenteilige Effekte gehabt. Wir fanden sie so unpassend, dass wir erst recht geschaut haben. Was in jedem Fall ein Thema bei der Dauernutzung digitaler Medien ist, sind **trockene Augen** (das kennen Sie vielleicht von ihrer beruflichen Bildschirmnutzung) und **Kopfschmerzen** (auch über die Augen ausgelöst).

Einschlafstörungen

Eine wirklich häufige körperliche Begleiterkrankungen sind **Einschlafstörungen.** Abends melden unsere Augen dem Gehirn, dass es dunkel wird und wir uns aufs Schlafen vorbereiten sollten. Der dabei eine wichtige Rolle spielende Botenstoff ist das **Melatonin.** Setzen wir unsere Augen nun abends einer hellen Lichtquelle aus (zum Beispiel durch das wenige Zentimeter vor den Augen gehaltene Display unseres Handys), so kann unser Biorhythmus durcheinanderkommen. Dazu gibt es einige Studien, auch solche, die gezeigt haben, dass die Reduktion von Bildschirmzeiten am Abend zu einer Verbesserung der Schlafqualität und einer erhöhten Leistungsfähigkeit am Folgetag führt (Perrault et al., 2019).

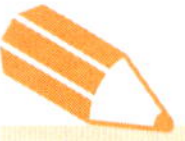

NUN SIND SIE GEFRAGT!

- Welchen Stellenwert haben begleitende psychische Erkrankungen bei einer Abhängigkeit? Was sind die häufigsten?
- Was besagt das Henne-Ei-Problem im vorliegenden Fall?
- Sehen Sie bei Ihrem Kind Anzeichen einer der ausführlich geschilderten psychischen Erkrankungen? Informieren Sie sich, wo Sie eine entsprechende Abklärung (niedergelassener Kinder- und Jugendpsychiater oder Psychotherapeut, Ambulanz der zuständigen Klinik) vornehmen lassen können.
- Zeigen Sie oder Ihr Kind körperliche Folgen einer erhöhten Mediennutzung, etwa Einschlafstörungen?

KAPITEL

9 Vorteile eines normalen Konsums

Vor- und Nachteile sollten gleichermaßen Beachtung finden

Nun haben wir sehr ausführlich über die negativen Folgen des Medienkonsums Ihres Kindes gesprochen. An dieser Stelle mag Sie die Überschrift daher vielleicht verunsichern. Was soll bitte gut daran sein, dass mein Kind nur mit Mühe vom Smartphone zu lösen ist? Nun, eine gemeinsame **Medienerziehung** wird nur dann gelingen, wenn Sie nicht pauschal nur die negativen Aspekte des Konsumverhaltens beachten und die positiven ausblenden! Das ➤ Kap. 12 wird sich noch ausführlicher mit Ihrer Rolle als Angehörige(r) beschäftigen und Ihnen aufzeigen, dass ein gemeinsam mit Ihrem Kind gegangener Weg ohne (überzogene) Verbote und radikale Haltungen vielleicht der bessere Weg ist. Oder zumindest als erstes gegangen werden sollte. Lassen Sie uns also mit ein paar kleinen **Übungen** starten. Schnappen Sie sich Papier und Stift und los geht's.

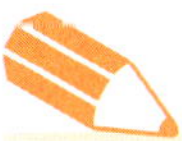

NUN SIND SIE GEFRAGT!

Welche Geräte nutzt Ihr Kind für den Medienkonsum (z.B. Smartphone, Tablet, Spielekonsole, PC, ...)? Welche davon sind die Geräte, die Ihnen die größten Sorgen machen? Sie können diese gesondert hervorheben (zum Beispiel umkreisen).

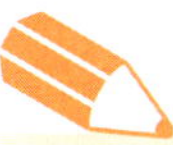

NUN SIND SIE GEFRAGT!

Welche Inhalte nutzt Ihr Kind dabei (z.B. Instagram, TikTok, Netflix, Videospiel XY, ...)? Was davon macht Ihnen die größten Sorgen? Sie können diese erneut gesondert hervorheben (zum Beispiel umkreisen). Was genau fasziniert Ihr Kind an den unterschiedlichen Medien?

Soweit zu Ihren Sorgen. Im nächsten Schritt wollen wir nun gemeinsam schauen, was es vielleicht an positiven Aspekten hinsichtlich des Medienkonsums Ihres Kindes geben kann.

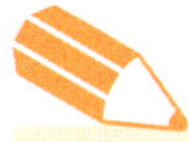

NUN SIND SIE GEFRAGT!

Auch wenn es schwerfällt: Welche drei positiven Aspekte können Sie aufgrund des Konsums Ihres Kindes ausmachen? Was gefällt Ihnen richtig gut daran?

Fiel Ihnen die letzte Übung schwer? Vielleicht hatten Sie Schwierigkeiten, etwas zu finden? In der Regel lassen sich aber auch in den festgefahrensten Situationen mit einem pubertierenden, nur noch vor dem Smartphone hängenden

Kind positive Aspekte ausmachen. Zum Beispiel werden Sie es wahrscheinlich gut finden, dass Ihr Kind Kontakt zu seinen Freunden hält. Oder dass es durch das Schauen von Serien gut Englisch gelernt hat? Vielleicht hat sich auch ein realistischer Berufswunsch (nicht Influencer!) herauskristallisiert, zum Beispiel, dass Ihr Kind gerne etwas im PR-Bereich machen würde. Nachfolgend wollen wir uns das Ganze nochmal etwas differenzierter anschauen.

Die Vierfeldertafel

Dazu sollten wir eine in der Verhaltenstherapie oft angewandte **Vierfeldertafel** nutzen, in der wir die Vor- und Nachteile einer bestimmten Verhaltensweise notieren. Dabei finden sich in zwei der vier Felder die kurz- und langfristigen Vorteile, in den anderen beiden die kurz- und langfristigen Nachteile. Die ➤ Tab. 9.1 zeigt dies anhand eines Beispiels.

Tab. 9.1 Vierfeldertafel – Beispiel

	Vorteile	Nachteile
Kurzfristig	• Spaß • Abwechslung • Kontakt mit Freunden	• Stress in der Familie • Streit um das Handy
Langfristig	• Stellung im Freundeskreis • Prosoziale Fertigkeiten • Englisch lernen	• Lernrückstau • Möglicherweise gefährdeter Schulabschluss • Schlechte Beziehung zu mir

Wie Sie im Beispiel sehen können, ergeben sich aufgrund der Nutzung von Soziale-Netzwerke-Angeboten einige handfeste Vorteile, etwa die Stellung im Freundeskreis und die prosozialen Fertigkeiten. Die kurzfristigen Nachteile offenbaren sich in Stress und Streit aufgrund des Konsums und führen zu einigen langfristigen Nachteilen, die auch viel mit den Sorgen des Beispielausfüllenden zu tun haben.

NUN SIND SIE GEFRAGT!

Füllen Sie nun die nachfolgende Vierfeldertafel (➤ Tab. 9.2) angepasst auf Ihr Kind aus. Nutzen Sie ruhig den Platzhalter für den Namen Ihrer Tochter oder Ihres Sohnes, um sich beim Ausfüllen möglichst gut in ihre oder seine Gedankenwelt begeben zu können.

Tab. 9.2 Vierfeldertafel – ____________________

	Vorteile	Nachteile
Kurzfristig		
Langfristig		

NUN SIND SIE GEFRAGT!

Wie geht es Ihnen nach dem Ausfüllen? Was fiel Ihnen leicht, was schwer? Was geht Ihnen durch den Kopf, wenn Sie das Resultat betrachten?

Die goldene Mitte finden

Nun ist die entscheidende Frage, wo Sie in Zukunft aufgrund dieser hoffentlich neuen Erkenntnisse hinwollen? Da die Vorteile von Ihnen aufgeführt wurden, gehe ich mal stark davon aus, dass Sie diese Ihrem Kind auch weiterhin von Herzen wünschen würden. Um beim Beispiel zu bleiben, wünschen Sie ihm etwa Spaß und Abwechslung und wollen seine Position im Freundeskreis auch weiterhin stärken. Aber die Nachteile, die sollte es nicht mehr haben. Sie wollen sich also beispielsweise nicht mehr streiten und auch die Schule sollte nicht leiden. Nun liegt an es Ihnen, mit Ihrem Kind ins Gespräch zu gehen und einen Mittelweg zu erarbeiten. Einen, der es Ihrem Kind ermöglicht, so viele Vorteile wie es nur geht mitzunehmen, ohne allerdings unter den Nachteilen zu leiden. Das ist das, was wir als **„normalen" Konsum** bezeichnen wollen. Was „normal" ist, bleibt Definitionssache von Ihnen beiden.

Sicherlich macht eine zeitlich Limitierung Sinn, noch sinnvoller ist aber eine **situationsgebundene Limitierung.** Im vorliegenden Beispiel könnte das wie folgt aussehen: Nach der Klärung, ob die von den Eltern gesehenen Vor- und Nachteile auch vom Kind angenommen werden können, werden gemeinsame Absprachen getroffen. In der Schule ist der Handykonsum bereits stark reglementiert. Am Nachmittag gilt während der Hausaufgabenzeit: Handy aus! Beim gemeinsamen Abendessen ist der gesamte Tisch medienfrei, das heißt, auch die Eltern sind „nicht erreichbar". Ab 20 Uhr wird das Handy ausgemacht. Am Wochenende wird sonntags gemeinsam etwas unternommen, das Eltern und Kind immer im Wechsel vorschlagen dürfen, zudem ist Sonntag der Tag, an dem man über die zurückliegende „digitale Woche" spricht und Neuigkeiten oder auch Probleme ansprechen kann. Außerdem wird die kommende Woche geplant.

Natürlich müssen solche Absprachen **an das jeweilige Alter angepasst** werden, sollen hier aber eine grobe Richtlinie setzen, die man durchaus auch noch mit jemandem umsetzen kann, der 15 Jahre alt ist und mitten in der Pubertät steckt. Ihr Kind wird im Rahmen des Therapieteils in ➤ Kap. 13 selbst noch eine Vierfeldertafel ausfüllen. Die Quintessenz ist es, auch von Ihrer Seite darauf hinzuweisen, dass es nicht darum geht, das Handy einzuziehen, sich zu streiten oder drastische Verbote zu verhängen. Sie erwarten von Ihrem Kind einen **maßvolleren Umgang** mit diesen Medien und wollen es dabei unterstützen, die Vorteile ohne die Nachteile nutzen zu können. Das können Sie nur zusammen schaffen!

NUN SIND SIE GEFRAGT!

Überlegen Sie sich nun, wie Sie auf Ihr Kind zugehen möchten und wie es gelingen kann, dass Ihr Kind die von Ihnen gesehen Vorteile aufgrund seines Medienkonsums „mitnehmen" kann, ohne unter den Nachteilen zu leiden.
Suchen Sie das gemeinsame Gespräch!

KAPITEL

10 Wo sollte ich schützend eingreifen?

Die Eltern als Unterstützer

Die gerade vorgestellten Maßnahmen übertragen Ihrem Kind natürlich ein hohes Maß an **Eigenverantwortung.** Das hat sich meiner persönlichen Erfahrung nach bei Jugendlichen zur Förderung der Autonomie, aber auch zur Selbstwirksamkeitsstärkung im Rahmen eines Kampfes gegen die Abhängigkeit bewährt. Eltern nehmen dabei eine unterstützende Rolle ein und versuchen nicht mehr, ihre alte Rolle (die der Verbote aussprechenden „Bestrafer") innezuhaben. Darüber werden wir noch ausführlich in ➤ Kap. 12 sprechen.

Einbezug des Entwicklungsstandes

An zwei Punkten sollten wir allerdings von der Regel abweichen. Zunächst muss Ihnen der **Entwicklungsstand** Ihres Kindes klar sein. Dieser deckt sich meist mit dem Alter, kann jedoch auch davon abweichen, je nachdem, welche Lebenserfahrungen Ihr Kind schon gesammelt hat. Besonders deutlich wird dies zum Beispiel beim Thema Sexualität. Ein Kind kann noch so aufgeklärt sein – sobald es eigene sexuelle Erfahrungen sammelt, wird es einen anderen Zugang zu der Thematik haben. Die Autonomie-Entwicklung Ihres Kindes verläuft nicht nach einem vordefinierten Plan und kann sich deutlich von einem anderen, gleichaltrigen Kind unterscheiden! Wann Ihr Kind damit beginnen kann, seine **Medienzeiten selbst zu regulieren** (wenn es keine Abhängigkeit hat, dann braucht es ggf. noch länger eine entsprechende Regulation), lässt sich pauschal also nicht beantworten.

Fakt ist, dass die **Medienzeiten jüngerer Kinder** reguliert gehören. Was ist nun ein jüngeres Kind? Auf jeden Fall ein Grundschulkind, es gibt jedoch auch noch 14-Jährige, die eine solche Regelung brauchen. Hier kommt es wieder auf die individuelle Entwicklung an. Eine gute Faustregel dabei **sind 10 min Medienzeit pro Lebensjahr pro Tag.** Ein 6-Jähriger hat also ungefähr eine Stunde zur Verfügung, eine 12-Jährige 2 Stunden. Es ist sinnvoll, bei Kindern, die entsprechende Modelle nachvollziehen und tolerieren können, auf ein **wochenweises Kontingent** auszuweichen. So lassen sich auch mal verregnete Sonntagnachmittage (nicht aber ganze Tage!) mit dem neuen Lieblingsspiel oder der Lieblingsserie verbringen, während der strahlend schöne Wochentagsnachmittag mit Fußball anstatt mit Medien gefüllt wird. In die Zeiten eingerechnet werden sollte jede nichtschulisch Nutzung, also zum Beispiel Videospiele, Fernsehen, YouTube, aber auch Soziale-Netzwerke-Nutzung. Natürlich darf Ihr Kind für sein Referat im Internet recherchieren (wenn es nebenbei nicht noch andere Dinge macht).

Gerade bei **Smartphone-Nutzung** und Sozialen Netzwerken wird es jedoch kniffelig. Während sich Zeitkontingente für Videospiele und Fernsehen noch relativ einfach umsetzen lassen, ist das beim immer mitgeführten Handy schwierig. Hier finden selten längere Konsumzeiten am Stück statt, die vielen kleinen „Ich-schaue-nur-mal-kurz-was-es-Neues-gibt" läppern sich aber auch. Wann Ihr Kind in der Lage ist, die Internetnutzung auf dem Handy selbstständig und ohne entsprechende Zeitfilter oder Aushändigungs-Zeiten zu nutzen, ist wieder sehr individuell verschieden und wird in der Regel zwischen 12 und 14 Jahren der Fall sein. Durch Ihr vorhergehendes schrittweises Heranführen an die Thematik sollte es gelernt haben, dass beispielsweise Schule und Freizeit vorgehen. Hängt es nur noch vor dem Smartphone, müssen Sie ggf. einen Schritt zurück machen. Sie müssen also gewissermaßen den **Sweetspot zwischen Kontrolle und Loslassen** finden, weil eine Jugendliche natürlich einfordern wird, wann immer sie möchte, über ihr Handy verfügen zu können. Jedenfalls tagsüber in der Freizeit, die Regel „Schule, Abendessen und Schlafen gehen vor" bleibt natürlich bestehen.

Das richtige Alter fürs eigene Smartphone

Damit lässt sich vielleicht auch Ihre drängende Frage **„Wann soll mein Kind ein Smartphone bekommen?"** ein wenig beantworten: Dann, wenn Sie es für richtig halten. In meinem beruflichen und privaten Umfeld ist dies meist zwischen 12 und 14 Jahren der Fall. Viele Eltern in Berlin und Brandenburg koppeln das Smartphone unter dem Weihnachtsbaum an den Besuch der weiterführenden Schule (hier nach der 6. Klasse). Wichtig ist es dabei, auch den Freundeskreis einzubeziehen. Kommunizieren die meisten Freunde Ihres Kindes bereits über WhatsApp und Co., sollten Sie sich dringend mit der „digitalen Reife" Ihres Kindes auseinandersetzen, um es nicht von den Freunden zu isolieren. Anfangs sollte das unbedingt ein begleiteter Konsum sein und kann auch wunderbar über zeitweise Nutzung von Mamas oder Papas Handy erfolgen. Gehen Sie ins Gespräch mit anderen Eltern und tauschen Sie sich aus, Sie stehen mit dieser Frage nicht allein da!

Wenn sich das Kind nichts mehr sagen lässt

Was aber, wenn das jugendliche Kind bereits in den „digitalen Brunnen" gefallen ist und sich nichts mehr sagen lässt? Dann bedarf es **klarer Regeln und Absprachen** (Schule, Abendessen, Schlafen) und die entsprechende Kopplung an andere Vergünstigungen. Nicht vergessen: Sie sind bei Ihrem minderjährigen Kind Besitzer*in des Handyvertrags. Kinder haben auch kein Grundrecht darauf, ein Mobiltelefon zu besitzen! Ein entsprechender abrupter Entzug sorgt allerdings in der Regel für Streit und Chaos und sollte nach Möglichkeit vermieden werden. Außerdem wollen Sie Ihr Kind ja nicht langfristig von seinen Freunden isolieren. Es schadet aber gewiss nichts, Ihre Erwartungen (die Sie unbedingt auch selbst erfüllen sollten) mit einem Verweis auf Ihre Position als Erwachsener zu untermauern. Im Anschluss sollten Sie sich aber unbedingt wieder offen Ihrem Kind zuwenden und gemeinsam verstehen, was ihm am Handy besonders wichtig ist. Stichwort **gemeinsame Medienerziehung.** Es geht dabei nicht darum, sich die privaten Nachrichten vorlesen zu lassen, sondern ein Gefühl dafür zu bekommen, wie es Ihrem Kind online geht und was ihm guttut. Wenn es allen Beteiligten hilft, kann es Sinn machen, die getroffenen Vereinbarungen auch schriftlich in Form eines **Medienvertrags** zu fixieren. Da kann zum Beispiel auch drinstehen, welche Pflichten das Kind im Haushalt erledigen sollte und dass diese zu erledigen sind, bevor die Medienzeit beginnt.

Protokollierung von Nutzungszeiten

Ein abschließendes Wort im Rahmen dieses ersten Punktes der Kontrolle noch zu den **Nutzungszeiten.** Die lassen sich heutzutage auch durch eine Vielzahl an Programmen und Apps regulieren. Seien Sie sich jedoch bewusst, dass manche Kinder erstaunliche Fähigkeiten besitzen, wenn es darum geht, diese Sperren auszuhebeln. Gerade beim Smartphone und jüngeren Kindern ist es wahrscheinlich besser, ganz „oldschool" einfach das Gerät auszuhändigen und dann wieder einzuziehen. Die meistens Smartphones bieten heutzutage übrigens auch an, die Nutzungszeiten einzelner Apps anzeigen zu lassen. Bevor Sie sich über die Nutzungszeiten Ihres Kindes Gedanken machen, ist an dieser Stelle vielleicht eine kleine Übung zur Selbsterfahrung hilfreich.

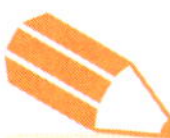

NUN SIND SIE GEFRAGT!

Wie steht es um Ihren aktuellen Smartphone-Konsum? Notieren Sie sich auf einem Zettel mal, wie lange Sie welche App in der vergangenen Woche genutzt haben. Rufen Sie nun in den Einstellungen die Funktion auf, mit der Sie sich auf Ihrem Handy die Nutzungszeiten anzeigen lassen können. Sollten Sie damit Schwierigkeiten haben, fragen Sie jemand Versierteren (zum Beispiel Ihr Kind) oder geben Sie einfach Ihr Handybetriebssystem (z. B. Android) und „Nutzungszeiten App" in eine Suchmaschine ein. Und? Wie nahe lagen Sie am tatsächlichen Ergebnis der einzelnen Apps? Was überrascht Sie?

Unverzichtbare Schutzmaßnahmen

Der zweite Punkt betrifft die in jedem Fall notwendigen **Schutzmaßnahmen Minderjähriger** vor potenziell gefährlichen Inhalten im Internet, wobei Sie natürlich auch hier irgendwann, je nach Entwicklungsstand und Alter Ihres Kindes, „lockerer" werden können. Es gibt eine Vielzahl an **Apps** (viele bieten sowohl Blockade als auch Nutzungszeitkontrolle an); am besten informieren Sie sich, was andere Eltern für Erfahrungen gemacht haben oder ziehen Vergleichstests heran. So hat zum Beispiel die Stiftung Warentest im August 2020 die damals gängigen Apps getestet. Aus Gründen der Aktualität und um nicht vor einen unbeabsichtigten Werbekarren gespannt zu werden, bitte ich um Verständnis, dass ich hier keine entsprechende Übersicht meinerseits anbieten kann. Im Wesentlichen beschränken diese Apps (für Smartphone und Tablet) und Programme (für PC und Laptop) den Zugang zu nicht für Minderjährige geeigneten Webseiten, Applikationen oder Spielen.

Auch entsprechende Einstellungen bei Netflix oder die Verwendung von YouTube Kids machen Sinn. Vergessen Sie auch nicht, sich die **Einstellungen** bei Soziale-Netzwerke-Applikationen mit Ihrem Kind gemeinsam anzusehen. Entsprechende Tipps wurden bereits in ➤ Kap. 3 zu den entsprechenden Anwendungen gegeben. Eine sehr empfehlenswerte Anlaufstelle ist die Website www.klicksafe.de, auf der Sie aktualisierte Informationen und konkrete Handlungsempfehlungen zu allen möglichen digitalen Inhalten finden. Ihrem Kind werde ich am Ende von ➤ Kap. 22 noch ein paar wichtige Grundregeln mit auf den Weg geben, eventuell lohnt sich die Lektüre auch für Sie.

NUN SIND SIE GEFRAGT!

Nach dem Lesen dieses Kapitels sollten Sie einen Überblick über all die Bereiche haben, in denen Ihr Kind eine entsprechende Regulierung und Kontrolle braucht. Sind Sie bereits gemeinsam ins Gespräch gegangen und haben etwa die Einstellung der Soziale-Netzwerke-Applikationen gemeinsam überprüft? An welchen Stellen sehen Sie noch Handlungsbedarf?

KAPITEL

11 Welche Therapiemöglichkeiten gibt es bei Abhängigkeit?

Psychotherapie und Psychotherapeut

Psychotherapie ist die einzig wirksame Möglichkeit zur Behandlung einer Verhaltensabhängigkeit wie einer Soziale-Netzwerke-Nutzungsstörung oder der diagnostizierbaren Computerspielstörung. Eine **medikamentöse Behandlung,** über die ich gleich noch etwas sagen werde, kann bei zusätzlich bestehenden psychiatrischen Erkrankungen (➤ Kap. 8) wie etwa einer schweren Depression sinnvoll werden, sie ist aber immer als unterstützende Maßnahme zu sehen. Die **Psychotherapie,** sei es in reduzierter Form im Rahmen des Therapieteils dieses Ratgebers oder als tatsächliche Einzel- oder Gruppentherapiestunde, ist bei allen Formen der Abhängigkeit von digitalen Medien zu empfehlen. Mit ihrer Hilfe kann auch **langfristig** eine **Verhaltensänderung** und damit eine **Verbesserung der Abhängigkeitssymptome** erreicht werden.

Psychotherapie bezeichnet dabei all jene Verfahren, die mit Hilfe von **Gesprächen** und **entsprechenden Techniken** zur Besserung einer psychischen Erkrankung führen. In Deutschland werden die meisten Psychotherapien von niedergelassenen Psychotherapeuten durchgeführt. Je nach Alter des Patienten ist das entweder der Kinder- und Jugendtherapeut oder der Erwachsenentherapeut. Ab einem Alter von 18 Jahren geht man in der Regel zum Erwachsenentherapeuten. Ein solcher **Psychotherapeut** hat meist Psychologie studiert und dann eine entsprechende Ausbildung zum Psychotherapeuten absolviert. Einige Therapeuten haben einen ärztlichen Hintergrund. Sie haben zunächst Medizin studiert und anschließend die Ausbildung zum Psychotherapeuten absolviert.

Behandlung in der Klinik

Das Feld der Psychotherapie ist dabei nicht auf den ambulanten Bereich beschränkt, auch in **Kliniken** arbeiten Psychotherapeuten. Hier wird meist eine begleitende Psychotherapie angeboten, zum Beispiel im Rahmen einer stationären Behandlung. Es gibt jedoch auch als **Psychotherapiestationen** bezeichnete Abteilungen innerhalb von psychiatrischen Kliniken, deren Schwerpunkt entsprechend auf einer psychotherapeutischen Behandlung liegt. Gerade im Kinder- und Jugendbereich sind die meisten Kliniken heutzutage sehr psychotherapeutisch ausgerichtet. Psychotherapeuten finden sich auch in Beratungsstellen und sonstigen sozialen Einrichtungen. Die typische Psychotherapie in Form wöchentlicher Termine über einen längeren Zeitraum ist im ambulanten Bereich beheimatet. In der Regel übernehmen die Krankenkassen nach einem entsprechenden Antrag, der vom Therapeuten gestellt wird, die Kosten einer solchen Behandlung.

Wie wirkt Verhaltenstherapie?

Es gibt verschiedene Therapieverfahren, wobei im Bereich der Abhängigkeit von digitalen Medien (Verhaltenssüchten) heutzutage die **kognitive Verhaltenstherapie** als das Standardverfahren zur Behandlung anzusehen ist. Die Verhaltenstherapie begreift Suchtverhalten als **gelerntes Fehlverhalten** und bearbeitet Gedanken, Gefühle und Verhaltensweisen. Ihre Wirksamkeit entfaltet sie durch die **wiederholte Anwendung von gesundem Verhalten.** Ein Beispiel: Im Gespräch mit dem Patienten lässt sich herausarbeiten, dass der Griff zum Handy und das Einloggen in das Soziale Netzwerk vor allem erfolgt, um Stress in der Schule zu verdrängen. In weiteren Gesprächen lassen sich die genauen Gründe für den Stress identifizieren und der Patient entwickelt gesunde Alternativlösungen für den Umgang mit Stress. Durch die konsequente Anwendung von gesundem Verhalten tritt das Suchtverhalten in den Hintergrund und verliert im Verlauf an Bedeutung. Der Zusatz *kognitive* Verhaltenstherapie besagt, dass sich diese Veränderungen auch abseits der Handlungsebene im Bereich des Denkens zeigen.

Das therapeutische Konzept dieses Ratgebers

Dieses Buch hat ebenfalls ein **verhaltenstherapeutisches Konzept.** Die einzelnen Kapitel des ab ➤ Kap. 13 folgenden Therapieteils für Ihr Kind spiegeln dabei den Umfang einer solchen Therapie wider: Es geht um Aufklärung über die Erkrankung, wie beispielsweise das Erkennen einer Abhängigkeit mit Hilfe der Abhängigkeitskriterien. Dies bezeichnet man als **Psychoedukation,** also die Förderung des Verstehens einer Erkrankung. Weiterhin geht es um den **Umgang mit Suchtverhalten,** den Gedanken, die darum kreisen, und den Gefühlen, die dadurch ausgelöst werden. Dazu muss der Betroffene vor allem konsequent üben, um zu merken, dass diese neuen Gedanken und Verhaltensweisen für seine psychische Gesundheit vorteilhafter sind als die alten, krankmachenden. Durch die Lektüre dieses Ratgebers kann Ihr betroffenes Kind hoffentlich bereits erste Veränderungen bemerken und diese im Rahmen einer „richtigen" Psychotherapie vertiefen.

Verhaltenstherapie in der Gruppe

Letztlich braucht man vor allem **Mut,** sich seiner Sucht zu stellen. In meiner Sprechstunde bemerke ich dies bei nahezu allen meinen Patienten. Anfangs sind da zunächst Fragen und Unsicherheit. Will ich wirklich etwas an meinem Medienkonsum verändern? Was macht diese Psychotherapie mit mir? Ich ermutige meine Patienten, sich das Therapieangebot einfach mal anzuschauen. Besonders hilfreich ist dabei die von mir geleitete Gruppentherapie, die ich neben den Einzeltherapiesitzungen und Elterngesprächen regelmäßig anbiete. Während man in der **Einzeltherapie** mit Unterstützung des Therapeuten seiner Sucht allein gegenübertritt, fasst die **Gruppentherapie** mehrere medienabhängige Patienten zusammen. Bislang war die Anzahl betroffener Mädchen aus den bereits genannten Gründen übrigens leider so gering, dass ich Mädchen mit einer Abhängigkeit von Sozialen Netzwerken immer im Rahmen der Videospiel-Gruppentherapie „mitbehandeln" musste. Immerhin: Die Patientinnen haben davon profitiert, aber hoffentlich trägt auch dieser Ratgeber dazu bei, dass sich in Zukunft mehr Mädchen vorstellen und ich eine spezifische „Mädchengruppe" mit dem Schwerpunkt Soziale Netzwerke anbieten kann. Ein entsprechendes Therapie-Manual zur Anwendung für Kolleginnen und Kollegen erscheint zeitnah zu diesem Ratgeber.

Die **Einzeltherapie** ist natürlich intimer und bietet mehr Raum für die individuellen Probleme der Betroffenen, dafür fehlt das gemeinschaftliche Erleben in der Gruppe. Meist ist zu Beginn der Behandlung eine Einzeltherapie sinnvoller, um die Erkrankung diagnostizieren und individuelle Schwerpunkte ausmachen zu können. Da ich in meiner Sprechstunde minderjährige Patienten betreue, sind an dieser Stelle meist auch **familientherapeutische Sitzungen** notwendig. Schließlich spielen die Eltern eines Jugendlichen eine entscheidende Rolle in der Umsetzung der Therapieziele und sind manchmal auch unmittelbar an der Entstehung einer Abhängigkeit beteiligt.

Lieber gemeinsam – die Gruppentherapie

Nach ausreichender Stabilisierung im Rahmen der Einzelgespräche kann im Verlauf der Wechsel in eine Gruppe aus mehreren Gründen sinnvoll sein: Zum einen lässt sich gerade bei einer Abhängigkeit von Sozialen Netzwerken oder Videospielen viel von **Gleichgesinnten** erlernen, zum anderen hat die Gruppe auch eine stützende Funktion, hilft bei der Umsetzung der Ziele und schult die sozialen Fertigkeiten der Teilnehmer. Gemeinsame Erlebnisse, wie zum Beispiel das Sportmodul, bei dem wir uns die Kletterschuhe anziehen und in der Halle gemeinsam Bouldern gehen, schweißen die Gruppe zusammen und lenken den Blick auf andere Lebensbereiche. Das Kennenlernen **alternativer Hobbys** ist ein wichtiger Baustein in der Behandlung der Abhängigkeit. Wie im Fall meines Gruppenangebots sind solche Gruppen meist an psychiatrische Kliniken oder ambulante Hilfseinrichtungen angeschlossen.

Tiefenpsychologie

Während die Verhaltenstherapie eine recht junge Behandlungsform ist, hat die **Tiefenpsychologie** eine lange Historie. Ähnlich wie bei der Verhaltenstherapie gilt die Grundannahme, dass Suchtverhaltensweisen häufig eingesetzt werden, um andere psychische Probleme zu kompensieren. Während die Verhaltenstherapie die Ursache jedoch eher in der Gegenwart sucht, fokussiert sich die Tiefenpsychologie auf zurückliegende Konflikte in der Lebensgeschichte.

Viele Menschen assoziieren mit diesem Therapieverfahren das Sinnbild für Psychotherapie schlechthin: Man legt sich beim Therapeuten auf die Couch. Dieses Verfahren bezeichnet man als Psychoanalyse. Dabei handelt es sich um eine Therapieform, in der mit Hilfe der Übertragung von Gefühlen auf den Therapeuten versucht wird, verdrängte Gefühle wahrzunehmen und so deren gegenwärtige negative Auswirkungen (zum Beispiel in Form von Suchtverhalten) zu beseitigen. Diese von dem bekannten Psychotherapeuten **Sigmund Freud** begründete Therapie hat heutzutage an Bedeutung verloren, weil es sich um eine sehr langwierige Therapieform handelt und man Effekte oft erst nach Monaten oder Jahren bemerkt.

Aus diesem Grund bevorzugen einige eine **tiefenpsychologisch fundierte Psychotherapie,** in der sich psychoanalytische Elemente wiederfinden. Diese Form der Psychotherapie arbeitet mit aktuellen Problemfeldern und ist zeitlich verkürzt. Gerade bei Verhaltenssüchten wird die tiefenpsychologische Behandlung deutlich seltener eingesetzt (von denen, die ich kenne, aber durchaus auch effektiv). Suchtverhalten abzulegen hat aber nun einmal sehr viel mit einer **Verhaltensänderung,** dem Hauptansatzpunkt der

Verhaltenstherapie zu tun. Hinzu kommt, dass gerade im stationären Bereich der Kinder- und Jugendpsychiatrie meist verhaltenstherapeutisch gearbeitet wird. Die **Verhaltenstherapie** kann also als sogenannter **Goldstandard** in der Behandlung der Soziale-Netzwerke-Nutzungsstörung angesehen werden. Wie bei der Schaffung neuer Diagnosen üblich, dauert es jedoch ein wenig, ehe wissenschaftliche Studien erscheinen, die eine entsprechende Wirksamkeit auch nachweisen können. Im Falle der „Internet-/Smartphone-Abhängigkeit" (wie man in internationalen Zeitschriften oft lesen kann) gibt es bei Jugendlichen immerhin erste positive Daten, zum Beispiel den Wirksamkeitsnachweis einer Kurzzeittherapie mit verhaltenstherapeutischen Methoden und Musiktherapie (Bong et al. 2021) und sogar eine Meta-Analyse (Zusammenfassung mehrerer Studien) von 2019 (Malinauskas & Malinauskiene).

Kritik an der Verhaltenstherapie und Schematherapie als Kompromiss

Wie bereits erwähnt, beruft sich dieser Ratgeber aufgrund der praktischeren Anwendbarkeit ebenfalls auf verhaltenstherapeutische Konzepte. Verfechter der Tiefenpsychologie und Psychoanalyse kritisieren an der Verhaltenstherapie die ihrer Ansicht nach zu geringe Beachtung der Ursachen einer Erkrankung. Es gibt immer wieder wissenschaftliche Diskussionen darüber, welche Therapieform denn nun die wirkungsvollere sei. Häufig hat man dabei das Gefühl, dass sich die beiden Therapieformen gegenseitig ausschließen. Einen Kompromiss stellt die **Schematherapie** dar. Bei dieser Therapieform handelt es sich um eine Weiterentwicklung verhaltenstherapeutischer Therapieverfahren. Hier finden sich sowohl verhaltenstherapeutische Elemente als auch tiefenpsychologische Methoden, wie die Aufarbeitung entwicklungspsychologisch bedeutsamer Schritte. Die Schematherapie sucht nach **erlernten Grundschemata,** also sich wiederholenden Verhaltensweisen, die die seelische Gesundheit vordergründig aufrechterhalten, meist jedoch schädlich sind. Das kann zum Beispiel die Flucht vor der Realität hin zum Smartphone-Bildschirm sein. Eventuell finden sich in der Lebensgeschichte des Patienten schon in frühester Kindheit ähnliche Verhaltensweisen. Die Schematherapie sucht also nach Ursachen in der früheren Lebensgeschichte und bietet, ganz verhaltenstherapeutisch, **alternative Verhaltensweisen** an. Wann immer sich die Gelegenheit im Therapieverlauf bietet, lasse ich deshalb schematherapeutische Techniken in meine eigentlich verhaltenstherapeutische Arbeit einfließen, zum Beispiel in Form eines Rollenspiels, bei der die Patienten ihren Eltern Sätze in den Mund legen dürfen (z. B. „Mach das blöde Ding aus und geh mal raus!"). Meiner Erfahrung nach ist das eine sinnvolle Kombination der beiden Therapierichtungen.

Zusätzliche Therapieverfahren

Neben den besprochenen Psychotherapietechniken kommen bei der Behandlung von Videospiel- und Internetabhängigkeit auch zusätzliche Therapieverfahren zum Einsatz. Sie spielen neben der primären Psychotherapie eine wichtige Rolle und ergänzen diese. Auf ergänzende Therapieverfahren trifft man vor allem im Rahmen einer klinischen oder tagesklinischen (die Patienten sind nur tagsüber in der Klinik) Behandlung. Sie greifen bestimmte Aspekte der primären Psychotherapie auf und führen diese auf einer anderen Ebene fort. Einem Patienten, der beispielsweise Schwierigkeiten damit hat, seine Gefühle zu äußern, hilft womöglich die **Kunsttherapie** beim Ausdruck eben jener. Weitere ergänzende Therapieverfahren sind beispielsweise die Ergotherapie, die Entspannungstherapie oder die Musiktherapie.

In der **Ergotherapie** sind handwerkliche Aspekte gefragt. Hier geht es um Kreativität und das Erlernen von Selbstwirksamkeit. Die **Musiktherapie** arbeitet mit Emotionen und der Wahrnehmung von Gefühlen. **Entspannungsverfahren** zur Stressreduktion haben einen sehr hohen Stellenwert in der Behandlung einer Abhängigkeit von digitalen Medien, da viele Patienten den Konsum als vermeintlichen Stressreduzierer einsetzen.

Soziale Fertigkeiten trainieren

Ein weiteres zusätzliches Therapieverfahren ist das **Soziale Kompetenztraining.** Im Rahmen dessen trainieren Patienten ihre sozialen Fähigkeiten. Wir Menschen sind soziale Wesen und lernen zwischenmenschliche Interaktionen bereits ab unserer Geburt. Nun mag man sich vielleicht erstmal wundern, warum jemand, der seine Freizeit überwiegend in Sozialen Netzwerken verbringt, ein solches Training überhaupt braucht. In ➤ Kap. 5 haben Sie schon etwas über Spiegelneurone gehört und wir haben digitale Kommunikation von realer Kommunikation abgegrenzt. Digitale Kommunikation hat viele Vorteile, sollte jedoch nicht die einzige Kommunikationsform sein, die wir beherrschen. Zwingt eine Abhängigkeit den Betroffenen, nur noch digital kommunizieren zu können, so macht es Sinn, die **realen Interaktionen** zu üben. Häufig haben die Betroffenen nämlich online ganz viele soziale Fähigkeiten, brauchen jedoch Hilfe dabei, diese auch im „Real Life" zur Geltung zu bringen. Das Soziale Kompetenztraining soll den Transfer dieser Fähigkeiten ermöglichen, wofür sich ein Gruppenpsychotherapiesetting natürlich besonders gut eignet.

Was ist bei Aufnahme einer ambulanten Psychotherapie zu beachten?

Eine ambulante Psychotherapie sollte in jedem Fall frühzeitig vereinbart werden, da Patienten mitunter mit langen **Wartezeiten** rechnen müssen. Die **Krankenversicherungen** übernehmen zunächst die Kosten für die ersten Stunden. Dann stellt der Psychotherapeut einen Antrag auf Fortsetzung der Behandlung und weitere Kostenerstattung durch die Krankenkasse. Im Allgemeinen gibt es hier bei Suchterkrankungen keine Schwierigkeiten, wobei zu beachten ist, dass nur die Computerspielstörung offiziell als Diagnose anerkannt ist. Doch selbst wenn man die Abhängigkeit von Sozialen Netzwerken darunter subsummieren würde, gibt es leider immer noch viel zu wenige **Therapeuten,** die sich mit dem Thema beschäftigen. Das Thema ist zwar topaktuell, aber als Krankheitsbild findet es erst in den letzten Jahren Beachtung. Weit verbreitete Therapiekonzepte wie etwa bei Depressionen oder Angsterkrankungen fehlen bislang. Je nach Schwere der Symptomatik sind im Durchschnitt 25 bis 50 Therapiestunden notwendig, sodass die meisten Therapien etwa **sechs Monate oder mehr** in Anspruch nehmen. Das gilt für verhaltenstherapeutische Verfahren; tiefenpsychologische Therapieverfahren benötigen meist wesentlich mehr Zeit.

Ablauf einer Psychotherapie

Der Ablauf einer solchen Psychotherapie ist **individuell verschieden** und unterscheidet sich von Therapeut zu Therapeut und natürlich auch von Patient zu Patient. Am Anfang der Behandlung steht aber, sofern noch nicht anderweitig erfolgt, eine **diagnostische Einschätzung.** Wenn klar ist, dass eine entsprechende Abhängigkeit vorliegt, wird die Behandlung anhand der individuellen Bedürfnisse geplant. Da bei der Soziale-Netzwerke-Nutzungsstörung meist noch andere psychische Erkrankungen im Hintergrund bestehen (➤ Kap. 8), müssen diese ebenfalls berücksichtigt werden. Eine schwere Depression etwa sollte vor dem Versuch einer Änderung des Medienkonsums behandelt werden. Im Anschluss widmet man sich dem Suchtverhalten selbst. An dieser Stelle gilt es, den Patienten gut zu verstehen, um die **richtige Intervention** empfehlen zu können. Der eine Patient braucht mehr Aufklärung über seine Erkrankung, beim anderen steht zunächst die Motivation in Richtung Medienverzicht im Vordergrund und beim dritten Patienten müssen zunächst massive Konflikte innerhalb der Familie Beachtung finden. Anschließend wird das **Ziel des Patienten** definiert. Was genau möchte er an seinem Medienverhalten ändern? In welchem Zeitraum soll das geschehen? Will der Patient selbst etwas verändern oder kommt der Wunsch nach Veränderung eher von außenstehenden Personen wie etwa den Eltern oder dem Partner? Ohne Klärung des Ziels ist eine Suchtbehandlung nicht möglich. Der Patient muss natürlich nicht nur in den Therapiestunden selbst mitarbeiten, eine Änderung seines Verhaltens wird er nur durch **regelmäßiges Üben** erreichen. Zu diesem Zweck sind üblicherweise bereits während der Psychotherapie regelmäßige Hausaufgaben zu erledigen. In der darauffolgenden Stunde schaut sich der Therapeut dann die entsprechenden Fortschritte an. So erreicht der Patient Schritt für Schritt das von ihm gesetzte Ziel. Die „Nun bist du gefragt!"-Kästen in diesem Buch übernehmen diese Funktion ein wenig, und auch Sie wurden von den „Nun sind Sie gefragt!"-Kästen vielleicht zu einer Reflexion angeregt.

Eine Sucht lässt sich nicht mit Medikamenten behandeln

Kommen wir zu einem weiteren wichtigen Thema, dem der **Medikamente.** Wie praktisch wäre es, man könnte einfach eine Tablette einnehmen und eine Abhängigkeit würde sich in Luft auflösen? Das ist leider Wunschdenken, denn vereinfacht gesagt gibt es bei der Abhängigkeit von digitalen Medien keine die Sucht selbst erreichenden Medikamente. Das liegt in der Natur der Entstehung dieser Abhängigkeit, wie bereits ausführlich in ➤ Kap. 7 besprochen. Die eine Pille gegen Stress, Mobbing, Unzufriedenheit in der Ausbildung oder familiäre Streitigkeiten gibt es eben nicht. Hier kann nur die Psychotherapie helfen.

Zwar gibt es bei der Computerspielstörung vereinzelt Berichte über die Wirksamkeit von Behandlungsversuchen mit **Antidepressiva** und **Methylphenidat** (bekannter unter dem Handelsnamen Ritalin® aus der Behandlung der ADHS), allerdings fehlen bislang größere Studien. Eine pauschale medikamentöse Behandlung ist ohnehin strikt abzulehnen. Aus meiner Sicht wird die Psychotherapie immer die beste Behandlungsoption einer Verhaltensabhängigkeit darstellen. Falls es irgendwann einmal nachweislich hilfreiche Medikamente geben sollte, können diese ohnehin nur eine Unterstützung sein.

Medikamente können bei begleitenden Erkrankungen sinnvoll sein

Ein wenig anders sieht das bei den die Abhängigkeit begleitenden Erkrankungen (➤ Kap. 8) aus. Besteht beispielsweise eine **schwere Depression,** so kann sich der Betroffene eventuell gar nicht auf die Psychotherapie konzentrieren. Die Aufmerksamkeit wird von dunklen, im Kopf umherkreisenden Gedanken in Beschlag genommen. Hier sollte zuerst die Depression mit einem Antidepressivum und der entsprechenden Psychotherapie behandelt werden. Zudem können die Medikamente dem Betroffenen mehr Antrieb geben, was sich ebenfalls positiv auf die Umsetzung der Psychotherapie auswirkt. Einige Antidepressiva haben neben der stimmungsaufhellenden Wirkung den Vorteil, dass sie auch auf Ängste wirken und deren Stärke verringern. Sie können daher auch bei **Angsterkrankungen** wie der häufig bei der Internetnutzungsstörung zusätzlich bestehenden Sozialen Phobie sinnvoll werden.

Wie wirken Antidepressiva?

Es gibt viele verschiedene Präparate, die unter die Kategorie der Antidepressiva fallen, wobei bei Depressionen und Angsterkrankungen meist sogenannte **selektive Serotonin-Rückaufnahme-Hemmstoffe (SSRIs)** eingesetzt werden. Dieser doch recht sperrige Name ergibt sich aus der Wirkweise des Medikaments: **Selektiv** bedeutet, dass möglichst nur die erwünschte Wirkung erzielt wird. Diese Wirkung bezieht sich konkret auf einen Botenstoff des Gehirns, das Serotonin, das sich ebenfalls in der Präparatbezeichnung findet. Der Botenstoff **Serotonin** spielt eine wichtige Rolle in der Übertragung von Informationen zwischen Nervenzellen, ist also ein Neurotransmitter wie das Dopamin (➤ Kap. 5). **Rückaufnahme-Hemmstoff** bezeichnet die genaue Wirkung des Medikaments. Die Rückaufnahme beschreibt einen Stoffwechselschritt, in dem Nervenzellen aktuell nicht benötigtes Serotonin im Rahmen eines Recycling-Systems wiederverwerten. Es zeigte sich, dass eine Hemmung dieses Stoffwechselschritts zu einer besseren Verfügbarkeit von Serotonin führt und damit sowohl effektiv gegen Depressionen als auch gegen Ängste wirkt. Das führte zur Entwicklung der SSRIs wie beispielsweise dem Medikament Citalopram.

Behandlung einer ADHS

Bei der **Aufmerksamkeitsdefizit-/Hyperaktivitätsstörung (ADHS)** kann ein Medikament helfen, die Aufmerksamkeit zu verbessern und die Hyperaktivität zu mindern. Wie schon eben im Rahmen einer antidepressiven Behandlung angesprochen, wird so in manchen Fällen erst die Voraussetzung für die Durchführung einer Psychotherapie geschaffen. Eine Behandlung erfolgt in der Regel mit **Stimulanzien** wie Methylphenidat und Dexamphetaminderivaten.

Gegen diese Präparate gibt es teilweise große Vorbehalte in der Bevölkerung und immer wieder Diskussion über Nebenwirkungen und Langzeitschäden. **Methylphenidat** wird seit den 1950er-Jahren eingesetzt und ist bezüglich kurzzeitiger Nebenwirkungen ausreichend in Studien untersucht worden. Langzeitwirkungen lassen sich noch nicht vollends abschätzen, allerdings sprechen die gute klinische Wirksamkeit und die in den letzten Jahren beobachtbare funktionelle und anatomische Normalisierung der betroffenen Hirnstrukturen (Spencer et al. 2013) für gute Langzeitwirkungen.

Der Einsatz von Stimulanzien als medikamentöse Behandlung stellt natürlich nur einen Baustein in der Behandlung des Patienten dar. Ausführlicher soll das Thema an dieser Stelle nicht diskutiert werden, aber ich finde, dass sich eine gute medizinische Behandlung auch dadurch auszeichnet, dass man als behandelnder Arzt Vor- und Nachteile eines Medikaments offen anspricht. Ein Sachverhalt ist für diesen Ratgeber jedoch noch von Bedeutung: ADHS-Patienten haben ein höheres Risiko, eine Suchterkrankung zu entwickeln. Die Skepsis, solchen Patienten ein Stimulans zu geben, also ein Medikament, das Ähnlichkeiten mit der Droge Amphetamin hat, lässt sich zerstreuen. Eine Behandlung mit Methylphenidat verringert das Risiko, eine Suchterkrankung zu entwickeln sogar, jedenfalls dann, wenn es kontrolliert eingenommen wird (Zulauf et al. 2014).

Weitere Medikamente

An dieser Stelle auf alle medikamentösen Behandlungsoptionen einzugehen, würde den Umfang des Ratgebers sprengen. Der Vollständigkeit halber seien noch die **Antipsychotika** (z. B. Risperidon und Aripiprazol) zur Behandlung einer Impulskontrollstörung erwähnt. Ein solcher Einsatz (meist außerhalb der offiziellen Empfehlungen im Rahmen eines sogenannten Off-Label-Versuchs) ist jedoch kritisch zu prüfen und sollte in jedem Fall zeitlich limitiert erfolgen. Eigentlich sind diese Medikamente für schwerwiegendere Erkrankungen wie etwa eine Schizophrenie vorgesehen.

Als **Schlafmittel** oder bei Angsterkrankungen werden zudem teilweise Benzodiazepine (z. B. Diazepam oder Lorazepam) verschrieben. Den Einsatz dieser Beruhigungsmittel sehe ich sehr kritisch, da sie zu einer eigenständigen Abhängigkeit führen können und die Wirksamkeit einer Psychotherapie herabsetzen.

Zusammenfassung

Zusammenfassend lässt sich also festhalten, dass die **Psychotherapie** die wichtigste und **aktuell einzig wirksame Behandlung** einer Internetnutzungsstörung oder ihrer Unterformen darstellt. Medikamente können aber bei begleitenden psychiatrischen Erkrankungen notwendig werden. Die Entscheidung darüber, ob eine solche Behandlung überhaupt notwendig ist, treffen Betroffene bzw. deren Erziehungspersonen zusammen mit dem behandelnden Arzt. Der sollte idealerweise ein Facharzt für Kinder- und Jugendpsychiatrie sein. Ihr Kinderarzt kann Ihnen eine entsprechende Überweisung ausstellen.

Holen Sie sich Hilfe, wenn es nötig ist!

Auch wenn Ihr Kind keine bereits diagnostizierte psychiatrische Erkrankung hat, so kann es sinnvoll sein, Bescheid zu wissen, wo Sie entsprechende niederschwellige Anlaufstellen finden und wie Sie diese Angebote wahrnehmen können. Es kann durchaus sinnvoll sein, dieses Helfersystem frühzeitig zu aktivieren, um sich auch einem vielleicht gerade erst beginnenden Problem gemeinsam zu stellen. **Beratungsstellen** zum Thema Internetabhängigkeit gibt es zwar nicht viele, es werden zum Glück aber immer mehr. Ob es in Ihrer Region ein entsprechendes Angebot gibt, finden Sie am einfachsten auf der Homepage des **Fachverbandes für Medienabhängigkeit** heraus (www.fv-medienabhaengigkeit.de).

Viele Eltern berichten mir, dass es gerade gemeinsam mit anderen Betroffenen abgehaltene „Elternabende“ sind, die ihnen eine große Hilfe waren. Sollte es in Ihrer Nähe keine entsprechend spezialisierten Angebote geben, so kann es dennoch hilfreich sein, eine unspezifische Beratungsstelle aufzusuchen. Solche **Erziehungs- und Familienberatungsstellen (EFB)** sind meist an die entsprechenden Jugendämter gekoppelt und zumindest in jeder größeren Kreisstadt verfügbar. Eltern haben mitunter Scheu, sich an die entsprechenden Jugendämter zu wenden, da etwa die Sorge besteht, in der Erziehungsfähigkeit beurteilt zu werden oder gar das Sorgerecht zu verlieren. Diesen Zahn kann ich Ihnen ziehen! Klar, sollten entsprechende Gefährdungsaspekte für Ihr Kind (zum Beispiel aufgrund einer gewalttätigen Erziehung) bestehen, wird man handeln müssen, selbst dann ist die primäre Maßgabe aber, gemeinsam mit den Eltern eine Lösung zu erarbeiten. **Das Wohl Ihres Kindes sollte an allererster Stelle stehen!** Betrachten Sie die Jugendhilfe als Chance! Niemand kann perfekt sein Kind erziehen! Und gerade bei Sonderthemen wie Medienkonsum kann es hilfreich sein, sich fachlichen Rat zu holen! In einer Erziehungs- und Familienberatungsstelle kann man Ihnen pädagogische Maßnahmen vermitteln, die dabei helfen können, den Konsum von Medien zu regulieren und wieder ein harmonischeres Familienklima herzustellen. Über das Jugendamt lässt sich zum Beispiel auch eine **Familientherapie** (meist aufsuchende therapeutische Begleitung einer Familie) oder eine **Familienhilfe** (Hilfe im Rahmen der Alltagsbewältigung) organisieren. Zum Glück gibt es in Deutschland entsprechende Angebote, sodass Sie nicht allein dastehen müssen, ganz egal, wie Ihre aktuelle Lebenssituation ist!

Im Notfall: 112

Was, wenn ein **Notfall** vorliegt? Ihr Kind geht auf Sie mit dem Messer los, weil Sie das Handy eingezogen haben? Oder aber eine begleitende Depression führt zu dem Gedanken, nicht mehr leben zu wollen? Dann wird es Zeit für eine **psychiatrische Akutvorstellung,** die Sie idealerweise begleiten sollten. Im Notfall oder Zweifel rufen Sie mit der Rufnummer 112 den Krankenwagen! Ein Herzinfarkt und akute Suizidgedanken sind beides medizinische Notfälle, auch wenn viele Menschen selbst heutzutage nur körperliche Erkrankungen mit einem Akutkrankenhaus verbinden. In Deutschland haben sich die psychiatrischen Kliniken ihre Versorgungsgebiete anhand der Postleitzahlen aufgeteilt. Bis zum 18. Geburtstag erfolgt die Versorgung in der zuständigen Kinder- und Jugendpsychiatrie, ab der Volljährigkeit ist die erwachsenenpsychiatrische Klinik gefragt.

Um dieses Kapitel mit einer beruhigenderen Note zu beenden, ist jedoch unbedingt zu sagen, dass medienabhängige Patienten in den seltensten Fällen eine akutpsychiatrische Versorgung benötigen. Ihnen als Eltern kann das Wissen um entsprechende **Anlaufstellen** jedoch bereits etwas Gelassenheit und einen besseren Schlaf bescheren, es lohnt sich also, sich auch mit diesem Thema zu beschäftigen. Sie müssen das Problem nicht allein bewältigen!

NUN SIND SIE GEFRAGT!

- Haben Sie bereits Erfahrungen mit Psychotherapie gemacht oder kennen Sie jemanden aus der Familie oder dem Bekanntenkreis, der in psychotherapeutischer Behandlung gewesen ist? Sofern derjenige darüber sprechen möchte: Was genau hat er oder sie im Rahmen dieser Therapie gemacht? Was hat sich dadurch bei demjenigen verändert? Was haben Sie sich bislang unter Psychotherapie vorgestellt? Hat sich Ihre Vorstellung einer Psychotherapie durch das Lesen dieses Kapitels verändert? Wenn ja, wie?
- Welchen Stellenwert hat eine Medikation bei einer Soziale-Netzwerke- oder Internet-Nutzungsstörung? Was kann eine solche Medikation leisten, was nicht? Welche begleitenden psychiatrischen Erkrankungen können eine Behandlung mit Medikamenten notwendig werden lassen?
- Informiere Sie sich, welche Hilfsangebote in Ihrer Gegend existieren! Gibt es Beratungsstellen oder Angehörigengruppen, die Ihnen hilfreich sein könnten? Welches Jugendamt ist für Ihr Kind zuständig? An welche Klinik könnten Sie sich im psychiatrischen Notfall wenden?
- Falls Sie nach dem Lesen des Kapitels den Eindruck haben, Ihr Kind könnte eine psychotherapeutische Behandlung benötigen, sprechen Sie mit dem Kinder- oder Hausarzt darüber!

KAPITEL 12 Warum Verbote und radikale Haltungen eher schädlich sind – Ihre Rolle als Angehörige

Schon wieder so eine Überschrift! Der Illy hat leicht reden. Der hat ja auch nicht den pubertierenden Smartphone-Zombie („Smombie") zu Hause herumsitzen!

Eines vorneweg: Ich kann Sie gut verstehen. Jeden Tag versuchen Sie, das Beste für Ihr Kind zu geben und sind vielleicht verzweifelt und ratlos. Und das Letzte, was Sie nun hören wollen, ist, dass Sie **auf Verbote verzichten** sollen. Die Medienerziehung von Kindern ist ein Tanz auf der Rasierklinge. Und Sie tanzen schon eine ganze Weile darauf und haben bereits blutige Füße. Aber sie haben es bis zu diesem Kapitel schon geschafft und auch wenn sich zu Hause, in der Interaktion mit Ihrem Kind, noch gar nichts getan hat, Sie haben sich entschlossen, etwas verändern zu wollen. Dass ich Sie dabei an ein paar Stellen in Ihrer grenzenlosen (und nachvollziehbaren) Wut auf den von Ihnen getrennt lebenden Partner (unabgesprochenes Weihnachtsgeschenk: dieses „Scheiß-Drecks-Ding") oder Ihr Kind selbst etwas bremsen möchte, liegt am enormen Stellenwert der bereits besprochenen (➤ Kap. 3) **gemeinsamen Medienerziehung.**

Der Stellenwert von Angehörigen

Ihr Stellenwert in der Behandlung einer Internetnutzungsstörung ist **nicht zu unterschätzen.** Eine Therapie ohne Einbeziehung der Eltern oder anderen Angehörigen kann nicht erfolgreich sein. Meist sind Sie es, liebe Eltern, die den sprichwörtlichen **Stein ins Rollen bringen.** Sie machen sich Sorgen um den gesteigerten Soziale-Netzwerke-, Videospiel- oder Internetkonsum Ihres Kindes und haben gute Gründe, es beispielsweise im Rahmen meiner Spezialsprechstunde vorzustellen. Auch wenn Ihr Kind so gar nicht mitkommen wollte und Sie etwas von „Zahnarzt" erzählen mussten. Und dann sitzt da dieser Hipster mit seiner komischen Brille (ja, ich bin gemeint) und kumpelt mit Ihrem Kind herum, welche Videospiele es cool findet und ob es schon diese oder jene Challenge mitbekommen habe. Sie haben letzte Nacht aber nur vier Stunden Schlaf finden können, weil es wieder dermaßen viel Zoff wegen des Handys gab, und Sie wirklich ernsthaft Sorge hatten, dass Ihr Kind weglaufen würde. Sie haben sogar heimlich und leise die Tür abgeschlossen, um wenigstens wach zu werden, falls es diesen Plan wirklich in die Tat hätte umsetzen wollen. Glauben Sie mir, ich kann Sie gut verstehen!

Problembewusstsein schaffen

Das Problem dabei ist das fehlende Problembewusstsein Ihres Kindes. In den allermeisten Fällen sitzt mir in der Sprechstunde ein Betroffener gegenüber, der so gar nicht einsieht, warum er jetzt mit einem Arzt und Psychotherapeuten über seinen Konsum sprechen soll. Ich versuche deswegen, bei den mir vorgestellten Jugendlichen ein **Problembewusstsein zu schaffen** und hinter die Fassade des Medienkonsums zu schauen. Schließlich möchte ich auch keine andere psychische Erkrankung übersehen. Da ist es nur von Vorteil, dass ich selbst auch medienaffin bin und zum Beispiel gerne Videospiele spiele. Gerade bei den Videospielen sorgt das häufig für Unverständnis, die Sozialen Netzwerke haben ja (wie bereits mehrfach geschildert: leider!) einen besseren Ruf. Ich greife deswegen auch vorurteilsbehaftete Themen wie Gewalt (➤ Kap. 3) auf und werde entsprechend beratend tätig. Da Angehörige meist nur die lange Nutzungszeit des Betroffenen sehen, diese aber kein Abhängigkeitskriterium (wohl aber einen Risikofaktor) darstellt, ist es sinnvoll, die relevanten diagnostischen Kriterien zusammen durchzugehen. Im besonderen Fall der Soziale-Netzwerke-Nutzungsstörung habe ich dies bereits in (➤ Kap. 2) mit Ihnen getan.

Loslassen können

So wichtig Angehörige als Initiatoren einer Behandlung auch sind, im nächsten Schritt müssen sie lernen loszulassen. Eine Suchtbehandlung hat nur dann Sinn, wenn der Betroffene den Wunsch hat, **selbst etwas zu verändern.** Das sorgt meist für Unverständnis. Zu groß ist die Skepsis vor der fehlenden Einsicht, zu tief sitzen die emotionalen Wunden nach vorausgegangenen Streits. Meine Empfehlung: Lassen Sie die Betroffene zunächst selbst mal machen. Versuchen Sie, ihr eine Unterstützung zu sein, wenn sie diese benötigen sollte, ohne sie damit unter Druck zu setzen. Sie können dabei durchaus Grenzen setzen. Gerade, wenn eine Arbeitsstelle, ein Schulabschluss oder Ihre zukünftige Beziehung als Erwachsene („Wenn ich 18 bin, hau ich ab und melde mich nie wieder bei dir, Mama!“) auf dem Spiel steht. Sätze wie: „Wenn du das Scheiß-Ding nicht weglegst, kannst du von mir gar nichts mehr erwarten!“ sind jedoch wenig hilfreich. Machen Sie Ihrem Kind klar, dass es sein Problem angehen sollte und dass auch Sie nur eine begrenzte Leidensfähigkeit haben. Dass Sie gerne bereit sind, bei seinem Weg zu helfen, jedoch auch auf sich selbst achten müssen. Versuchen Sie, in einen Dialog zu kommen und professionelle Hilfe zur Unterstützung heranzuziehen.

Medienerziehung: Besser vorbeugen

Denken Sie primär daran, Ihr Kind, seinem Entwicklungsalter entsprechend, mit den in ➤ Kap. 10 vorgestellten Maßnahmen zu schützen. Dieser Schutz liefert gewissermaßen die Grundfeste Ihrer anschließend aus **gemeinsamer Medienerziehung** und **Vertrauen** aufgebauten Burg und sollte keinen Anlass zur Diskussion bieten. Ihr 12-jähriges Kind muss auf seinen Geräten nicht die Möglichkeit haben, „Gang Bang“-Videos anschauen zu können (wenn es die hätte, bestünden Aspekte einer Kindeswohlgefährdung!). Wenn es durch Konsum bei Freunden aber bereits entsprechenden Kontakt mit solchen Videos hatte, sollten Sie das unbedingt aufgreifen und entsprechend rahmen. Und natürlich mit den anderen Eltern sprechen! Steht das Fundament, können wir uns dem nächsten Teil widmen: der Ausgestaltung des für Ihr Kind geeigneten Konsums. Dem schwersten Teil der Medienerziehung.

Eskalation vermeiden!

Gerade in meiner Sprechstunde begegne ich immer wieder Eltern, die mit dem Videospiel- und Internetkonsum ihrer Kinder bereits überfordert sind. Die Abhängigkeit besteht meist schon chronisch, es kommt sehr häufig zu **Streit** innerhalb der Familie. Die Auslöser dieser Streits sind zumeist die vermeintlich „letzten noch wirksamen Maßnahmen“ wie beispielsweise das Wegschließen des WLAN-Routers und das Einkassieren des Smartphones. Häufig reagieren die Kinder und Jugendlichen in so einer Situation mit **Aggressivität.** Es werden Türen geknallt und gelegentlich kommt es sogar zu Handgreiflichkeiten gegenüber den Eltern. Das Problem hierbei: Eine solche **Eskalation** wird die zugrunde liegende Situation in keiner Weise verbessern.

Kompromiss statt Eskalation

Machen Sie sich nochmal die biologischen Grundlagen (➤ Kap. 5) einer Abhängigkeit klar. Das Gehirn eines Abhängigen ist voll und ganz auf die **Erfüllung des Suchtwunsches** eingestellt. Dem Süchtigen an dieser Stelle die Erfüllung des Suchtwunsches derart drastisch zu verweigern, wäre so, als würde man einem Heroinabhängigen die Droge auf den Tisch legen, ihm dann aber sämtliche Spritzen wegnehmen. Wie wird ein solcher Heroinabhängiger reagieren? Wahrscheinlich wird er aggressiv werden, mit fortdauernder Verweigerung wird er sogar in einen **körperlichen Entzug kommen.** In jedem Fall wird er nicht vor dem Tisch sitzen und sich darüber freuen, jetzt die Chance zu haben, endlich aufhören zu können, Drogen zu konsumieren. Nun möchte ich an dieser Stelle auf keinen Fall Internetabhängigkeit mit dem intravenösen Konsum von Heroin gleichsetzen, aber es ist wichtig, sich klarzumachen, dass beide Suchterkrankungen ähnliche Mechanismen auslösen. Das Verständnis von Laien für aggressive Ausbrüche ist bei stoffgebundenen Abhängigkeiten jedoch sehr viel häufiger vorhanden. Die erste Regel im Umgang mit der Hilflosigkeit auf Seiten der Eltern heißt also **„Eskalation vermeiden!“.** Häufig fassen Eltern diesen ersten Ratschlag als persönliche Niederlage, als „Klein-beigeben“ auf. Eskalation zu vermeiden heißt jedoch, nicht bereits die weiße Fahne zu schwenken und das Kind unkontrolliert Medien konsumieren zu lassen. Es ist vielmehr ein **Kompromiss.** Man signalisiert seinem Kind „Ich werde dich nicht in eine solche für dich schwierigen Situation bringen“ und erwartet dafür im Gegenzug die **Einhaltung gewisser Regeln.**

Schule geht vor!

Die wichtigste dieser Regeln lautet: **„Schule geht vor!“** Das bedeutet einerseits die tatsächliche Anwesenheit in selbiger, aber auch ausreichend Schlaf und das Erledigen von Hausaufgaben. Darüber haben wir bereits in ➤ Kap. 9 gesprochen. An die Einhaltung dieser Regeln (nicht aber an den Konsum selbst!) können Eltern Bedingungen knüpfen, etwa was die ebenfalls bereits angesprochene Medienzeit, Taschengeld oder sonstige Vergünstigungen angeht. Geht Ihr Kind schon über einen längeren Zeitraum nicht mehr in die Schule (was ich eher von Videospielabhängigen als von Abhängigen Sozialer Netzwerke kenne), liegt je nach Alter (Schulpflicht) möglicherweise eine sogenannte **Kindswohlgefährdung** vor. Eltern, deren Kind diese basale Regelung nicht umsetzen kann, sollten sich an das zuständige Jugendamt (➤ Kap. 11) wenden. Hier bzw. im kooperierenden Kinder- und Jugendpsychiatrischen Dienst kann neben einer individuellen Beratung auch die Prüfung einer zwangsweisen Unterbringung in einer Klinik überprüft werden, um Ihr Kind so vom Smartphone zu lösen. Zwangsweise Behandlung und Sucht passen, wie bereits erwähnt, nicht gut zusammen, allerdings ist bei einer derart massiven Gefährdung meist mit dem Vorliegen einer schweren anderen psychischen Erkrankung (etwa einer Depression) zu rechnen, deren Behandlung dann unumgänglich ist.

Regeln etablieren

Lässt sich zumindest bezüglich der Regel „Schule geht vor!" eine Vereinbarung treffen, so lassen sich (schrittweise) weitere Regeln etablieren (➤ Abb. 12.1). Diese betreffen dann die weiteren Freizeitbereiche. Die sogenannte **Medienzeit** ist dabei ein gutes Hilfsmittel. Darüber haben wir bereits in ➤ Kap. 10 ausführlich gesprochen. Eltern sollten sich, wie bereits empfohlen, um eine gute Medienerziehung und das **gemeinsame Erleben** der entsprechenden Inhalte bemühen. Dann klappt die Umsetzung weiterer Regeln deutlich einfacher. Einige weitere Aspekte sollten wir an dieser Stelle noch einmal aufgreifen, da sie einen so großen Stellenwert haben: Am Essenstisch hat das Handy nichts verloren! Das gilt auch für Mama und Papa! Auch das Mitnehmen entsprechender Geräte ins Bett ist aus den bereits besprochenen Gründen (➤ Kap. 8) problematisch.

Versuchen Sie, Ihrem Kind klarzumachen, dass Ihnen **gewisse Grundregeln** im Umgang mit Medien wichtig sind. Sie möchten ungefähr wissen, was es da macht und wer ihm schreibt, damit sie sich keine Sorgen machen müssen. Sie möchten, dass Ihr Kind versteht, dass das Internet ein sehr verlockender Ort sein kann, um Ihrem Kind Schaden zuzufügen (Cybergrooming, ➤ Kap. 3). Sie möchten unbedingt, dass Ihr Kind dazu gewisse Regeln einhält und zum Beispiel niemals seine Adresse verrät oder jemandem, den es nicht kennt, Fotos von sich schickt. Dafür zeigen Sie **Verständnis und Flexibilität** an anderer Stelle. Etwa wenn der verregnete Ferientag und das neu herausgekommene Spiel dazu einladen, mal etwas mehr Zeit in virtuellen Welten zu verbringen. Oder es jetzt noch ganz wichtig ist, diesen oder jenen Post zu lesen, damit man auf der anstehenden Klassenfahrt mitreden kann.

Umgang mit Abhängigkeit

Sollten Sie, vielleicht auch nach dem Beantworten des Tests (➤ Kap. 6), wirklich eine Abhängigkeit vermuten, so sollten Sie Ihr Kind vielleicht dazu motivieren, den zweiten Teil dieses Buches zu lesen. Dazu gleich noch eine kleine Übung. Eventuell macht es auch Sinn, sich jetzt schon **professionelle Hilfe** zu holen (➤ Kap. 11). Die bereits aufgestellten Regeln lassen sich natürlich an den aktuellen Status der Therapie anpassen. Neben dem darauf Bestehen, dass die Grundregeln weiterhin einzuhalten sind, kann eine solche Anpassung die schrittweise (gemeinsam besprochene!) **Reduktion der Medienzeit** und das Anbieten **alternativer Freizeitgestaltungsmöglichkeiten** sein.

Doch es gilt noch mehr zu beachten: Einige Kinder und Jugendliche entwickeln ein abhängiges Medienverhalten, weil sie sich **vernachlässigt** und **zu wenig wertgeschätzt** fühlen. Wer zwischen zwei berufstätigen Eltern immer vor dem Smartphone geparkt wird, der kann irgendwann nicht anders, als seine Freizeit entsprechend zu verbringen. Ein Vater, der seinen Nachwuchs schnellstmöglich ins Bett bringen will, um dann endlich mit der Gilde durch „World Of Warcraft" ziehen zu können, der ist nicht unbedingt das beste Vorbild. Auch eine Mutter, die nur noch Online-Kontakte pflegt und deren Handy beim Abendessen attraktiver scheint als die Tageserlebnisse ihrer Kinder, ist ein schlechtes Vorbild. Schauen Sie auch auf Ihr **eigenes Medienverhalten** und holen Sie sich selbst Hilfe, sofern notwendig. Selbstverständlich gelten alle bereits vorgestellten Einflussmöglichkeiten auch für eine möglicherweise notwendige eigene psychotherapeutische Behandlung oder entsprechende

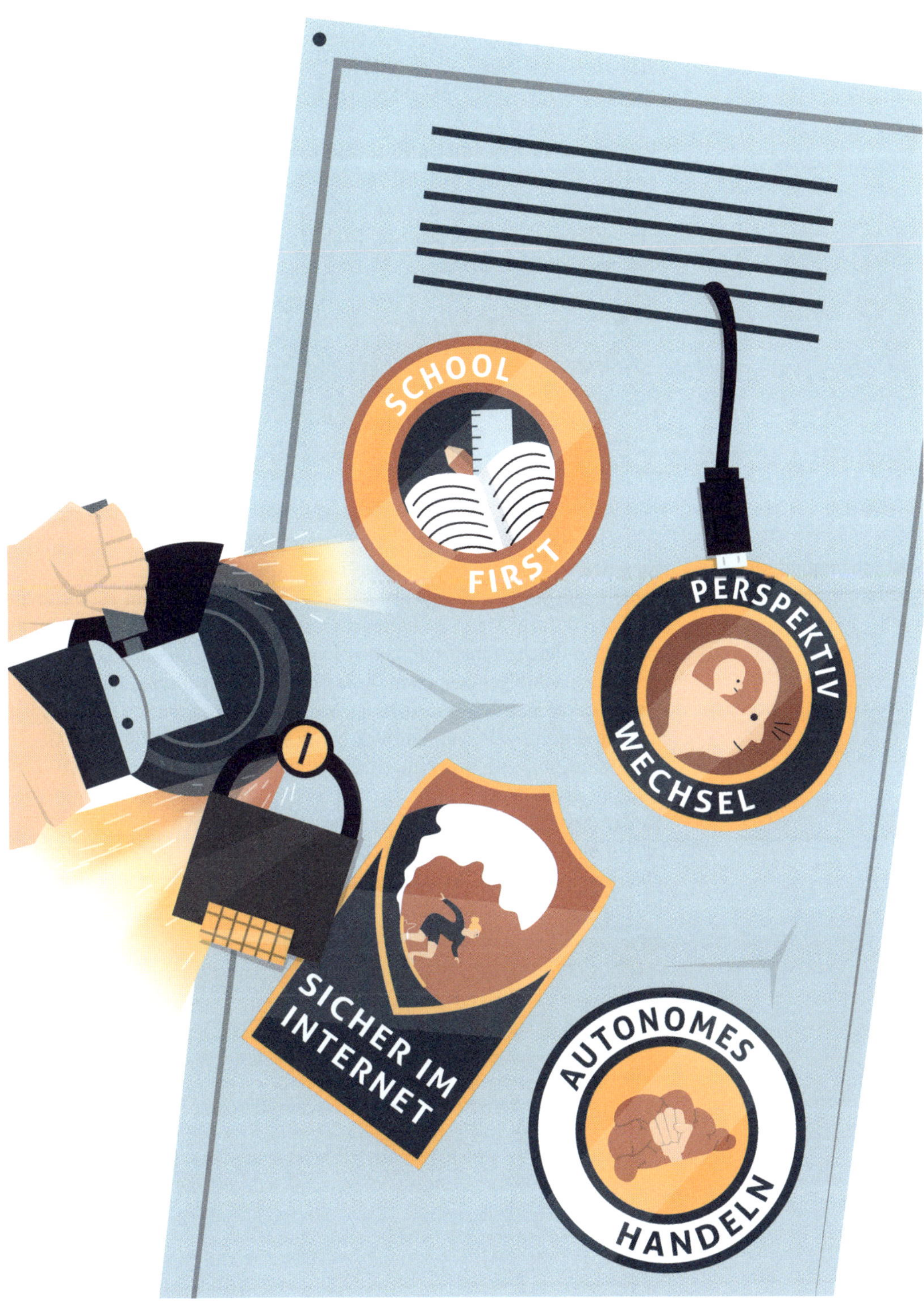

Abb. 12.1 Eskalation [L265]

Maßnahmen aus dem Helfersystem (➤ Kap. 11). Schuldgefühle und -gedanken sind dabei fehl am Platze. Ich bin mir sicher, Sie tun Ihr Bestes, um Ihre Rolle als Mutter oder Vater auszufüllen. Manchmal brauchen wir alle ein bisschen Hilfe dabei. Dafür braucht man sich nicht zu schämen!

Verstehen, Fordern und Unterstützen scheinen mir die besten Schlagwörter im Umgang mit einer Medienabhängigkeit der eigenen Kinder zu sein. Unter großem Streit das Handy wegzuschließen, gehört nicht dazu. Dann wird Ihr Kind wahrscheinlich einfach zum Nachbarskind laufen und sich Ihrem Einfluss noch weiter entziehen.

NUN SIND SIE GEFRAGT!

- Welchen Standpunkt vertreten Sie hinsichtlich einer guten Medienerziehung?
- Welche Maßnahmen könnten Ihrem Kind helfen?
- Welche Regeln im Umgang mit Medien setzen Sie innerhalb der Familie um? Welche wären nach Lektüre dieses Kapitels sinnvollerweise zu ergänzen oder anzupassen?

Sollte mein Kind die nachfolgenden Kapitel lesen?

Kommen wir nun, wie bereits angekündigt, zur alles entscheidenden Frage: Sollte mein Kind die nachfolgenden Kapitel lesen? Und wenn ja, wie kann ich das erreichen? Wenn Sie nach dem bisherigen Lesen und aufgrund des in ➤ Kap. 6 durchgeführten Tests den Eindruck haben, Ihr Kind könnte vom Lesen der **nachfolgenden, extra für Jugendliche konzipierten Kapitel** profitieren, sollten Sie ins Gespräch gehen. Machen Sie klar, warum Sie sich Sorgen machen und dass Sie den Eindruck haben, dass der hier vermittelte Ansatz (nicht strafend, sondern auf Augenhöhe) ihm helfen könnte. Sie wollen im Gespräch bleiben. Ihr Kind sollte den Rest dieses Buches nicht lesen müssen, weil Sie das so wollen oder befehlen, sondern weil Sie mit ihm im Gespräch bleiben wollen und einige Fragen haben. Lassen Sie das Ergebnis dieser Diskussion offen und machen Sie klar, dass Sie auch mit dem gegenteiligen Ergebnis („Ich erkenne mich da wirklich nicht wieder, Mama!") umgehen können.

NUN SIND SIE GEFRAGT!

- Sollte Ihr Kind die nachfolgenden Kapitel lesen?
- Wenn es nicht dazu bereit ist, Sie sich aber weiterhin Sorgen um seinen Medienkonsum machen, welche der bereits vorgestellten Maßnahmen des Helfersystems sollten Sie nun aktivieren?
- Wie geht es Ihnen damit, dass Ihr Kind das Lesen ablehnt?
- Wie geht es Ihnen damit, dass es dankbar zum Buch gegriffen hat und zu Ihrem Erstaunen „Super, wann bist du mit deinem Teil fertig, damit ich loslegen kann?" geantwortet hat?

Therapieteil – Kinder und Jugendliche

KAPITEL

13 Könntest du abhängig sein?

Wer diesen Ratgeberteil lesen sollte

Liebe Jugendliche, lieber Jugendlicher, schön, dass du diese Zeilen hier liest. Auch wenn es bereits 11 ausführliche, an deine Eltern gerichtete Kapitel vor diesem hier gibt, eigentlich habe ich dieses Buch **für dich** geschrieben. Für mich als Kinder- und Jugendpsychiater und Kinder- und Jugendpsychotherapeut stehst du nämlich im Mittelpunkt meiner Arbeit. Klar, mit deinen Eltern habe ich natürlich auch zu tun und deren Meinung interessiert mich auch, aber der eigentliche Zweck dieses Buches ist es, **mit dir ins Gespräch zu kommen.** Solltest du darüber hinaus weiblich sein und vielleicht ein Problem mit dem Konsum deiner Sozialen Netzwerke haben, sei gleich doppelt begrüßt. In ➤ Kap. 1 habe ich ja bereits erklärt, warum mir gerade deine Zielgruppe so am Herzen liegt. Aber auch wenn du ein Junge sein solltest und gar kein spezifisches Problem mit Sozialen Netzwerken haben solltest, ist die Lektüre für dich hoffentlich interessant. Solltest du spezifisch ein Problem mit Videospielen haben, ist vielleicht der andere, bereits 2018 erstmalig erschienene Ratgeber, den ich gemeinsam mit meinem Kollegen Jakob Florack geschrieben habe, besser für dich geeignet. Wie auch immer, ich freue mich jedenfalls, dass du mit an Bord bist. Nun lass uns starten.

Warum liest du dieses Buch?

Zunächst würde mich natürlich interessieren, warum du überhaupt diese Zeilen liest. Ich kann mir vorstellen, dass es für dich gerade wahrscheinlich 1000 Dinge gibt, die interessanter wären als mein Buch zu lesen? Mit den Kindern und Jugendlichen, mit denen ich im Rahmen meiner Spezialsprechstunde über Medienabhängigkeit gesprochen habe, waren es meist die **Eltern,** die im Konsum ihrer Kinder ein Problem sahen. Wahrscheinlich wird es auch bei dir so sein, dass deine Eltern auf das Buch aufmerksam wurden, es gelesen haben, vielleicht sogar den Test in ➤ Kap. 6 ausgefüllt haben und danach meinten, du solltest dringend mal weiterlesen? Vielleicht wirst du ganz anderer Meinung sein und liest das Buch nun eher aus Trotz? Vielleicht merkst du aber auch selbst, dass vielleicht etwas dran sein könnte und du wirklich zu oft vor dem Handy hängst? Klar, Eltern machen sich immer Sorgen, das gehört wahrscheinlich ein Stück weit zum Elternsein dazu. Und vielleicht haben sie auch wirklich so gar keine Ahnung, was du im Internet alles machst, schließlich sind sie ja vor allem alt, oder?

Nun, ich bin 1985 geboren und in deinen Augen wahrscheinlich auch schon alt. Ich gebe mir aber seit Jahren große Mühe, beim Thema Medien up-to-date zu bleiben. Ich gebe zu, Instagram ist mir schon zu anstrengend, aber ich spiele zum Beispiel supergerne Videospiele und bin täglich auf YouTube, Twitter und Twitch unterwegs. Jeder Mensch hat seine eigene digitale Medien-Biografie.

Und wir, du, deine Eltern und ich, unterscheiden uns dabei. Deswegen ist es gar nicht so leicht, jemandem von außen eine Abhängigkeit anzuhängen. Selbst ich, als Experte auf dem Gebiet, kann das nur eingeschränkt. Du selbst kannst dich am allerbesten einschätzen. Und genau das wollen wir nun gemeinsam tun.

Die Vierfeldertafel

Dazu sollten wir eine in der Verhaltenstherapie, die Therapieform, mit der ich arbeite, oft angewandte **Vierfeldertafel** nutzen. Vierfeldertafel deswegen, weil du gleich 4 Felder ausfüllen sollst. Du sollst über die **Vor- und Nachteile** deines Medienkonsums nachdenken und diese notieren. Dabei finden sich in zwei der vier Felder die kurz- und langfristigen Vorteile, in den anderen beiden die kurz- und langfristigen Nachteile. Die ➤ Tab. 13.1 zeigt dies anhand eines Beispiels für Soziale Netzwerke. Eine ähnliche Tafel haben deine Eltern übrigens bereits in ➤ Kap. 9 für sich ausgefüllt.

Tab. 13.1 Vierfeldertafel – Beispiel

	Vorteile	Nachteile
Kurzfristig	• Spaß • Abwechslung • Kontakt mit Freunden	• Stress in der Familie • Streit um das Handy
Langfristig	• Kann mitreden • Freunde, und die sind wichtig! • Englisch lernen	• Lernrückstau • Möglicherweise gefährdeter Schulabschluss • Schlechte Beziehung zu Eltern

Wie du im Beispiel sehen kannst, ergeben sich aufgrund der Nutzung von Soziale-Netzwerke-Angeboten einige handfeste **Vorteile,** etwa dein Kontakt zu deinen Freunden. Die Idee zum Beispiel, gar kein Handy mehr zu haben, kommt dir wahrscheinlich so unvorstellbar vor, dass du sie dir gar nicht vorstellen möchtest. Du wärst komplett isoliert von deinen Freunden, oder? Keine Sorge, du wirst dein Handy auch nach dem Lesen dieses Buches behalten! Du wirst es nur vielleicht an der ein oder anderen Stelle anders nutzen. Also halten wir zunächst einmal fest: Als junger Mensch in unserer heutigen Zeit ein Smartphone zu besitzen, das hat zunächst einmal eine ganze Menge Vorteile. Das Beispiel zeigt jedoch, dass es vielleicht auch einige **Nachteile** geben kann. Zum Beispiel Stress und Streit mit deinen Eltern aufgrund deines Konsums oder die Tatsache, dass du vor lauter Online-sein ein wenig die Schule vernachlässigt hast. So viel zu dem Beispiel, schauen wir mal, wie das bei dir aussieht.

NUN BIST DU GEFRAGT!

Fülle nun die nachfolgende Vierfeldertafel (➤ Tab. 13.2) auf dich angepasst aus. Nutze ruhig den Platzhalter für deinen Namen, um diese Tafel wirklich zu deiner persönlichen Tafel zu machen.

Tab. 13.2 Vierfeldertafel – ______________________

	Vorteile	Nachteile
Kurzfristig		
Langfristig		

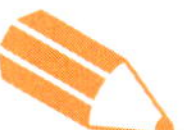

NUN BIST DU GEFRAGT!

Wie geht es dir nach dem Ausfüllen? Was fiel dir leicht, was schwer? Was geht dir durch den Kopf, wenn du das Resultat betrachtest? Sind da wirklich nur positive Aspekte deines digitalen Konsums zu finden oder gibt es nicht vielleicht doch etwas, was negative Auswirkungen auf dich hat?

Bin ich abhängig?

Nachdem du nun einen objektiven Blick auf dein Konsumverhalten bekommen hast, ist es an der Zeit, zu schauen, ob du nicht vielleicht eine **Abhängigkeit von Soziale-Netzwerke-Angeboten** haben könntest. Vielleicht bist du schon über den Beurteilungsbogen für deine Eltern in (➤ Kap. 6) gestolpert. Vielleicht haben sie dich nach dem Ausfüllen ihres Fragebogens auch gedrängt, nun endlich mal diesen hier auszufüllen. Die gute Nachricht: Der Fragebogen deiner Eltern ist lediglich als Ergänzung gedacht. Im Rahmen dieses Buches kann ich sowieso nicht sicher sagen, ob bei dir eine Abhängigkeit vorliegt oder nicht. Dazu muss ich ein persönliches Gespräch mit dir führen. Aber wir können zusammen einen groben Überblick gewinnen und zusammen entscheiden, ob es weiterhin sinnvoll ist, dass du den Therapieteil dieses Ratgebers bearbeitest. Wie schon in ➤ Kap. 6 einschränkend hinzugefügt, lässt sich dieser Fragebogen (➤ Abb. 13.1) eigentlich nicht wissenschaftlich und therapeutisch nutzen, ich finde es an dieser Stelle aber hilfreich, dir etwas an die Hand zu geben. Versuche, beim Ausfüllen möglichst **offen und ehrlich** zu antworten. Die Antworten gehen primär auch nur dich etwas an, deine Eltern sollten dir also beim Ausfüllen nicht über die Schultern schauen. Du kannst mit einem Bleistift arbeiten und das Ganze nach Bearbeitung auch ganz easy wieder ausradieren.

1. Während der Schule/dem Lernen sind meine Gedanken noch bei Sozialen-Netzwerke-Angeboten.

1	2	3	4	5	6	7
Stimmt überhaupt nicht	Stimmt nicht	Stimmt teilweise nicht	Kann stimmen/nicht stimmen	Stimmt teilweise	Stimmt	Stimmt auf jeden Fall

2. Ich nutze Soziale-Netzwerke-Angebote unmittelbar nach dem Aufwachen.

1	2	3	4	5	6	7
Stimmt überhaupt nicht	Stimmt nicht	Stimmt teilweise nicht	Kann stimmen/nicht stimmen	Stimmt teilweise	Stimmt	Stimmt auf jeden Fall

3. Ich prüfe auch in der Schule (z. B. in den Pausen)/während des Lernens, ob es Neuigkeiten in meinen Sozialen-Netzwerke-Angeboten gibt.

1	2	3	4	5	6	7
Stimmt überhaupt nicht	Stimmt nicht	Stimmt teilweise nicht	Kann stimmen/nicht stimmen	Stimmt teilweise	Stimmt	Stimmt auf jeden Fall

4. Ich logge mich in meine Sozialen-Netzwerke-Angebote ein, bevor ich eine Aufgabe oder Aktivität beginne.

1	2	3	4	5	6	7
Stimmt überhaupt nicht	Stimmt nicht	Stimmt teilweise nicht	Kann stimmen/nicht stimmen	Stimmt teilweise	Stimmt	Stimmt auf jeden Fall

5. Ich nutze Soziale-Netzwerke-Angebote, wenn ich verärgert bin.

1	2	3	4	5	6	7
Stimmt überhaupt nicht	Stimmt nicht	Stimmt teilweise nicht	Kann stimmen/nicht stimmen	Stimmt teilweise	Stimmt	Stimmt auf jeden Fall

6. Soziale-Netzwerke-Angebote helfen mir dabei, meine Stimmung zu bessern.

1	2	3	4	5	6	7
Stimmt überhaupt nicht	Stimmt nicht	Stimmt teilweise nicht	Kann stimmen/nicht stimmen	Stimmt teilweise	Stimmt	Stimmt auf jeden Fall

7. Ich bin entspannter, wenn ich Soziale-Netzwerke-Angebote nutze.

1	2	3	4	5	6	7
Stimmt überhaupt nicht	Stimmt nicht	Stimmt teilweise nicht	Kann stimmen/nicht stimmen	Stimmt teilweise	Stimmt	Stimmt auf jeden Fall

Abb. 13.1 Fragebogen Soziale-Netzwerk-Abhängigkeits-Skala, modifiziert von Illy nach Shanawaz und Rehman (2020) – Selbstbeurteilung durch Betroffene, Creative Commons Attribution (CC-BY) 4.0 [F1100-001/O249]

8. Aktuell verbringe ich immer mehr Zeit mit Sozialen-Netzwerke-Angeboten.

1	2	3	4	5	6	7
Stimmt überhaupt nicht	Stimmt nicht	Stimmt teilweise nicht	Kann stimmen/nicht stimmen	Stimmt teilweise	Stimmt	Stimmt auf jeden Fall

9. Verglichen mit früher, verbringe ich mehr Zeit mit Sozialen-Netzwerke-Angeboten.

1	2	3	4	5	6	7
Stimmt überhaupt nicht	Stimmt nicht	Stimmt teilweise nicht	Kann stimmen/nicht stimmen	Stimmt teilweise	Stimmt	Stimmt auf jeden Fall

10. Ich muss länger als früher Soziale-Netzwerke-Angebote nutzen, um zufrieden zu sein.

1	2	3	4	5	6	7
Stimmt überhaupt nicht	Stimmt nicht	Stimmt teilweise nicht	Kann stimmen/nicht stimmen	Stimmt teilweise	Stimmt	Stimmt auf jeden Fall

11. Ich bin traurig, wenn ich nicht die Möglichkeit habe, mich in Soziale-Netzwerke-Angebote einzuloggen.

1	2	3	4	5	6	7
Stimmt überhaupt nicht	Stimmt nicht	Stimmt teilweise nicht	Kann stimmen/nicht stimmen	Stimmt teilweise	Stimmt	Stimmt auf jeden Fall

12. Ich werde gereizt, wenn ich nicht die Möglichkeit habe, mich in Soziale-Netzwerke-Angebote einzuloggen.

1	2	3	4	5	6	7
Stimmt überhaupt nicht	Stimmt nicht	Stimmt teilweise nicht	Kann stimmen/nicht stimmen	Stimmt teilweise	Stimmt	Stimmt auf jeden Fall

13. Ich bin frustriert, wenn ich nicht die Möglichkeit habe, Soziale-Netzwerke-Angebote nutzen zu können.

1	2	3	4	5	6	7
Stimmt überhaupt nicht	Stimmt nicht	Stimmt teilweise nicht	Kann stimmen/nicht stimmen	Stimmt teilweise	Stimmt	Stimmt auf jeden Fall

14. Ich werde unruhig, wenn ich keine Zeit habe, Soziale-Netzwerke-Angebote zu nutzen.

1	2	3	4	5	6	7
Stimmt überhaupt nicht	Stimmt nicht	Stimmt teilweise nicht	Kann stimmen/nicht stimmen	Stimmt teilweise	Stimmt	Stimmt auf jeden Fall

Abb. 13.1 *(Forts.)*

15. Ich habe schon einmal versucht, meine Nutzungszeit Sozialer-Netzwerke-Angebote zu verheimlichen.

1	2	3	4	5	6	7
Stimmt überhaupt nicht	Stimmt nicht	Stimmt teilweise nicht	Kann stimmen/nicht stimmen	Stimmt teilweise	Stimmt	Stimmt auf jeden Fall

16. Ich habe schon mal meine Eltern oder andere hinsichtlich meiner Nutzung von Sozialen-Netzwerke-Angeboten angelogen.

1	2	3	4	5	6	7
Stimmt überhaupt nicht	Stimmt nicht	Stimmt teilweise nicht	Kann stimmen/nicht stimmen	Stimmt teilweise	Stimmt	Stimmt auf jeden Fall

17. Ich habe schon einmal meine Schlafdauer reduziert, da ich Soziale-Netzwerke-Angebote nutzen wollte/musste.

1	2	3	4	5	6	7
Stimmt überhaupt nicht	Stimmt nicht	Stimmt teilweise nicht	Kann stimmen/nicht stimmen	Stimmt teilweise	Stimmt	Stimmt auf jeden Fall

18. Ich habe schon einmal erfolglos versucht, meine Nutzungsdauer von Sozialen-Netzwerke-Angeboten zu reduzieren.

1	2	3	4	5	6	7
Stimmt überhaupt nicht	Stimmt nicht	Stimmt teilweise nicht	Kann stimmen/nicht stimmen	Stimmt teilweise	Stimmt	Stimmt auf jeden Fall

19. Ich habe schon einmal versucht, keine Sozialen-Netzwerke-Angebote mehr zu nutzen, habe es jedoch nicht geschafft.

1	2	3	4	5	6	7
Stimmt überhaupt nicht	Stimmt nicht	Stimmt teilweise nicht	Kann stimmen/nicht stimmen	Stimmt teilweise	Stimmt	Stimmt auf jeden Fall

20. Ich kann meine Nutzungszeit von Sozialen-Netzwerke-Angeboten nicht reduzieren.

1	2	3	4	5	6	7
Stimmt überhaupt nicht	Stimmt nicht	Stimmt teilweise nicht	Kann stimmen/nicht stimmen	Stimmt teilweise	Stimmt	Stimmt auf jeden Fall

21. Ich habe schon wiederholt erfolglos versucht, meine Nutzungszeit von Sozialen-Netzwerke-Angeboten zu reduzieren.

1	2	3	4	5	6	7
Stimmt überhaupt nicht	Stimmt nicht	Stimmt teilweise nicht	Kann stimmen/nicht stimmen	Stimmt teilweise	Stimmt	Stimmt auf jeden Fall

Abb. 13.1 *(Forts.)*

Zähle nun alle eingekreisten Zahlen der jeweils obersten Zeile zusammen. Der Gesamtwert sollte nun irgendwo zwischen 21 und 147 liegen. Ein **Wert ab 85** kann auf eine **bestehende Abhängigkeit** hinweisen und sollte näher abgeklärt werden (➤ Kap. 11). Dazu solltest du mit deinen Eltern ins Gespräch kommen, da sie sich bereits mit den entsprechenden Behandlungsmöglichkeiten vertraut gemacht haben. ➤ Kap. 19 kann dir dazu noch eine Hilfestellung geben. Solltest du irgendwo eine 6 oder 7 vergeben haben oder dein Gesamtwert größer als 60 Punkte sein, dann würde ich dir auf jeden Fall empfehlen, dieses Buch weiterzulesen. Du dürftest dann auf jeden Fall etwas mitnehmen können, selbst wenn bei dir vermutlich keine Abhängigkeit vorliegen sollte.

NUN BIST DU GEFRAGT!

Wirf noch einmal einen Blick auf deine persönliche Vierfeldertafel und dein Ergebnis des in diesem Kapitel durchgeführten Tests. Ordne diesen aufgrund der oben mitgeteilten Grenzwerte ein: Macht es aus deiner Sicht Sinn, dieses Buch weiterzulesen? Wenn du magst, suche das Gespräch mit deinen Eltern und besprich dich mit ihnen.

KAPITEL

14 Bereit, was zu ändern?

Das SMARTe Ziel

Schön, du bist noch dabei! Dann lass uns doch mal gemeinsam schauen, was du verändern solltest und vor allem, wie du das am besten bewerkstelligen kannst. Vielleicht hattest du in deinem Leben schon mal Ziele? Wolltest zum Beispiel in einem Schuljahr eine bestimmte Note in einem Fach erreichen? Erinnerst du dich noch, wie du dir dieses Ziel damals vorgenommen hast? Bist du damals morgens aufgestanden und hast gesagt: „Ich werde ab jetzt die Beste in Englisch sein"? Wohl kaum, oder? Das Ziel „Ich werde ab jetzt die Beste in Englisch sein" hat nämlich einige Stolperstricke. Es ist nicht **SMART** genug. Smart, das Wort sollte dir als Englisch-Ass ein Begriff sein, es bedeutet auf Deutsch „clever". Wie viele coole Dinge im Leben ist SMART ein Akronym, das bedeutet, jeder Buchstabe steht für etwas.

SMART: spezifisch, messbar, attraktiv, realistisch, terminierbar

Das **SMART-Konzept** stammt eigentlich aus der Unternehmens- und Personalführung, ist jedoch auch für Alltagsziele wie „Ich werde besser in Englisch" oder „Ich bekämpfe meine digitale Abhängigkeit" gut zu gebrauchen. Wofür also stehen diese Buchstaben? Zunächst sollte ein Ziel so **spezifisch (S)** wie möglich sein. Spezifisch bedeutet, dass du möglichst genau beschreiben solltest, was du erreichen willst. Die „Beste" zu sein ist sehr unspezifisch. Auf der Welt wird es sicherlich Menschen geben, die besser Englisch sprechen können als du, und selbst in deiner Klasse ist das Ziel, die Beste zu werden, ein ungeeignetes Ziel. Deine Mitschüler sollten bei deinem persönlichen Ziel keine Rolle spielen, oder? Ein spezifischeres Ziel kann es aber zum Beispiel sein, deine Note in Englisch zu verbessern. Eine Note ist sehr spezifisch, nicht umsonst werden damit Leistungen bewertet (auch wenn das nicht vor vielleicht unfairer Benotung schützt).

Weiter zum zweiten Punkt. Dein Ziel sollte **messbar (M)** sein. Eine Note lässt sich mit einem Zahlenwert sehr gut messen, in irgendwas die „Beste" zu sein eher nicht. Dein Ziel sollte auch **attraktiv (A)** für dich sein. Dabei lohnt sich vielleicht der erneute Blick auf deine Vierfeldertafel aus ➤ Kap. 13. Etwas nur zu verändern, weil Mama und Papa das wollen, ist nicht attraktiv. Am Beispiel der Englischleistung könnte die Attraktivität aus einem Berufswunsch oder einem eigenen Anspruch bestehen.

Im nächsten Überprüfungsschritt sollte dein Ziel auch **realistisch (R)** sein. Wenn du bislang in Englisch immer auf der Note 5 standest, ist es vermutlich unrealistisch, sich sofort auf eine „1" zu verbessern. Die Realisierbarkeit eines Ziels ist häufig gar nicht so einfach. Wählst du ein Ziel, das zu schwer zu erreichen ist, droht Frustration. Wählst du ein zu leichtes Ziel, leidet die

Attraktivität, da sich die Veränderung für dich gar nicht nach so viel anfühlt. Sich in Englisch von „5" auf „4" zu verbessern, mag für die Versetzung zwar relevant sein, realistisch und attraktiv wird es aber vermutlich eher, wenn du dir vornehmen würdest, dich auf eine „3" zu verbessern. Wie realistisch ein Ziel ist, hängt auch immer mit dem letzten Buchstaben zusammen, nämlich der **Terminierbarkeit (T).** Auch hier gilt: Ein Ziel, das zu nah gesteckt ist (bis nächste Woche), wird dich vermutlich frustrieren, ein zu weit gestecktes Ziel (in 3 Jahren) verliert an Attraktivität und birgt die Gefahr, dass du es aus den Augen verlierst. Wichtig ist es auch, sich nicht zu viele Ziele auf einmal vorzunehmen, hier lauert der nächste Frust.

Zeitreduktion – ein SMARTes Ziel

Kommen wir von Englischnoten zurück zu deinem Medienkonsum. Wie du in ➤ Kap. 15 noch sehen wirst, ist die reine Zeit, die du mit etwas verbringst, nicht per se ein Zeichen der Abhängigkeit. Je mehr Zeit du allerdings vor dem Handy verbringst, desto höher dein Risiko, eine Abhängigkeit zu entwickeln. Sich ein Ziel zu stecken, das mit **Zeit** zu tun hat, macht aus vielen Gründen Sinn. Die meisten meiner Patienten entscheiden sich dafür, ihre Medienzeit auf eine selbstgewählte Weise einzuschränken, da sich damit gleich mehre Aspekte des SMART-Konzeptes unterbringen lassen. „Ich nutze mein Handy bis in 3 Monaten nur noch für insgesamt 3 Stunden am Tag (statt wie bisher bis zu 6 Stunden), damit meine Schulleistungen nicht so leiden" wäre ein solches Ziel. Es ist spezifisch (Handynutzungsdauer), messbar (3 Stunden am Tag), attraktiv (bessere Schulleistungen), realistisch (von 6 Stunden auf 3 Stunden) und terminiert (bis in 3 Monaten).

NUN BIST DU GEFRAGT!

Versuche, ein Ziel nach dem SMART-Schema zu definieren. Falls notwendig, stecke dir Zwischenziele. Wo soll dich dein Weg (➤ Abb. 14.1) hinführen? Am besten, du besorgst dir im Schreibwarenhandel ein kleines Notizbuch. Das wird von nun an dein Therapieheft sein. Du kannst es gerne so gestalten, dass du es ansprechend findest, schließlich wirst du es nun eine Zeit lang nutzen. Schreibe dein anhand der SMART-Kriterien definiertes Ziel auf eine der ersten Seiten des Heftes.

Es ist übrigens vollkommen normal, dass wir auf dem Weg zum Erreichen eines Ziels auch manchmal steckenbleiben oder mit Rückschlägen klarkommen müssen. Wichtig ist es dabei, dein Ziel nicht aus den Augen zu verlieren, schließlich möchtest du dir ja **mehr Lebenszufriedenheit** gönnen. Du möchtest lernen, in Zukunft all die positiven Aspekte deines Medienkonsums mitzunehmen, ohne unter den negativen zu leiden.

Das Medientagebuch – dein Helferlein

Ein wichtiges Instrument dabei würde ich dir gerne noch vorstellen. Gerade, wenn du ein Ziel gewählt haben solltest, das deine mit Medien verbrachte Zeit zum Thema hat – aber auch ganz generell – macht es Sinn, ein **Medientagebuch** zu führen. Es bietet dir die Möglichkeit, die eigenen Nutzungszeiten zu protokollieren und so Veränderungen in den nächsten Wochen feststellen zu können. Zudem kannst du damit festhalten, was du sonst noch so unternommen hast, was bei den alternativen Aktivitäten (➤ Kap. 17) noch wichtig

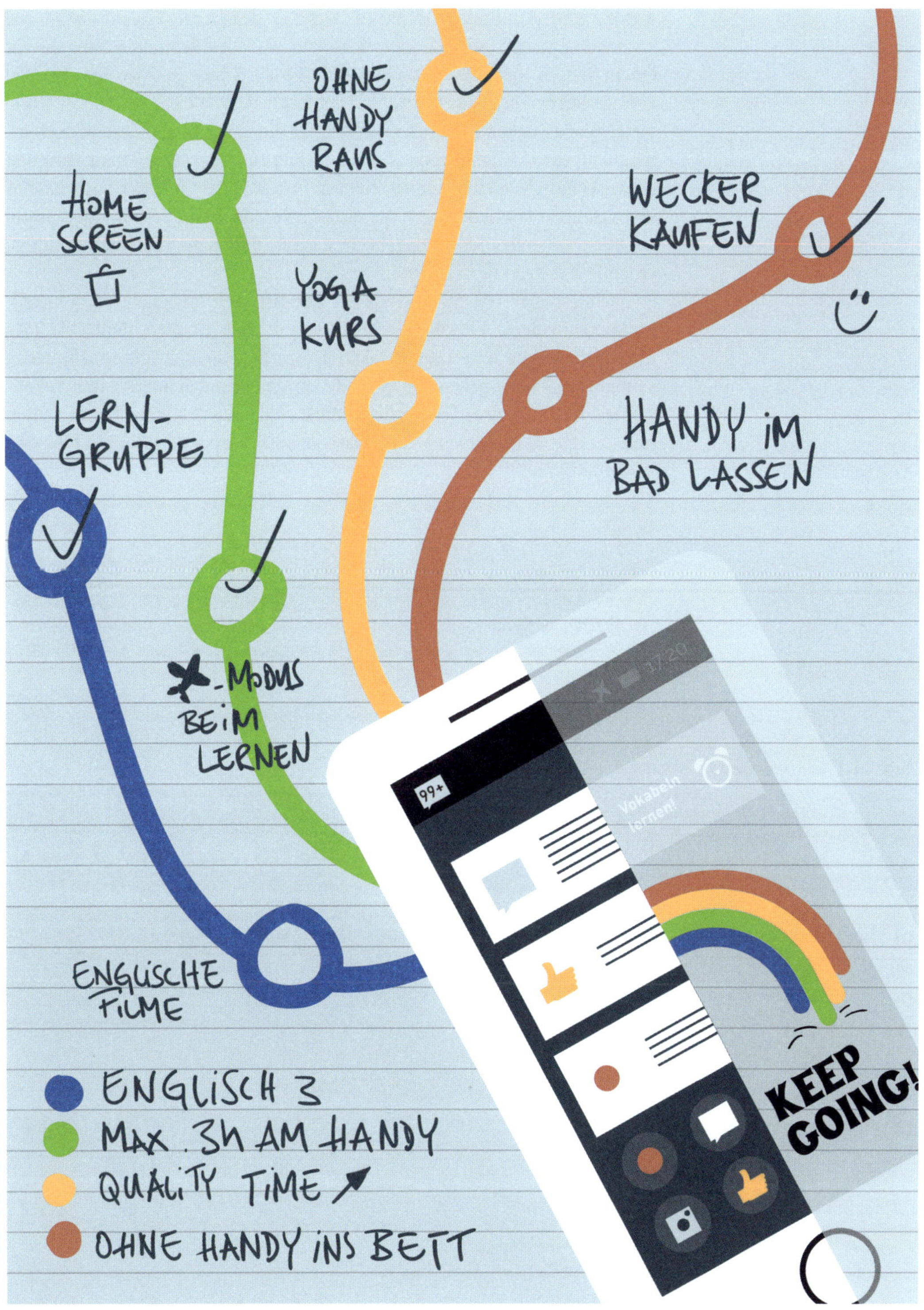

Abb. 14.1 „Zielstrebig" zum Ziel [L265]

werden wird. Am Ende einer Woche bietet es sich an, die Gesamtmedienzeit zu dokumentieren. Als Medienzeit wollen wir alles definieren, was du vor einem Bildschirm machst, was aber nicht für die Schule ist. Also zum Beispiel Soziale Netzwerke, Videospiele, Netflix, aber auch WhatsApp. In der Regel bieten alle aktuellen Smartphones übrigens eine Funktion an, die es euch ermöglicht, eure Medienzeit pro App darstellen zu lassen. Wie du zur Funktion deines Handy-Modells kommst, solltest du relativ easy in einer Suchmaschine rausfinden können. Übertrage diese Zeiten dann am besten tageweise in ein entsprechendes Medientagebuch, das du in deinem Therapieheft führst. Orientiere dich an der Vorlage in ➤ Tab. 14.1.

Wichtig dabei: Dieses Tagebuch ist **nur für dich** und nicht als Kontrollfunktion für deine Eltern gedacht. Es soll dir dabei helfen, dein SMARTes Ziel entsprechend umsetzen zu können. Wundere dich übrigens nicht, wenn es manchmal Tage geben sollte, an denen du scheinbar mehr Medien konsumiert hast, als du freie Stunden hattest. Viele meiner Patienten berichten mir, dass sie oft auch zwei Medien parallel nutzen, zum Beispiel YouTube und Instagram.

NUN BIST DU GEFRAGT!

Lege dir in deinem Therapieheft anhand der Vorlage (➤ Tab. 14.1) ein entsprechendes Medientagebuch an. Versuche zumindest eine Woche lang deine Nutzungszeiten regelmäßig (z. B. am Ende eines jeden Tages) zu protokollieren. Wenn du vorhast, deine Medienzeit zu reduzieren, macht es Sinn, das Tagebuch auch darüber hinaus zu führen.

Tab. 14.1 Medientagebuch – Vorlage

Tag	Nutzung App 1 in Min. Instagram	Nutzung App 2 in Min. TikTok	Nutzung App 3 in Min. Netflix	Nutzung App 4 in Min. WhatsApp	Nutzung App 5 in Min. YouTube	Sonstige digitale Medien (TV, Konsole, PC …)	Sonstige Aktivitäten
Mo	45	22	0	62	0	0	-
Di	31	32	0	67	0	0	-
Mi	58	42	0	35	0	87	-
Do	26	8	0	29	78	0	Volleyball
Fr	50	43	0	117	0	0	Lesen
Sa	124	108	183	98	0	0	-
So	130	142	205	124	0	0	-
Gesamtdauer der Medienzeit:							**1946 Minuten**

KAPITEL

15 Was fesselt mich ans Handy?

Die reine Zeit vor dem Handy ist gar nicht so entscheidend

Vielleicht hast du dich mittlerweile schon gefragt, woran genau du merken kannst, ob du eine **Abhängigkeit** von Sozialen Netzwerken (der Fachausdruck ist Soziale-Netzwerke-Nutzungsstörung) oder von anderen Internetangeboten (Internetnutzungsstörung) hast. In ➤ Kap. 13 hast du dazu ja bereits einen kleinen Test gemacht. Ich möchte dich an dieser Stelle nicht mit für dich vielleicht nicht so interessanten Fakten zur Entstehung der Diagnose überschütten; falls dich das Thema interessiert, kannst du aber gerne nach vorne blättern und ➤ Kap. 2 (das ja eigentlich für deine Eltern bestimmt ist) lesen.

An dieser Stelle möchte ich dir die wichtigsten Dinge dennoch kurz zusammenfassen: Bislang ist nur die Abhängigkeit von Videospielen eine **diagnostizierbare Erkrankung.** Das bedeutet nicht, dass man nicht auch von Sozialen Netzwerken abhängig werden kann, sondern hat eher wissenschaftliche Gründe. Da wir erst seit einigen Jahren digitale Medien in dieser Form nutzen, wissen wir noch sehr wenig über daraus resultierende Erkrankungen. Was wir jedoch wissen, ist, dass die reine **Zeit,** die du mit einem Medium verbringst, nicht automatisch bedeutet, dass du davon abhängig bist. Würden sich deine Eltern etwa Sorgen machen, wenn du statt 8 Stunden vor dem Handy zu hängen in dieser Zeit lesen würdest? Theoretisch kann man nämlich auch vom Bücherlesen abhängig werden. Was also sind **Kriterien,** die man anlegen könnte? Auch die habe ich in ➤ Kap. 2 deinen Eltern bereits ausführlich vorgestellt. An dieser Stelle soll uns daher eine Kurzzusammenfassung dienen, wenn du mehr lesen willst, blättere gerne nach vorne.

Die 9 Abhängigkeitskriterien

Ich beziehe mich nachfolgend auf die „Soziale-Netzwerke-Abhängigkeits-Skala" (Social Networking Addiction Scale) von Shanawaz und Rehman (2020), die du bereits als Selbsttest in ➤ Kap. 13 kennengelernt hast. In Klammern erwähne ich die weiteren Kriterien der sogenannten „Internet Gaming Disorder". So wird die Abhängigkeit von Videospielen in den USA genannt. In Teilen lassen sich diese Kriterien auch auf Soziale Netzwerke übertragen.

1. Gedankliche Vereinnahmung/Übermäßige Beschäftigung
Die gedankliche Vereinnahmung beschreibt das Denken an Soziale-Netzwerke-Inhalte, wenn du eigentlich an etwas anderes denken solltest, zum Beispiel während der Schulstunden.

2. Gefühlsregulation
Gefühlsregulation bedeutet, dass du digitale Medien dazu nutzt, dich besser zu fühlen. Hier kommt insbesondere ein Faktor der Sozialen Netzwerke hinzu: die Sucht nach immer mehr Likes und Followern.

3. Toleranzentwicklung
Eine Toleranzentwicklung zeigt sich vor allem darin, dass du immer mehr konsumieren musst, um den gleichen positiven Effekt zu haben. Früher hat es sich vielleicht noch gut angefühlt, nur eine Stunde am Tag auf Instagram zu sein, heute müssen es schon mindestens drei sein.

4. Entzugserscheinungen
Entzugserscheinungen spielen vor allem dann eine Rolle, wenn man dich abrupt von deinem Suchtmittel trennt. Etwa wenn deine Eltern mal wieder das Handy einkassiert haben. Dann wirst du unruhig und vielleicht auch aggressiv.

5. Konflikte
Darunter wird zum Beispiel verstanden, dass du deinen Konsum verheimlichst und deine Eltern anlügst, was deine Nutzung angeht. Daraus können weitere Probleme entstehen, etwa eine schlechte Beziehung zu deinen Eltern.

6. Kontrollverlust
Kontrollverlust bedeutet, dass du nicht mehr darüber entscheiden kannst, wann du aufhörst, das entsprechende Medium zu nutzen. Eine magische Kraft zieht dich vor das Handy und zwingt dich regelrecht, mehr Zeit damit zu verbringen.

(7. Verhaltensbezogene Einengung/Interessenverlust)
Die verhaltensbezogene Einengung äußert sich typischerweise darin, dass du deine Hobbys verändert hast. Vielleicht hast du zum Beispiel früher noch gerne Sport im Verein gemacht. Nun ist es dir aber wichtiger geworden, Zeit für dein Smartphone zu haben.

(8. Fortsetzung trotz psychosozialer Probleme)
Psychosoziale Probleme entstehen, wenn dein Umfeld (zum Beispiel deine Eltern oder die Schule) zu verstehen gibt, dass es unter deinem Konsum leidet, du aber trotzdem nicht aufhören kannst.

(9. Gefährdung/Verluste)
Im Extremfall kann sich der achte Punkt zum neunten Punkt wandeln. Du „fliegst zu Hause raus“ oder gefährdest deinen Schulabschluss.

NUN BIST DU GEFRAGT!

Auch wenn du keine Lust hast, das Thema in ➤ Kap. 2 zu vertiefen: Schau dir wenigstens die ➤ Abb. 2.2 dort kurz an. Sie fasst die geschilderten Abhängigkeitskriterien nochmal sehr anschaulich zusammen.

Formen der Abhängigkeit digitaler Medien

Die Tatsache, dass wir begonnen haben, abhängiges Verhalten als Krankheitsbild mit den oben vorgestellten Kriterien zu beschreiben, war ein großer Schritt in meinem Berufsfeld. Früher konnte man (abgesehen vom Glücksspiel) eigentlich nur von Dingen, die man anfassen kann, abhängig werden. Zum Beispiel Alkohol, Zigaretten oder andere Drogen. Man nennt diese Süchte auch stoffliche Süchte. Abhängiges **Verhalten** (zum Beispiel vom Internet oder Videospielen) wird als **nichtstoffliche Sucht** bezeichnet. Heute unterscheiden wir verschiedene nichtstoffliche Süchte (➤ Abb. 15.1).

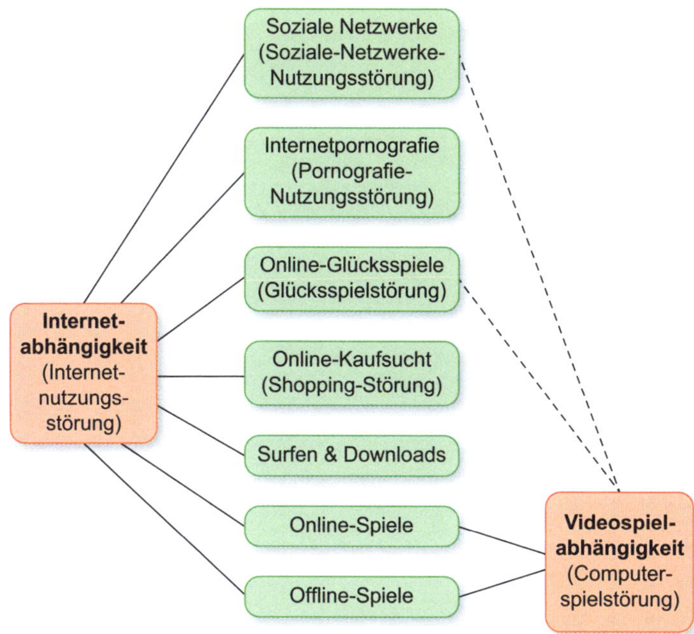

Abb. 15.1 Formen der Internetabhängigkeit samt offizieller Benennungen in Klammern [F1039/L231]
(Modifiziert nach: Rehbein F [2014]. Computerspiel- und Internetabhängigkeit. In Porsch T, Pieschl S [Hrsg.]: Neue Medien und deren Schatten [S. 219–243]. Göttingen: Hogrefe.)

Wie du siehst, gibt es mehrere spezifische Internetsüchte und auch einige Überschneidungen untereinander, zum Beispiel wenn jemand im Sozialen Netzwerk Videospiele konsumiert. Wenn nichts wirklich im Vordergrund steht, kann man auch an eine **generalisierte Internetabhängigkeit** denken.

Bindende Faktoren

Nun wollen wir uns mal ausführlich damit beschäftigen, was dich eigentlich genau an den Bildschirm fesselt. Schaue dir dazu mal die ➤ Abb. 15.2 an.

Wie du sehen kannst, werden hier beispielhaft **bindende Faktoren** für die Nutzungsformen Instagram und YouTube genannt. Das kann zum Beispiel der Austausch mit Freunden oder der Unterhaltungsaspekt von Influencern sein. Auch aktuell über Trends informiert zu sein, könnte für dich ein bindender Faktor sein.

Man sieht was von der Welt
Berühmten Leuten folgen
Aktuell bleiben
Instagram Soziales Netzwerk
Möglichst viele Likes
Keine Trends verpassen
Freunden schreiben
Spaß

Einfach berieseln lassen
Immer neue Videos
Langeweile bekämpfen
YouTube Videoportal
Wissen sammeln
Unterhaltsamen Influencern folgen
Austausch mit anderen über Kommentare
Keine Trends verpassen

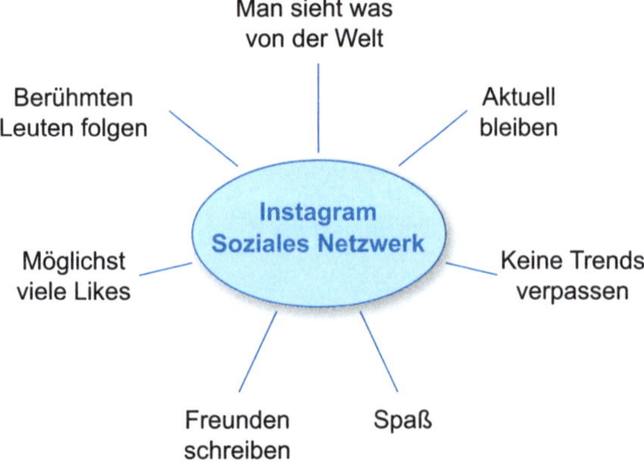

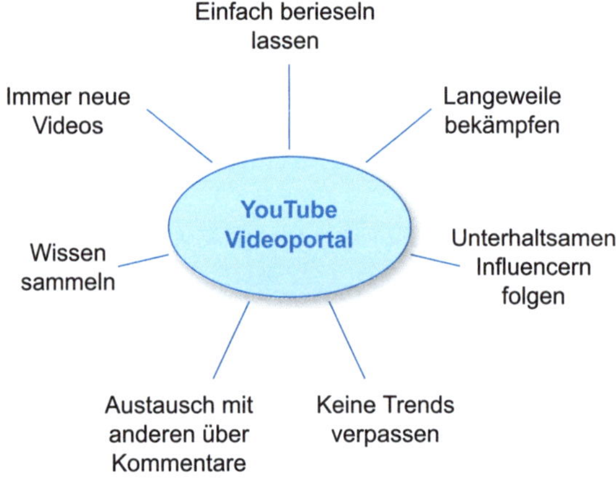

Abb. 15.2 Beispiele für Nutzungsformen und ihre bindenden Faktoren [L231]

NUN BIST DU GEFRAGT!

Versuche nun in deinem Therapieheft deine eigenen Zeichnungen anzufertigen. Nutze dazu die eben besprochene Vorlage (➤ Abb. 15.2). Wenn du Schwierigkeiten haben solltest, Faktoren zu finden, überlege dir einfach, was dir fehlen würde, wenn es deine Nutzungsform morgen plötzlich nicht mehr gäbe.

In ➤ Kap. 3 habe ich deinen Eltern übrigens einige der gängigen Nutzungsformen vorgestellt (zum Beispiel Instagram, TikTok und ihnen sogar YouTube erklärt, stell dir vor). Dabei spreche ich auch über potenziell gefährliche Inhalte, vielleicht hast du ja Lust, nochmal gegenzulesen?

Was passiert bei einer Sucht im Gehirn?

Super, du hast nun einen wichtigen Schritt im Kampf gegen deine Abhängigkeit unternommen! Sich bewusst zu werden, was potenziell bindende Faktoren sind, kann dir dabei helfen, dein SMARTes Ziel umzusetzen. Wenigstens oberflächlich solltest du dazu auch wissen, was bei der Entstehung einer Abhängigkeit in deinem **Gehirn** vor sich geht. In ➤ Kap. 5 habe ich das Thema schon sehr ausführlich deinen Eltern vorgestellt. Wenn du mehr wissen willst, lies dort gerne nach.

Fürs Erste soll es uns allerdings reichen, dass du weißt, dass bei der Entstehung einer Abhängigkeit gewisse **Botenstoffe** in deinem Kopf eine Rolle spielen. Vielleicht hast du in der Schule oder irgendwo anders schon einmal vom Botenstoff **Dopamin** gehört. Er wird in deinem Kopf zum Beispiel vermehrt ausgeschüttet, wenn du verliebt bist. Oder wenn dir sonst etwas Tolles passiert ist. Jeder kleine „Like" im Sozialen Netzwerk sorgt für einen kleinen Dopamin-Schub. Das ist erstmal nichts Schlechtes, wir Menschen streben alle nach **Belohnung.** Aber dein Gehirn gewöhnt sich leider daran und will immer mehr Bestätigung haben. Dein Gehirn lernt so mit der Zeit, dass es zum Beispiel viel bequemer ist, sich seine Bestätigung im Sozialen Netzwerk abzuholen anstatt in der Realität. Die gute Nachricht dabei: Du kannst deinem Gehirn durch ständiges Üben auch wieder den **„richtigen" Weg** beibringen. Und genau das tust du bereits durch das Lesen dieses Buches und das Bearbeiten der Aufgaben darin.

Auch dieses Kapitel soll natürlich wieder mit einer kleinen Aufgabe für dich enden. Bei dem Erstellen der Vierfeldertafel in ➤ Kap. 13 hast du ja schon gesehen, dass dein Konsum positive und negative Folgen für dich bereithält. Langfristig sollst du die **positiven Aspekte** deiner Medien unbedingt **behalten,** die **negativen** willst du aber **loswerden.** Dazu müssen wir die bindenden Faktoren ein bisschen genauer untersuchen.

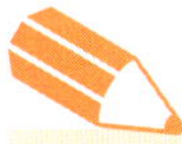

NUN BIST DU GEFRAGT!

- Du brauchst nun Stifte in den Farben rot, gelb und grün. Falls du gerade keine zur Hand hast, tut es zur Not auch ein normaler Stift und du schreibst die Farbe einfach aus.
- Schau dir in deinem Therapieheft nun noch einmal die **bindenden Faktoren** an.
- Versuche nun eine Einteilung vorzunehmen, welche dieser Faktoren du gerne **behalten** möchtest und markiere diese **grün.**
- Mit **Rot** solltest du all jene Faktoren markieren, die dich an das Medium binden, die du aber eigentlich gerne **loswerden** möchtest.
- **Gelb** sollten all jene Faktoren werden, bei denen du noch **unentschlossen** bist.
- Die ➤ Abb. 15.3 zeigt dir ein entsprechendes **Beispiel.** Hier möchte derjenige in Zukunft zum Beispiel nicht mehr so sehr auf die Likes angewiesen sein und YouTube-Videos nicht mehr dazu nutzen, Langeweile zu bekämpfen. Wissen zu sammeln und aktuell zu bleiben, das soll jedoch bestehen bleiben.

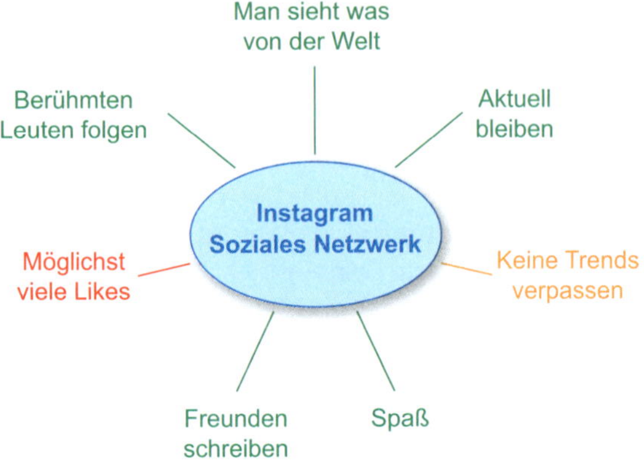

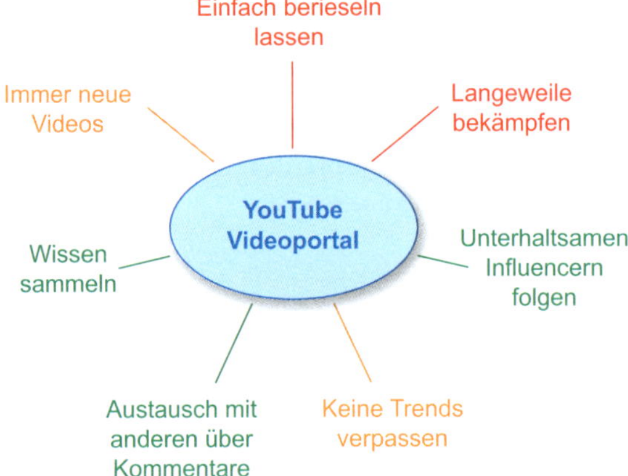

Abb. 15.3 Beispiele für Nutzungsformen und ihre bindenden Faktoren – Ampelmodell [L231]

KAPITEL

16 Ein teuflischer Kreis und seine Auswege

Steckst du in einem Teufelskreis?

Bis zu diesem Punkt hast du dich bereits ausführlich mit den **bindenden Faktoren** der von dir genutzten Medien beschäftigt. Und du hast dir bereits überlegt, welche für dich eher **Vorteile** und welche eher **Nachteile** mit sich bringen. Nun wollen wir gemeinsam überlegen, warum du ganz individuell auf diese Faktoren so sehr anspringst. Dafür müssen wir deine Abhängigkeit im Kontext betrachten und werden feststellen, dass du vielleicht bereits in einem teuflischen Kreislauf feststeckst. Aber keine Sorge: Wir werden dich da schon herausbekommen.

Das 4-M-Modell

Dazu wollen wir zunächst **vier Teilbereiche** gegeneinander abgrenzen: Mensch, Milieu, Mittel und Markt. Da alle diese Teilbereiche mit einem „M" beginnen, bezeichnen wir dieses Modell auch **als 4-M-Modell.** Lass uns nun nachfolgend die einzelnen Bereiche durchgehen und schauen, was dir jeweils dazu einfällt. Die ➤ Abb. 16.1 bietet dir dazu eine gute Hilfestellung, du kannst sie entweder in dein Therapieheft übertragen oder gleich hier ausfüllen.

Mensch

Der **Mensch** in diesem Modell, das bist du. Was für ein Mensch bist du? Was sind deine Stärken? Was deine Schwächen? Wie würdest du deine Persönlichkeit beschreiben? Bist du beispielsweise eher schüchtern? Würdest du dich als ängstlichen Menschen beschreiben? Fällt es dir schwer, dich zu konzentrieren, bist du schnell gereizt und eckst immer wieder bei anderen Menschen an? Bist du oft traurig? Welche Funktion haben Soziale Netzwerke oder das Internet für dich? Was kann dir die virtuelle Welt geben, was die reale Welt nicht kann? Kennst du in deiner Familie andere Süchte? Einige psychische Erkrankungen kommen häufiger vor, wenn zum Beispiel die Eltern auch daran erkrankt sind. Hast du vielleicht früher schon bei anderen Dingen suchtähnliches Verhalten gezeigt? Wie wurdest du im Umgang mit Medien erzogen? Wenn du selbst Kinder hättest, würdest du eine andere Medienerziehung als deine Eltern betreiben?

Versuche bei der Beantwortung dieser Fragen möglichst bei dir selbst zu bleiben und nicht zu weit abzuschweifen. Um dein Umfeld kümmern wir uns gleich noch zur Genüge.

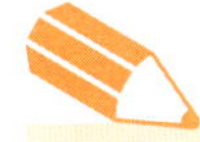

NUN BIST DU GEFRAGT!

Vervollständige das Modell in der Abbildung, indem du die Fragen den Bereich „Mensch" betreffend beantwortest. Schreibe dazu deine persönlichen Überlegungen in die entsprechenden Wolken.

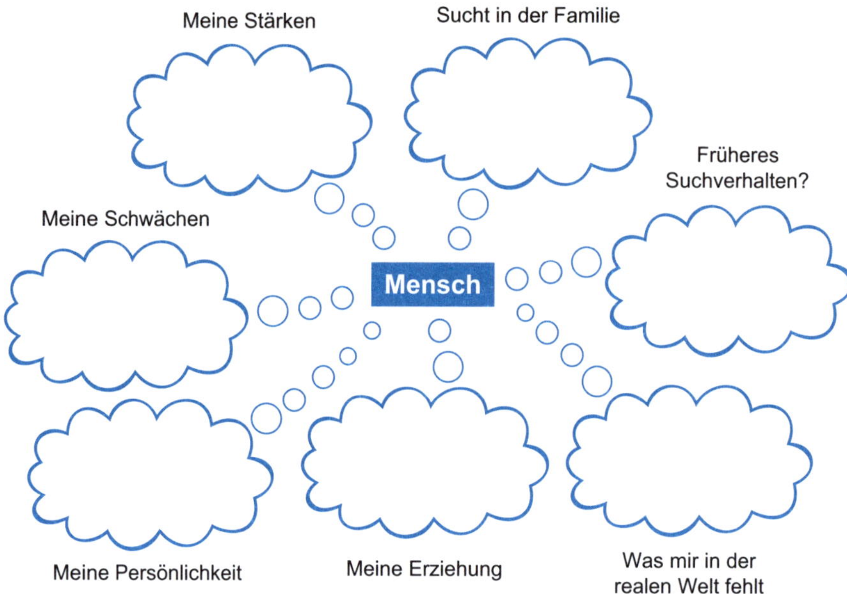

A b h ä

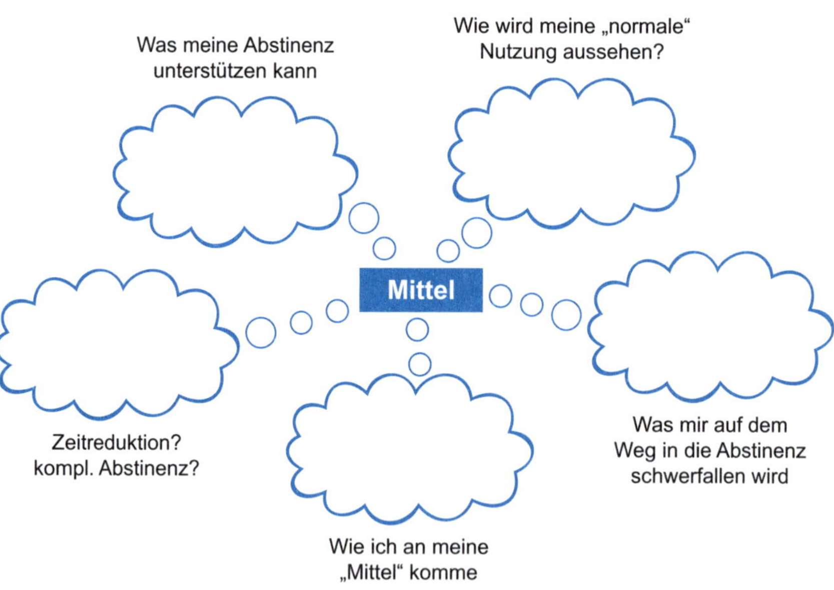

Abb. 16.1 4-M-Modell zum Ausfüllen [L231]

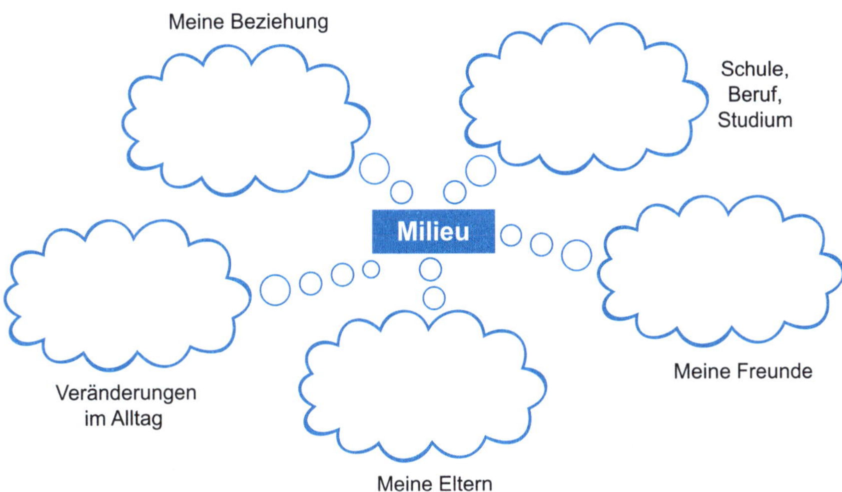
Meine Beziehung
Schule,
Beruf,
Studium
Milieu
Meine Freunde
Veränderungen
im Alltag
Meine Eltern

i g k e i t

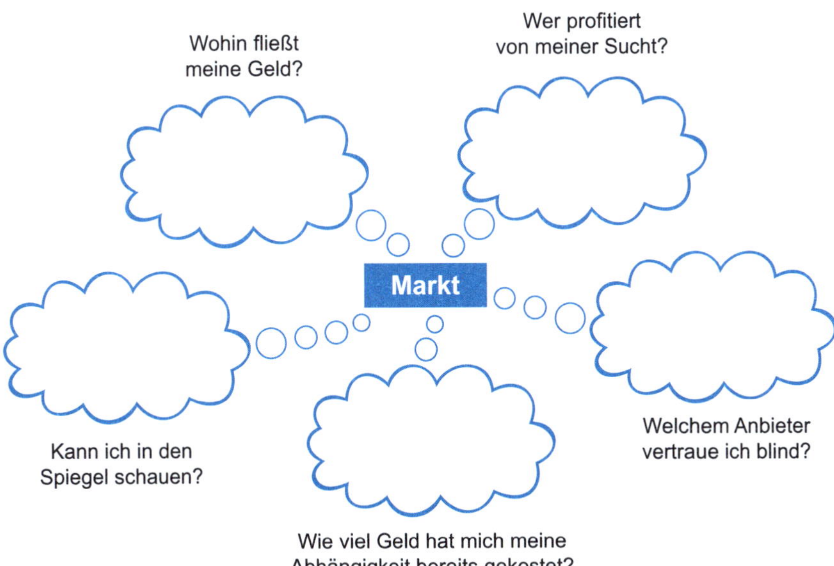
Wohin fließt
meine Geld?
Wer profitiert
von meiner Sucht?
Markt
Kann ich in den
Spiegel schauen?
Welchem Anbieter
vertraue ich blind?
Wie viel Geld hat mich meine
Abhängigkeit bereits gekostet?

Milieu

Häufig ist es schwer, seinen Konsum zu verändern, wenn dein **Umfeld (Milieu)** weiterhin ein Konsumverhalten oder gar eine eigene Abhängigkeit zeigt. Nur weil du dieses Buch liest und dein Medienverhalten verändern willst, bedeutet das ja nicht, dass deine Freunde ebenfalls etwas verändern werden.
An dieser Stelle lohnt sich der Vergleich zur **stoffgebundenen Sucht nach Alkohol.** Wenn jemand aufhören möchte zu trinken, muss er meist auch sein Umfeld ändern. Zu groß ist die Gefahr eines Rückfalls, wenn das Umfeld weiterhin abhängiges Verhalten zeigt. Mit den Kumpels jeden Abend in die Kneipe zu gehen, ist wahrscheinlich keine gute Idee, wenn man abstinent leben möchte. Beim Thema Alkohol werden selbst normale Alltagssituationen wie Geburtstags- oder Firmenfeiern für den Betroffenen schwierig.

Ähnliches trifft auch auf **abhängiges Verhalten mit Internetmedien** zu. Das bedeutet nicht, dass du komplett mit deinen Freunden brechen musst, auch nicht, dass du nie wieder ins Internet gehen solltest oder dein Smartphone wegwerfen musst. Aber vielleicht bist du in Zukunft nicht mehr so schnell erreichbar wie früher oder suchst dir andere Freizeitbeschäftigungen, als mit deinen Freunden im Park herumzuhängen und so lange „gemeinsam" Zeit zu verbringen, bis eure Handyakkus leer sind. Der Wunsch, etwas verändern zu wollen, und die daraus notwendigen Veränderungen in deinem Alltag werden nicht vor deinem Umfeld haltmachen. Wir werden über dieses Thema noch ganz ausführlich in ➤ Kap. 21 sprechen, aber nimm dir in der folgenden Aufgabe etwas Zeit, bereits jetzt darüber nachzudenken.

NUN BIST DU GEFRAGT!

Vervollständige das Modell in der Abbildung, indem du die Fragen den Bereich „Milieu" betreffend beantwortest. Schreibe dazu deine persönlichen Überlegungen in die entsprechenden Wolken.

Mittel

Die **Suchtmittel** „Smartphone" und „Internet" bergen einige Besonderheiten, über die es sich an dieser Stelle nachzudenken lohnt. Wie bereits besprochen, sind sie zunächst einmal **allgegenwärtig.** Die große Verfügbarkeit kann den Weg zur Abstinenz erschweren. Ähnlich wie es für den alkoholkranken Patienten mit Abstinenzwunsch schwer sein kann, Lebensmittel im Supermarkt einzukaufen, weil er dort ganz leicht die Flasche Bier in seinen Einkaufswagen legen kann, bekommt der Internetabhängige Schwierigkeiten beim Besuch eines Cafés mit kostenlosem WLAN. Und selbst das trifft bei Flatrate-Datentarifen auf dem Smartphone und Roaming für viele Menschen allenfalls noch in weit entfernten Urlaubsorten zu. Es ist noch nie so einfach gewesen wie heutzutage, einfach online zu gehen. Der App-Store auf dem Handy ist nur einen Fingerklick weit entfernt und lockt mit unendlichen Angeboten.

Vergleicht man Videospiele jetzt wieder mit stoffgebundenen Süchten wie Zigaretten- oder Alkoholabhängigkeit, so wird klar: Eine **Kontrolle** von Internetangeboten scheint (außerhalb von entsprechenden Programmen, die deine Eltern aber auch du selbst nutzen können, dazu gleich noch mehr oder ➤ Kap. 10) **nahezu unmöglich.** Klar, auch der minderjährige Raucher kommt irgendwie an „seinen Stoff", aber er kommt wesentlich leichter ins Internet. Was tun? Internet abschaffen? Soziale Netzwerke erst ab 18 erlauben und das auch entsprechend kontrollieren? Es ist an dieser Stelle sicherlich falsch, Apps als solche unter Generalverdacht zu stellen. Du wirst zum Beispiel spätestens, wenn du irgendwann beginnen wirst, Auto zu fahren, nicht auf eine Navigationshilfe verzichten wollen, oder? Und ganz ehrlich, jemanden, der von Google Maps abhängig ist, den habe ich bislang noch nicht behandelt. Wie du außerdem in ➤ Kap. 15 gemerkt hast, willst du ja auch weiterhin die Vorteile deiner Nutzungsformen, nun ja, nutzen. Du wirst also weder vom Staat noch zu 100 % von deinen Eltern vor (für andere unbedenklichen) Internetinhalten geschützt werden. Du musst dir vorab selbst überlegen, auf was du verzichten solltest und wie dein „normaler" Konsum aussehen wird.

Eine Möglichkeit, dem Suchtmittel Internet weniger ausgeliefert zu sein: die **Reduktion deiner Medienzeit.** Über weitere, sogenannte **Stimuluskontrolltechniken** wirst du gleich noch mehr hören. Vielleicht kann es auch sinnvoll sein, für eine gewisse Zeit gar kein Smartphone mehr zu haben oder sich von für dich schwierigen Sozialen Netzwerken abzumelden. Aber du wirst wahrscheinlich nicht morgen alle Zelte abbrechen und den Rest deines Lebens in einem Erdloch im Wald leben.

Du wirst also **mit dem Suchtmittel Internet leben** müssen und es selbstverständlich auch weiterhin benutzen müssen. Du wirst beispielsweise E-Mails lesen oder Online-Banking nutzen. Du wirst vielleicht auf deiner Arbeitsstelle das Internet brauchen. Aber du kannst lernen, nicht mehr stundenlang YouTube-Videos anzuschauen, zu chatten oder dich alle fünf Minuten auf Instagram einzuloggen, aus Angst, etwas zu verpassen. Du gebrauchst das Mittel also irgendwann wieder so wie jeder nicht abhängige Mensch auch. Das kann durchaus eine Herausforderung sein. Nicht von ungefähr empfiehlt man alkoholabhängigen Menschen beispielsweise, nie wieder einen Tropfen Alkohol zu sich zu nehmen. Selbst geringe Mengen des Mittels reichen hier aus, um einen Rückfall zu provozieren. Das Suchtmittel komplett wegzulassen, wird als **Vollabstinenz** bezeichnet. Die **Teilabstinenz** hingegen (man nutzt das Mittel noch teilweise) ist eine Herausforderung und stellt beim Thema Alkohol letztlich nur einen Kompromiss dar. Wer sich als von Alkoholabhängigkeit Betroffener beispielsweise selbst erlaubt, an Weihnachten und zu Geburtstagen zu trinken, der riskiert dabei jedes Mal einen Rückfall in alte, abhängige Verhaltensmuster.

Auch du bist beim harmlosen Online-Banking oder Surfen auf Nachrichtenseiten gefährdet, beispielsweise auf ein Werbebanner zu klicken und wieder in der Sucht zu landen. Die meisten **Strategien** diesbezüglich wirst du wie gesagt nachfolgend noch als Stimuluskontrolltechniken kennenlernen. Du kannst beispielsweise die leichte Verfügbarkeit reduzieren, indem du Portale wie den AppStore (zunächst) meidest. Oder deinen HomeScreen auf dem Smartphone von den Inhalten „bereinigst", die für dich gefährlich sind. In jedem Fall solltest du dir bereits jetzt überlegen, wie du mit dem Suchtmittel „Internet" in Zukunft umgehen möchtest.

NUN BIST DU GEFRAGT!

Vervollständige das Modell in der Abbildung, indem du die Fragen den Bereich „Mittel" betreffend beantwortest. Schreibe dazu deine persönlichen Überlegungen in die entsprechenden Wolken.

Markt

Kommen wir zum letzten Punkt des Modells: dem **Markt.** Über diesen Punkt hast du dir bislang wahrscheinlich am wenigsten Gedanken gemacht. Warum auch? Der Markt bezeichnet in diesem Fall vereinfacht gesagt all die Menschen, die mit den von dir genutzten Internetapplikationen Geld verdienen. Das sind die Betreiber und Entwickler von Apps, die Plattformen, auf denen du Apps erwerben kannst, die Werbung, aber auch die Influencer und YouTuber, denen du folgst oder denen du im Rahmen eines Livestreams eine Donation hast zukommen lassen. Auch ein weiteres Thema lässt sich hierunter fassen: Wer profitiert auch ohne (primären) Geldwert von deinen **persönlichen Daten,** die du auf Sozialen Netzwerken preisgegeben hast? Wie viel **Geld** hast du bislang in deine Abhängigkeit investiert? Was schätzt du? Wer steckt als Entwickler hinter den von dir genutzten Apps? Nach den Gesetzen welchen Landes wird mit deinen persönlichen Daten hantiert? Diese Punkte wirst du vielleicht etwas kleinkariert finden, aber wenn das Thema Sucht hinzukommt, wird dieser Punkt relevant.

Nehmen wir mal ein drastisches Beispiel: eine illegale Droge wie Kokain. Auch der Kokain-Abhängige konsumiert, ohne sich Gedanken um den Markt seiner Droge zu machen. Wenn er es nämlich tun würde, müsste er sich eingestehen, dass er mit einem Großteil seines Geldes illegale Geschäfte mitfinanziert. Vielleicht führt sein Geld sogar dazu, dass Menschen getötet werden. Klar, dass man das als Konsument dann lieber ausblendet. Natürlich kann man Kokain nicht mit Smartphone-Apps vergleichen, aber auch hier gibt es teilweise Möglichkeiten, sein Geld in dubiose Hände zu geben. **Soziale Netzwerke,** die ihren Firmensitz in Ländern haben, denen wir nicht unbedingt unsere privaten Daten geben wollen würden, **Online-Glücksspiele,** undurchsichtige **Free-2Play-Angebote** bei Videospielen oder fragwürdige **Influencer,** um nur einige zu nennen. Gerade, wenn du dich in der Vergangenheit wegen deiner Abhängigkeit verschuldet haben solltest, lohnt die Überlegung, wohin dein Geld letztlich fließt. Wer profitiert davon, dass du eine Abhängigkeit entwickelt hast? Natürlich sollen App-Designer, Programmierer und Co. Geld für ihre Produkte verlangen. Auch sie müssen Miete zahlen und ihre Kinder ernähren. Darum geht es nicht. Es geht um die Frage, ob du im Rahmen deiner Sucht noch in den Spiegel schauen kannst. Ob du mit deinem Geld **ehrliche Arbeit** unterstützt oder nur das undurchsichtige Geschäftsmodell eines fragwürdigen Unternehmens, das seinen Hauptsitz in einem Land hat, von dem du noch nie gehört hast.

NUN BIST DU GEFRAGT!

Vervollständige das Modell in der Abbildung, indem du die Fragen den Bereich „Markt" betreffend beantwortest. Schreibe dazu deine persönlichen Überlegungen in die entsprechenden Wolken.

Wie dir das 4-M-Modell helfen kann

Damit sind wir beim vierten „M“ angelangt. Das war mit Sicherheit anstrengend. Sich mit sich selbst zu beschäftigen kann jedenfalls sehr kräftezehrend sein. Die von dir ausgefüllte ➤ Abb. 16.1 zeigt dir jetzt ein ziemlich vollständiges Bild aller Aspekte, die mit deiner Abhängigkeit zu tun haben.

NUN BIST DU GEFRAGT!

Betrachte nochmals die von dir ausgefüllte Abbildung. Wie wirkt das Gesamtbild auf dich? Vielleicht entdeckst du auch schon einige Lösungsansätze oder hast durch die Übung einige neue Gedanken zu dem Thema bekommen?

Der Teufelskreis eines Ehepaars

Bis hierhin hast du höchstwahrscheinlich bereits bemerkt, dass es sehr schwer sein kann, sich dem inneren Drang, das Smartphone nutzen zu wollen, zu widersetzen. Es kann bei allen Suchterkrankungen sehr schwierig für die Betroffenen sein, den ersten Schritt in Richtung Abstinenz zu gehen. Der hohe Anreiz des Suchtmittels überwiegt jede Vernunft, und trotz der Tatsache, dass sich Betroffene der negativen Folgen ihrer Abhängigkeit bewusst sind, konsumieren sie weiterhin Drogen, Zigaretten, Alkohol, Soziale Netzwerke, Videospiele und andere elektronischen Medien. Das Problem dabei: Die negativen Folgen des Konsums unterstützen die Abhängigkeit meist zusätzlich, ein **sich selbst verstärkender Kreislauf** beginnt. Therapeuten sprechen dabei auch von einem **Teufelskreis.** Paul Watzlawick führte diesen Begriff erstmals in den 1960er-Jahren in der Psychologie ein (Watzlawick, 2016). Er beschrieb damit ursprünglich Wechselwirkungen in der zwischenmenschlichen Kommunikation. In seinem Beispiel zeigt sich eine Ehefrau unzufrieden mit der spärlichen Anwesenheit ihres Mannes und schimpft ihn deswegen. Aufgrund dessen zieht sich der Ehemann noch mehr zurück und verbringt noch weniger Zeit mit seiner Frau – ein Teufelskreis entsteht.

Der Teufelskreis der Sucht

Was hat nun ein streitendes Ehepaar mit deiner Abhängigkeit zu tun? Auch bei der Soziale-Netzwerke-Nutzungsstörung oder einer anderen Internetnutzungsstörung gibt es **sich gegenseitig verstärkende Faktoren.** Am Ende droht hier aber keine Scheidung, sondern die Fortführung der Sucht mit ihren negativen Folgen. Am besten, wir schauen uns das Ganze mal anhand eines Beispiels an (➤ Abb. 16.2).

Vielleicht kommen dir gewisse Merkmale der ➤ Abb. 16.2 bekannt vor? Richtig, du hast sie bereits bei der Vorstellung des 4-M-Modells zu Beginn dieses Kapitels kennengelernt. Wie du sehen kannst, führen nach diesem Modell verschiedene Aspekte der Abhängigkeit dazu, das Suchtmittel, in diesem Fall das Soziale Netzwerk und Internet, immer weiter zu nutzen. Bleiben wir zu Beginn nochmal recht nahe an dem ursprünglichen Beispiel von Watzlawick: Dein Konsum sorgt vielleicht auch in deinem Fall für Streit innerhalb der Familie oder mit deiner Partnerin bzw. deinem Partner. Du findest diesen Aspekt im unteren Kasten des Schaubildes mit der Überschrift „Milieu: Teufelskreis Umfeld“. Ganz so wie das Schimpfen der Ehefrau im Beispiel treibt dieser Streit dich dazu, hinter das Smartphone zu flüchten. Für dich bedeutet der Konsum des Mittels (oberer Kasten) Entspannung und Beruhigung.

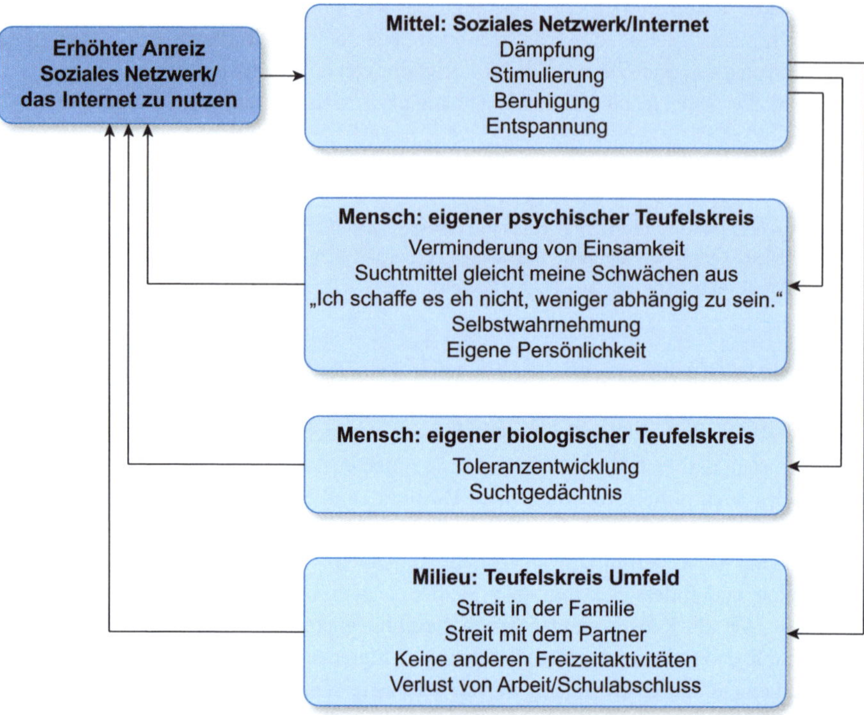

Abb. 16.2 Teufelskreismodell in Anlehnung an Küfner & Bühringer (1997), modifiziert aus Illy & Florack (2021) [L231]

Allerdings sorgt die Tatsache, dass du wieder nur vor dem Bildschirm hängst, in der Folge für noch mehr Streit. Es hat sich ein Teufelskreis ausgebildet. Daher ist eine solche Form der Entspannung als sogenannte dysfunktionale Emotionsregulation zu begreifen. Dysfunktionale Emotionsregulation ist eins der Abhängigkeitskriterien (➤ Kap. 15) und wurde bis hierhin einfacher als (nicht funktionierende) Gefühlsregulation bezeichnet. In ➤ Kap. 20 werden wir uns noch ausführlich mit dem Thema beschäftigen.

Die zentrale Rolle des Mittels

Vielleicht ist dir bei der Betrachtung der ➤ Abb. 16.2 bereits aufgefallen, dass die im Schaubild gezeigten Teufelskreise alle über den Kasten „Mittel" verlaufen. Die zentrale Rolle des Mittels wird hier nochmal deutlich. Eigentlich klar, denn die Abhängigkeit bildet sich aufgrund des Konsums eben dieses Mittels aus. Es wird aber auch eine Funktion des Mittels sichtbar. Im Falle der Streitsituation schafft das Soziale Netzwerk bzw. die Flucht in das Internet eine scheinbare Entspannung. Die vermeintlich positiven Effekte sind sehr umfassend und wirken auch in die Gegenrichtung: Im Falle fehlender anderer Freizeitaktivitäten kann das Mittel eine Stimulierung bewirken. Ebenso kann es bei der ebenfalls als Abhängigkeitskriterium definierten Toleranzentwicklung (➤ Kap. 15) dafür sorgen, dass durch die weitere Stimulierung (sprich: noch mehr Nutzungsdauer bzw. noch länger im Internet surfen) zunächst eine vermeintliche Stabilität erreicht wird. Doch ganz egal, welche kurzfristig positiven Effekte das Mittel auch bewirken mag, letzten Endes bewegt sich der Betroffene in einem Teufelskreis.

Auswege aus dem Teufelskreis

Der Ausweg aus dem Teufelskreis ist also nur dadurch zu schaffen, dass Betroffene in Situationen, in denen sie zuvor mit vermehrtem Konsum reagiert haben, lernen, das genaue **Gegenteil** zu tun. Also weg vom Smartphone oder dem Tablet, bevor der Teufelskreis mit jedem Durchlaufen nur noch gefestigter wird! Das ist an dieser Stelle sicherlich keine dich überraschende Erkenntnis, aber doch eine, die es sich an möglichst vielen Stellen zu vergegenwärtigen gilt. Wie also gelingt es nun, diesem Kreislauf zu entkommen?

Ausweg 1: Stimuluskontrolltechniken

Die erste Möglichkeit der Einflussnahme besteht aus den sogenannten **Stimuluskontrolltechniken** (➤ Abb. 16.3). Vereinfacht gesagt sind damit Techniken gemeint, welche den großen Reiz, das Medium zu konsumieren, abmildern.

Stimuluskontrolltechnik: Nutzungszeit begrenzen

Die einfachste Variante diesbezüglich ist eine **Begrenzung der Nutzungszeit,** wie du es ja in Teilen wahrscheinlich schon umgesetzt hast. Dadurch, dass du weniger Zeit mit dem Suchtmittel verbringst, sinkt dessen schädlicher Einfluss. Ich weiß, das Thema klingt erstmal gar nicht spannend und wird dich vielleicht nerven. Aber wenn du weiterhin teilabstinent das Medium Internet nutzen willst, so wirst du dich wohl oder übel damit beschäftigen müssen. Lass uns also gemeinsam überlegen, wie du deine **Nutzungszeit erfolgreich reduzieren** kannst. Wichtig hierbei: die Beschränkungen sollten primär von dir ausgehen und nicht von deinen Eltern! Du kannst sie zwar um Hilfe bitten, etwa wenn sie dir dabei helfen sollen, abends nicht mehr vor dem Handy zu hängen, und du dich zu Beginn deines Weges in die Teilabstinenz wohler dabei fühlst, wenn sie es über Nacht für dich verwahren, damit du ohne Stress schlafen kannst. Du kannst auch entsprechende **Programme** nutzen(➤ Kap. 10), die eigentlich für deine Eltern gedacht sind, um deine Nutzungszeiten einzuschränken. In vielen heutzutage verfügbaren Programmen lassen sich bestimmte Zeitkontingente an einzelne Programme knüpfen. Wenn du also zum Beispiel nur noch 30 Minuten am Tag auf Instagram sein möchtest, ist das technisch möglich. Alternativ kannst du über am Router eingestellte **WLAN-Zeiten** oder eine **Restriktion deines Datenvolumens** (was eher zu vermehrtem Konsum am Anfang des Monats und Entzug am Monatsende führt und für die meisten nicht zu empfehlen ist) arbeiten.

Eine weitere Möglichkeit, deine Medienzeit zu kontrollieren, ist die der **orts- bzw. kontextabhängigen Beschränkung.** Du kannst dir zum Beispiel vornehmen, dein Smartphone nicht mit in die Schule zu nehmen. Somit hast du im Bus oder den Pausen gar keine Möglichkeit zu konsumieren.

Diese Möglichkeiten der **Stimuluskontrolle über das Mittel** sind sehr effektiv, allerdings auch mitunter sehr einschneidend. Gerade zu Schlafenszeiten oder Zeiten, in denen du lernen solltest, ist eine solche Kontrolle allerdings (gerade zu Beginn deines teilabstinenten Weges) sehr zu empfehlen. Für die Dauernutzer unter euch, die am Tag mehrere hundert Mal ins Handy schauen,

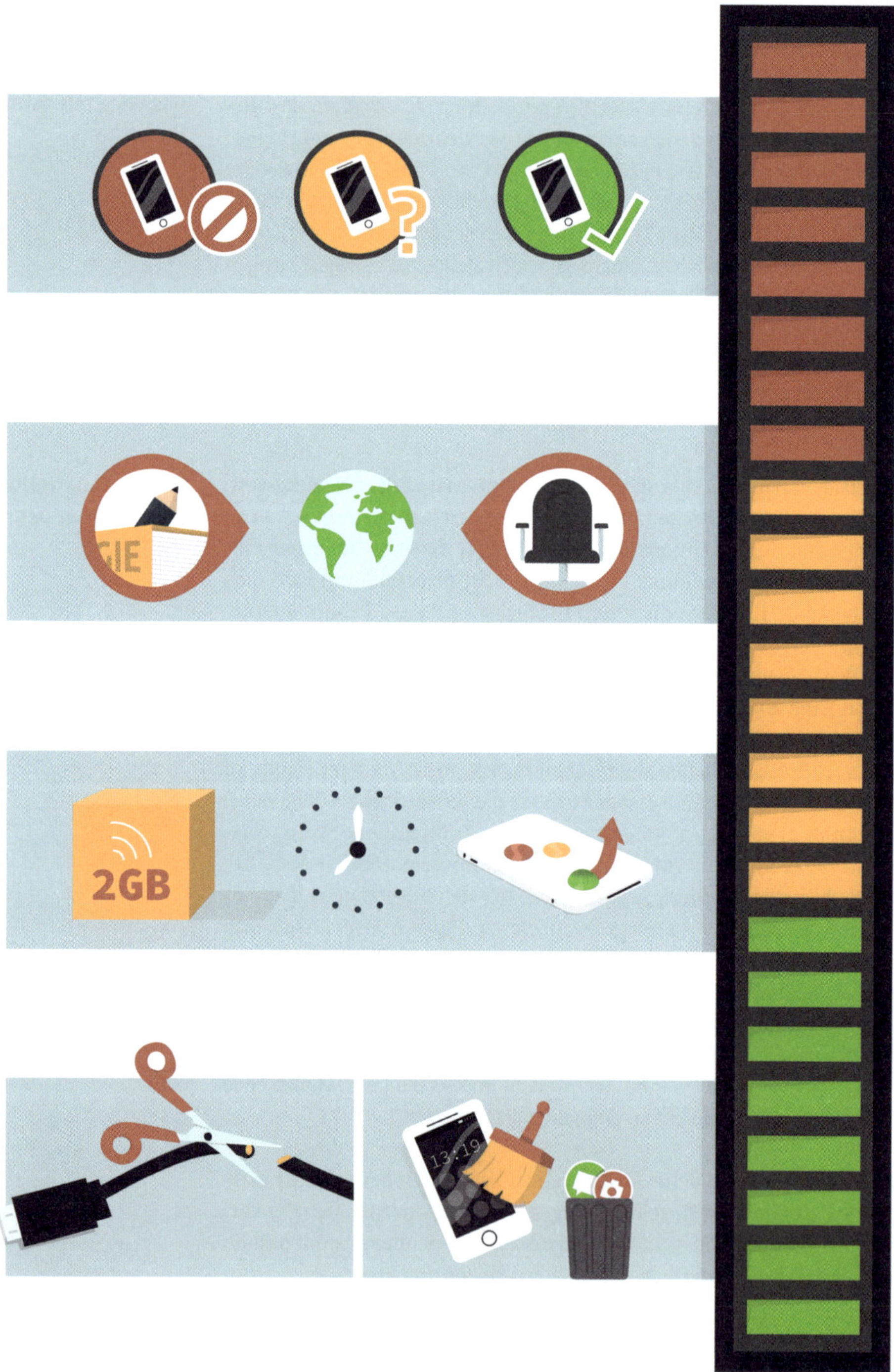

Abb. 16.3 Medienzeit erfolgreich reduzieren [L265]

kann es sich auch anbieten, dies zu limitieren. Du kannst zum Beispiel festlegen, dass du in deiner Freizeit erstmal nur zu jeder vollen Stunde 5 Minuten das Handy nutzen darfst. Hilfreich zur **Visualisierung** können dabei kleine Sticker auf der Rückseite deines Handys sein. Jeder Sticker steht für 5 Minuten Nutzungszeit und muss von dir im Anschluss entfernt werden. Sind keine Sticker mehr vorhanden, so schaltest du das Handy aus.

Stimuluskontrolltechnik: HomeScreen bereinigen

Auch im Smartphone selbst kannst du für Ordnung sorgen. Bereits angesprochen wurde die **„Bereinigung" des HomeScreens.** Verführt dich beispielsweise schon das TikTok-Logo dazu, die App zu nutzen, so schieb die App doch einfach ein paar Screens weiter nach rechts. Es kann sich auch lohnen, die Pushnachrichten von Apps auszuschalten oder Apps zu zwingen, sich wirklich zu beenden.

Stimuluskontrolltechnik: Ampelmodell

Wesentlich freier und daher auch nur dann für dich geeignet, wenn du zum Beispiel die therapeutische Aufgabe im letzten ➤ Kap. 15 gewissenhaft bearbeitet hast, ist das **Ampelmodell.** Du ahnst vielleicht bereits, warum du als Aufgabe deine bindenden Faktoren mit den Farben rot, gelb und grün markieren solltest? Das Ampelmodell kannst du auf komplette Nutzungsformen (z. B. Instagram = rot = nutze ich [erstmal] nicht mehr) oder, wie in der vorausgegangenen Übung, auf bestimmte Teilbereiche anwenden. So könntest du zum Beispiel beschließen, kein Geld mehr bei Streams auszugeben (rot), aber weiterhin Twitch mit entsprechenden Vorsichtsmaßnahmen (gelb) zu nutzen. Du siehst schon, das braucht ein bisschen Zeit und sollte möglichst individuell erfolgen. Du selbst kannst am besten abschätzen, was dir guttut und was nicht! Wenn du es schaffst, das Ampelmodell auf einen persönlichen Medienkonsum abzustimmen, hast du ein sehr mächtiges Werkzeug für deine Teilabstinenz.

Stimuluskontrolltechnik: Digital Detox

Solltest du Schwierigkeiten bei der Umsetzung haben, so kann es sinnvoll sein, **vorübergehend kein Smartphone mehr zu nutzen.** Das kommt vielleicht bei deinen Freunden zunächst nicht gut an, um die kümmern wir uns aber noch ausführlich in ➤ Kap. 21. Ein „normales" Mobiltelefon ermöglicht es dir, weiterhin Menschen anzurufen und SMS zu schreiben, nimmt jedoch den Risikofaktor „Online-sein" weg. Scheiterst du hingegen wiederholt an der Umsetzung der Stimuluskontrolltechniken, so kann auch eine **vorübergehende Totalabstinenz** Sinn machen. Viele Menschen schätzen den positiven Effekt eines auch als **„Digital Detox"** bezeichneten „Urlaubs von digitalen Medien". Ihr habt übers Wochenende einen Campingtrip geplant? Perfekt! Versuch doch einfach mal, wie es dir geht, wenn du dein Handy zu Hause „vergisst". Nach anfänglichen Schwierigkeiten wie Unruhe und Langeweile wird dein Gehirn gerade nach einer längeren Abstinenz den Urlaubsort erst so richtig zu schätzen wissen. Taste dich aber vielleicht vorsichtig heran, drei Wochen Strandurlaub ohne Handy sind an Erholung unschlagbar, für dich aber vielleicht am Anfang zu viel. Im Verlauf könntest du dir dann zum Beispiel immer einen **medienfreien Tag** in der Woche gönnen. Für alle hier vorgestellten Methoden gilt: Finde einfach durch Ausprobieren heraus, welche am besten für dich wirkt!

Mit den Stimuluskontrolltechniken haben wir eine der Möglichkeiten, dem Teufelskreis zu entfliehen, besprochen. In der ➤ Abb. 16.4 siehst du diese Fluchtmöglichkeit eingezeichnet. Über die beiden anderen Wege wollen wir nun sprechen.

NUN BIST DU GEFRAGT!

- Probiere die für dich passenden Möglichkeiten der Stimuluskontrolle aus: Nutze zeitliche oder örtliche Beschränkungen, räume deinen Home Screen auf oder informiere dich (am besten mit deinen Eltern) über Möglichkeiten einer technischen Lösung.
- In jedem Fall solltest du versuchen, das Ampel-System zu nutzen und die von dir genutzten Medieninhalte entsprechend einzuordnen.
- Du kannst auch die Übung aus ➤ Kap. 15 nochmal wiederholen, um dich intensiv mit einer einzigen Nutzungsform auseinanderzusetzen.
- Erinnere dich an zurückliegende Versuche, deinen Konsum zu reduzieren. Was hast du vielleicht ohne das Wissen dieses Buches bereits angewendet? Was hat dabei für dich funktioniert, was eher nicht?
- Traust du dir zu, einen „Digital Detox" durchzuführen?

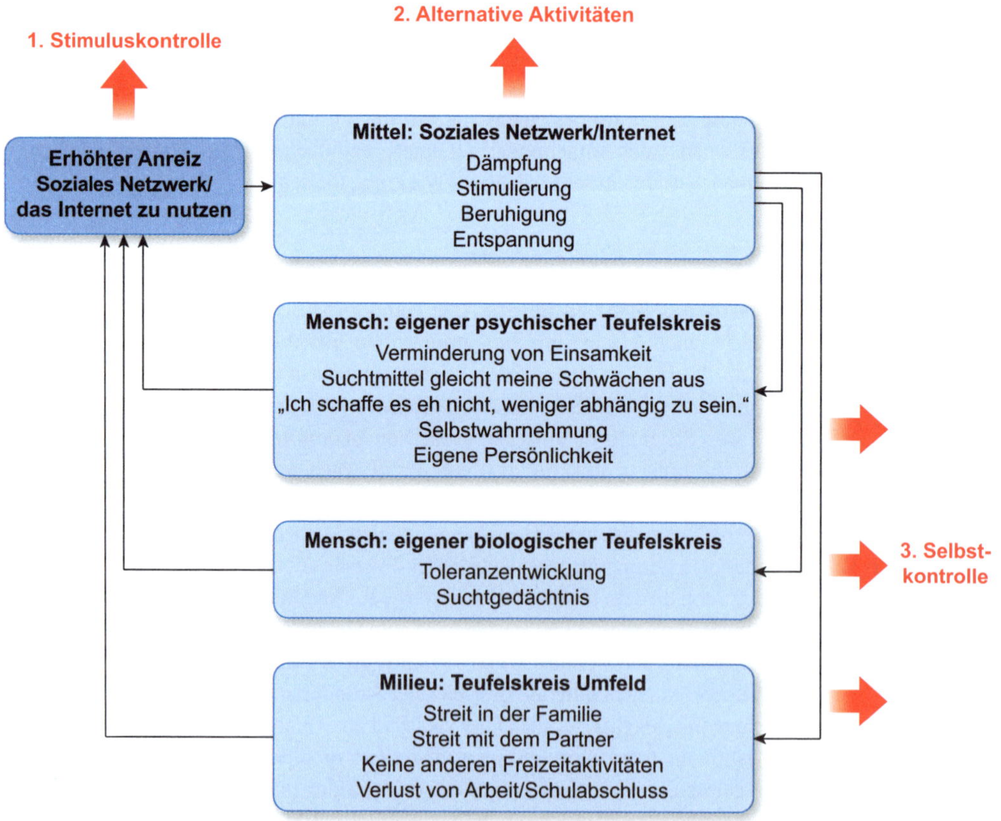

1. Stimuluskontrolle

2. Alternative Aktivitäten

Erhöhter Anreiz Soziales Netzwerk/ das Internet zu nutzen

Mittel: Soziales Netzwerk/Internet
Dämpfung
Stimulierung
Beruhigung
Entspannung

Mensch: eigener psychischer Teufelskreis
Verminderung von Einsamkeit
Suchtmittel gleicht meine Schwächen aus
„Ich schaffe es eh nicht, weniger abhängig zu sein."
Selbstwahrnehmung
Eigene Persönlichkeit

Mensch: eigener biologischer Teufelskreis
Toleranzentwicklung
Suchtgedächtnis

Milieu: Teufelskreis Umfeld
Streit in der Familie
Streit mit dem Partner
Keine anderen Freizeitaktivitäten
Verlust von Arbeit/Schulabschluss

3. Selbstkontrolle

Abb. 16.4 Teufelskreismodell in Anlehnung an Küfner & Bühringer (1997) mit Auswegen, modifiziert aus Illy & Florack (2021) [L231]

Ausweg 2: Alternative Aktivitäten

Wenn du nun nicht mehr so viel Zeit vor deinem Handy verbringst, wird sich wahrscheinlich ein für dich ziemlich unangenehmes Gefühl einstellen: **Langeweile.** Was tun mit all der freien Zeit? Langeweile loszuwerden ist für dich vielleicht auch einer der Hauptgründe gewesen, Medien zu konsumieren – hier droht ein neuer Teufelskreis! Aus psychologischer Sicht ist es für uns Menschen leider immer schwieriger, etwas **nicht** zu tun, als stattdessen etwas zu tun. Du brauchst also zwei Dinge: einen **Plan,** was du wann mit deiner freien Zeit anstellen solltest, und vor allem **Inhalte,** mit denen du diesen Plan füllen kannst. Da das Thema sehr umfangreich ist, werden wir darüber ganz ausführlich in ➤ Kap. 17 sprechen. Bereits jetzt kannst du dir aber schon mal deine Gedanken dazu machen.

NUN BIST DU GEFRAGT!

- Welche Freizeitbeschäftigungen und Hobbys fallen dir ein, die nichts mit digitalen Medien zu tun haben? Wäre Lesen, Zeichnen oder Nähen was für dich?
- Was hat dir früher, bevor du so viel Zeit mit deinem Handy verbracht hast, vielleicht Spaß gemacht?
- Was würdest du gerne mal ausprobieren?
- Welche Sportarten kämen für dich in Frage? Aus welchen Sportvereinen bist du vielleicht ausgetreten, weil das Handy wichtiger wurde?
- Was haben deine Freunde für Hobbiys, die du dir gerne mal ansehen würdest?

Ausweg 3: Selbstkontrolle

Die dritte Einflussmöglichkeit besteht auf deiner ganz persönlichen Ebene der Abhängigkeit im Schaubild (➤ Abb. 16.3), also innerhalb der Kästen mit den Überschriften „Mensch" und „Milieu". Wir wollen diese Möglichkeit als **Selbstkontrolle** bezeichnen. Dafür brauchst du ein bisschen Geduld und häufige Wiederholungen. In ➤ Kap. 7 habe ich deinen Eltern ausführlich erklärt, wie Suchtverhalten entsteht. Wenn du dich für die Details interessierst, lies dort gerne nach. Fürs Erste soll es aber genügen, dass wir uns nochmal in Erinnerung rufen, dass dein Gehirn durch sein Suchtverhalten (das falsche Verhalten) **verlernt** hat, das **richtige Verhalten** anzuwenden. Du erinnerst dich vielleicht: Darüber haben wir schon in ➤ Kap. 15 gesprochen. Indem du nun also **konsequent** versuchst, die **Stimuluskontrolle** und die **Alternativen Aktivitäten** anzuwenden, wird dein Gehirn mit der Zeit dein **Suchtgedächtnis abbauen.** Es wird vermutlich nie ganz verschwinden, das muss es aber auch nicht. Mit jedem Tag, an dem du es schaffst, in der Teilabstinenz kontrolliert Medien einzusetzen, wird dein Gehirn Fortschritte in Richtung des „richtigen" Verhaltens machen. Die gute Nachricht dabei: Es wird dir in Zukunft immer leichter fallen, die entsprechenden Dinge umzusetzen, **am schwersten ist der Anfang.**

Im Verlauf dieses Buches wirst du auch noch einige Techniken, die dir bei der Umsetzung in Zukunft helfen können, vorgestellt bekommen. So zum Beispiel die **Situationsanalyse** in ➤ Kap. 20 oder **Möglichkeiten zur Aufrechterhaltung deiner Erfolge** in ➤ Kap. 22. An dieser Stelle ist für dich lediglich folgendes wichtig: Du solltest **dranbleiben,** auch wenn es manchmal hart erscheint, deinen Weg zu gehen! Und: Es wird mit jedem Tag leichter werden! Selbstkontrolle ist etwas, das man leider nicht innerhalb weniger Tage bekommt, es lohnt sich aber definitiv, daran zu arbeiten. Langfristig wirst du vermutlich deutlich weniger Stimuluskontrolle brauchen, weil deine Selbstkontrolle bereits so ausgeprägt ist.

NUN BIST DU GEFRAGT!

Mach dir noch einmal den Stellenwert der Selbstkontrolle klar. Was bezeichnet diese? Wie kannst du sie erlangen? Warum brauchst du dazu Geduld?

Dein persönlicher Teufelskreis und die Auswege

Du siehst: Der Kreislauf mag zwar teuflisch sein – es gibt jedoch Auswege. Du musst sie nur konsequent nutzen, anstatt den für dich einfacheren, aber definitiv schädlicheren Weg zu gehen.

NUN BIST DU GEFRAGT!

- Wie sieht dein persönlicher Teufelskreis aus? Versuche anhand der ➤ Abb. 16.2 deinen eigenen Teufelskreis zu zeichnen.
- Welche Möglichkeiten der Einflussnahme (Stimuluskontrolle, Alternative Aktivitäten und Selbstkontrolle) lassen sich für deinen individuellen Teufelskreis anwenden?
- Welche Maßnahmen könnten dir konkret helfen?
- Wo funktionieren die Möglichkeiten schon gut, wo solltest du noch etwas üben?

KAPITEL

17 Alternativen und Struktur

Struktur ist wichtig

Hattest du im zurückliegenden ➤ Kap. 16 Schwierigkeiten, alternative Aktivitäten zu finden? Keine Sorge, das geht vielen meiner Patienten so. Wer sich in einem Großteil seiner Freizeit nahezu ausschließlich mit Internetmedien beschäftigt, hat vielleicht erstmal Schwierigkeiten, wieder in das „analoge Leben" zurückzufinden. Bevor wir beginnen, deinen Tag mit allerlei nichtelektronischen Aktivitäten zu füllen, brauchst du aber vermutlich ein bisschen Struktur. Das Motto diesbezüglich lautet: **„Erst die Arbeit, dann das Vergnügen"**. Die wichtigen Dinge im Leben, also Schule, Ausbildung, Beruf, Familie (ja, auch gemeinsames Abendessen und Unternehmungen am Wochenende) und Freunde haben Vorrang und sollten unter deinem Medienkonsum nicht leiden.

Der Freizeitplan

Vermutlich hast du nach einem anstrengenden Schultag bislang allerdings erstmal das Bedürfnis gehabt, einfach „abzuschalten" und dazu dein Handy eingeschaltet. Zum Entspannen werden wir in Zukunft andere Dinge für dich finden, dazu gleich mehr. Vorerst wollen wir uns deine zukünftige Freizeit aber mal in einem übersichtlichen Plan anschauen.

Die ➤ Tab. 17.1 zeigt einen beispielhaft ausgefüllten **Freizeitplan** für einen Wochentag. Die Konsumzeiten dunkelblau ausgefüllt ausgemalt – wie du siehst, kommt es dabei auf den Unterschied zwischen dem früheren Konsum (vor Beginn der Veränderung) und dem aktuellen Konsum (jetzt) an. Im vorliegenden Beispiel hat sich der Patient dafür entschieden, Medien (vorübergehend) nur noch zwischen 18 Uhr und 20 Uhr zu konsumieren, dafür bewusst. Während früher sofort nach der Schule konsumiert wurde (während mehr oder weniger die Hausaufgaben bearbeitet wurden), nutzt der Beispielpatient nun eine sportliche Aktivität (zwei Stunden im Fitnessstudio), um den Schulstress loszuwerden. Um trotzdem soziale Kontakte zu haben, findet dieser Fitnessstudiobesuch gemeinsam mit einem Freund statt und wurde im Vorfeld vereinbart. Nach dieser Aktivität werden die Hausaufgaben erledigt. Dafür braucht der Patient nun in der Summe gesehen deutlich weniger Zeit als vorher (nicht im Plan abgebildet, da von andauerndem Medienkonsum „überschattet"). Ein wiederaktiviertes Hobby stellt das Lesen dar, das der Patient zur Belohnung nach den erfolgreich abgeschlossenen Hausaufgaben einsetzt. Erst dann ist Zeit für den Medienkonsum (in diesem Fall YouTube und dabei auf Instagram sein). Der Patient hat sich auch bewusst dafür entschieden, seine Einschlafzeit altersentsprechend nach vorne zu legen (dazu gleich noch mehr). Natürlich ist dieses Beispiel stark idealisiert. Ich hoffe aber, dass zugrunde liegende Konzept ist deutlich geworden. Solltest du keine ausgedehnten

Tab. 17.1 Beispiel für einen ausgefüllten Freizeitplan (aus Illy & Florack 2021)

Uhrzeit	Montag	
	Früherer Konsum	Aktueller Konsum
6–9 Uhr		
	Schule	Schule
9–12 Uhr	Schule	Schule
	Schule	Schule
	Schule	Schule
12–15 Uhr	Schule	Schule
	Schule	Schule
	Schule	Schule
15–18 Uhr		Sport
		Sport
		Lernen
18–21 Uhr		
		Lesen
21–24 Uhr		Lesen
		Schlafen
		Schlafen
0–6 Uhr	Schlafen	Schlafen
	Schlafen	Schlafen
	Schlafen	Schlafen

Konsumzeiten am Stück haben (wie im Beispiel), besteht natürlich auch die Möglichkeit, kleinere Blöcke mit dir selbst zu vereinbaren. Idealerweise verzichtest du aber auf einen Konsum direkt nach der Schule und direkt vor dem Schlafengehen.

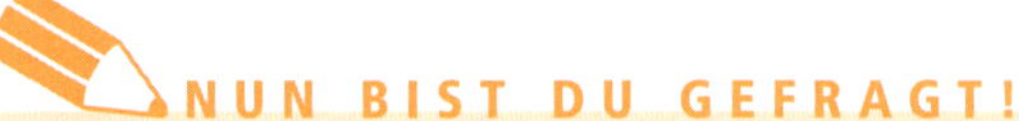

NUN BIST DU GEFRAGT!

Nun versuche du es mal! Nutze die hier abgedruckte Vorlage (➤ Abb. 17.1) oder erstelle dir einen eigenen Freizeitplan in deinem Therapieheft. Was möchtest du verändern? Schraffiere zunächst die früheren und aktuellen Konsumzeiten aus. Mache dir nun Gedanken, wie du die neu entstehenden „Lücken" füllen möchtest. Welche Aktivitäten sollen an die Stelle des Konsums treten? Wir wollen diese Aktivitäten nachfolgend (positive) alternative Aktivitäten nennen, um so ihren Effekt auf dein Wohlbefinden zu unterstreichen.

Schritt für Schritt zum Ziel

Du hast mittlerweile sicherlich schon mitbekommen, dass es wesentlich sinnvoller ist, dein dir selbstgestecktes Ziel **schrittweise** zu erreichen. Der Plan kann dir zusammen mit deinem Medientagebuch (➤ Kap. 14) dabei helfen, jeden Tag kleine Schritte umzusetzen. Eventuell wird es dir am Anfang zum Beispiel gar nicht gelingen, so lange Zeit (wie im Beispiel in ➤ Tab. 17.1) auf

Mein Freizeitplan:

Ich fülle die durch meine Fortschritte entstandenen Freizeitlücken mit (positiven) alternativen Aktivitäten!

Uhrzeit	Montag		Dienstag		Mittwoch		Donnerstag		Freitag		Samstag		Sonntag	
	früherer Konsum	aktueller Konsum	früherer Konsum	aktueller Konsum	früherer Konsum	aktueller Konsum	früherer Konsum	aktueller Konsum	früherer Konsum	aktueller Konsum	früherer Konsum	aktueller Konsum	früherer Konsum	aktueller Konsum
6–9 Uhr														
9–12 Uhr														
12–15 Uhr														
15–18 Uhr														
18–21 Uhr														
21–0 Uhr														
0–6 Uhr														

Gesamtdauer der Medienzeit: ____________

Abb. 17.1 Freizeitplan zum Ausfüllen (aus Illy & Florack 2021) [O249]

dein Handy zu verzichten. Dann nimm dir doch erstmal vor, am Nachmittag immer nur die letzten zehn Minuten einer Stunde für deinen Konsum zu nutzen und versuche zum Beispiel, vor allem am Abend auf dein Handy zu verzichten.

Besser (ein)schlafen

Warum es gerade so wichtig ist, am Abend auf ein leuchtendes Handydisplay zu verzichten, das wollen wir nun besprechen. Ich habe bereits einige Jugendliche behandelt, die sich wegen **Einschlafschwierigkeiten** vorgestellt hatten. Bei vielen davon ließ sich hoher Medienkonsum am Abend feststellen. Doch wie führt der zu Schlafstörungen? Der Grund dafür liegt in der Vergangenheit der Menschheit. Wir haben erst einen kleinen Teil unserer Evolutionsgeschichte mit elektrischem Licht verbracht. Unser Körper steckt gewissermaßen noch im Mittelalter fest, als wir abends allerhöchstens in der Nähe eines prasselnden Feuers etwas zusätzliches Licht finden konnten. Unsere Augen melden dem Gehirn also auch heute noch zurück, dass es abends dunkel wird und dass sich der Körper auf das Schlafengehen vorbereiten soll und müde wird. Das tut er mit Hilfe eines dann ausgeschütteten Hormons, des **Melatonins.** Sind unsere Augen nun abends einer hellen Lichtquelle (zum Beispiel dem Smartphone-Bildschirm) ausgeliefert, so kann das unser Gehirn verwirren. Es wird dann zu wenig Melatonin ausgeschüttet und der Körper kommt nicht zur Ruhe. Besonders „schädlich" für unsere Müdigkeit ist dabei der **blaue Lichtanteil.** Moderne Handys und Tablets besitzen deswegen in der Regel einen Filter, der blaues Licht herausfiltert. Das hilft zwar etwas, indem es die physikalischen Ursachen der Schlafstörungen minimiert, hat allerdings keinen Einfluss auf zwei weitere (für dich fast noch wichtigere) Einflussfaktoren.

Abends zur Ruhe zu kommen bedeutet nämlich auch, nicht unbedingt noch 50 Nachrichten zu beantworten, aufregende YouTube-Videos zu schauen und sich über diesen oder jenen Post aufzuregen. Die **psychologischen Effekte** eines abendlichen Medienkonsums vermag kein Filter der Welt zu mindern. Es macht abends einfach Sinn für unseren Organismus, zu **entschleunigen** und sich mit **Ritualen** (Zähne putzen, Tee trinken, Buch lesen) auf den bald einsetzenden Schlaf vorzubereiten. Neben diesem Effekt ist es die durch deinen Konsum möglicherweise **eingeschränkte Schlafdauer,** die einen entsprechend negativen Effekt auf deine Gesundheit hat. Gerade wenn du das Abhängigkeitskriterium (➤ Kap. 15) Kontrollverlust erfüllst, kommt dir folgende Situation vielleicht bekannt vor: Du willst nur nochmal schnell was auf Insta checken und schon ist es vier Uhr morgens und der Wecker klingelt in 3 Stunden, um dich für einen langen Schultag zu wecken. Das bedeutet Konzentrationsdefizit, schlechte Laune und (je nach deinem Teufelskreis) noch mehr Konsum am Folgetag. Der **Schlafbedarf** von uns Menschen ist individuell verschieden und altersabhängig, acht bis zehn Stunden sind bei Jugendlichen aber in der Regel ein guter Ausgangswert.

Kein Handy im Bett

Du solltest also gerade, wenn es dir darum geht, wieder mehr Struktur in deinen Tag zu bringen (➤ Abb. 17.2), auf einen **abendlichen Medienkonsum verzichten.** Ein bis (besser) zwei Stunden vor dem Schlafengehen ohne Bildschirm vor den Augen kann zunächst schwierig umzusetzen zu sein. Es lohnt sich jedoch, es zu versuchen. Damit das leichter gelingt, kannst du zum Bei-

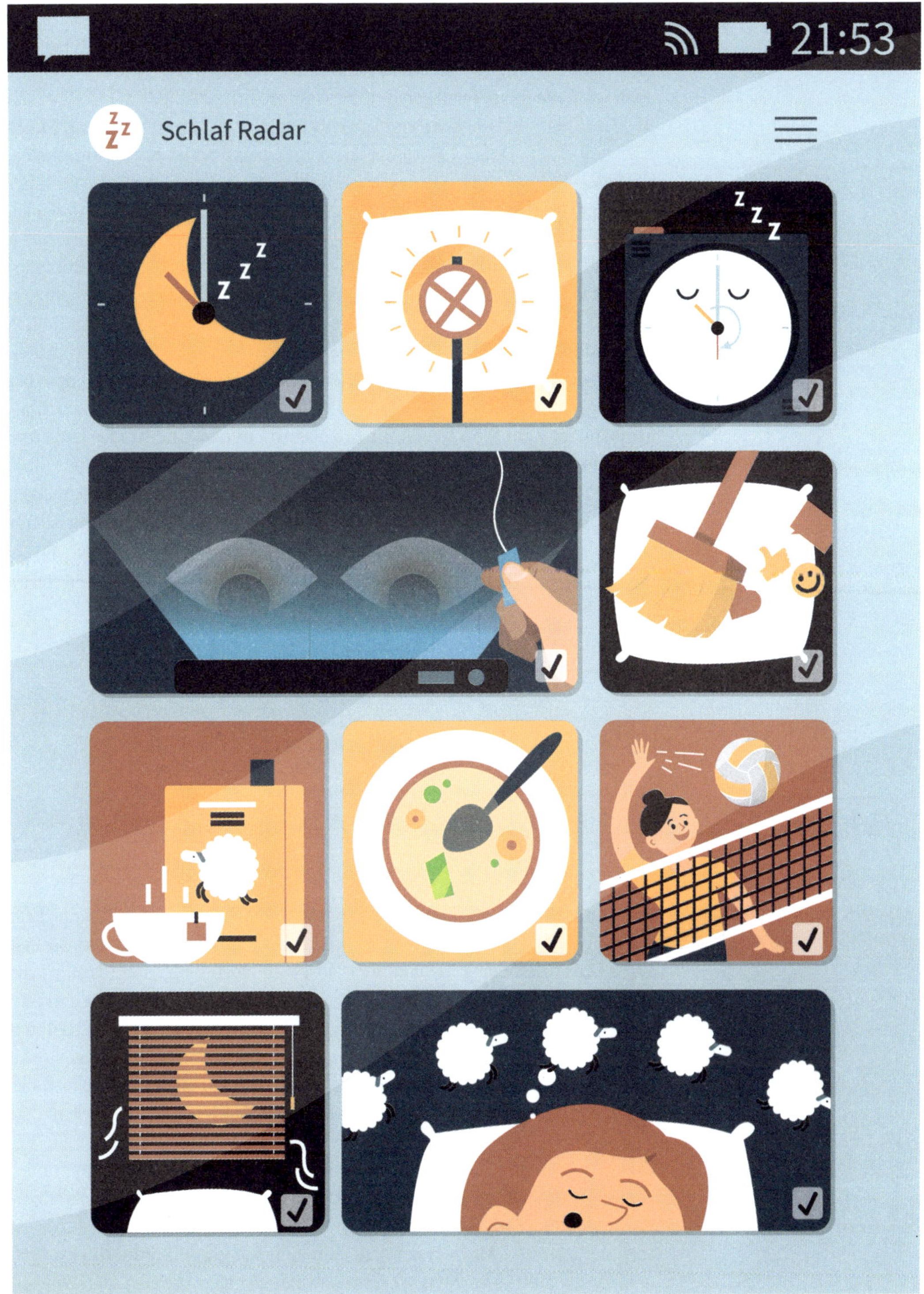

Abb. 17.2 Mit Struktur besser durch den Tag (und die Nacht) [L265]

spiel versuchen, auch tagsüber keine Medien in deinem Bett zu konsumieren. Wenn du bewusst dein Handy nutzen willst, setze dich lieber auf dein Sofa. So bleibt dein Bett ein Ort, der ausschließlich zum Schlafen genutzt wird. Ich weiß, auch ich habe mein Teenager-Bett in wohliger Erinnerung. Ein Ort, wo man den Großteil seines Lebens verbringen könnte und zum Beispiel isst, Musik hört und chillt. Treten jedoch Schlafstörungen auf, so ist es am einfachsten, an diesen Punkten anzusetzen. Du solltest möglichst auch versuchen, immer **zur ungefähr selben Zeit** ins Bett zu gehen, auch am Wochenende. Und auch hier wirst du mir wahrscheinlich heftig widersprechen. Aber probiere es doch einfach mal aus, was hast du zu verlieren? Versuche abends etwas **Entspannendes** zu machen, etwas, das einen möglichst rituellen Charakter hat, zum Beispiel eine Tasse Tee (Achtung: nichts Aktivierendes!) trinken und ein Buch lesen oder Musik hören. Versuche abends nicht zu viel zu essen, um deinen Körper nicht mit verdauen statt schlafen zu beschäftigen. Auch zu spät am Abend Sport zu machen, wirkt einer Erholung entgegen. Schaffe eine **Schlafatmosphäre** zum Wohlfühlen (nicht zu warm, dunkel und frische Luft) und mach dich nicht verrückt, wenn es mal nicht sofort mit dem Einschlafen klappen sollte. Ein besonders guter Schlaf stellt sich übrigens ein, wenn man einen ausgefüllten Tag erlebt hat, der einem neben den Anstrengungen des Alltags auch schöne Dinge beschert und einen auf eine gute Art und Weise „ausgepowert" hat. Sport ist dazu ideal. Um diese und andere (positive) alternative Aktivitäten wollten wir uns gleich noch kümmern.

NUN BIST DU GEFRAGT!

- Probiere aus, wie es sich anfühlt, abends eine oder besser zwei Stunden vor dem Schlafengehen auf Mediennutzung zu verzichten.
- Setzt du die sonstigen Regeln für eine bessere Schlafhygiene um? Schläfst du beispielsweise ausreichend lange, zweckentfremdest du dein Bett mit Mediennutzung oder hast du stark abweichende Ins-Bett-geh-Zeiten?
- Versuche schrittweise etwas zu verändern.

Gestalte deine Freizeit aktiv!

Nun kommt einer der schwersten Teile deines Kampfes gegen die Abhängigkeit. Aber keine Sorge, das haben andere auch geschafft und du wirst das mit der Zeit auch! Du solltest deine Medienzeiten durch ein auch langfristig (denk an die Vierfeldertafel aus ➤ Kap. 13) vorteilhafteres Verhalten ersetzen. Diese Aktivitäten wollen wir, wie bereits angekündigt, als **(positive) alternative Aktivitäten** bezeichnen. Sie sollten dein ursprüngliches Verhalten zu Teilen ersetzen (also zum Beispiel sozial und kommunikativ sein), aber an einigen Stellen auch das bewusste Gegenteil zum Dasitzen-und-auf-dein-Handy-glotzen darstellen.

Du ahnst es schon: Da bietet sich **Sport** an (vor allem in der Gruppe) oder zumindest eine **aktive Freizeitgestaltung.** Wenn du nur zu Hause herumhängen und versuchen würdest, nicht an dein Handy zu gehen, wäre der Frust vorprogrammiert. Mit meinen Patienten gehe ich gerne **Bouldern** (Klettern in niedriger Höhe über Matten). Gerade bei denjenigen, die eine Abhängigkeit von Videospielen aufweisen, ersetzt dieser Freizeitsport das Spielerische und ist dennoch anstrengend und körperlich herausfordernd. Gerne erinnere ich mich an Szenen zurück, bei denen ein Teilnehmer dem anderen an der Kletterwand zurief: „Los jetzt, du bist gleich oben beim Endboss!".

Auch das **Geocaching,** eine Art Schnitzeljagd mit GPS-Koordinaten, hat sich bewährt. Wenn du bisher nicht sonderlich aktiv warst, ist es sinnvoll, **schrittweise** vorzugehen. Kein Mensch kann aus dem Stand einen Marathon laufen.

Ausdauersport mit Freundinnen oder Freunden

Aber du kannst zum Beispiel versuchen, mal 2 km schnell zu gehen und dich langsam steigern. Gerade bei den **Ausdauersportarten** (die man auch super mit der besten Freundin zusammen erleben kann) kommt noch ein weiterer Effekt dazu: Es zeigte sich, dass mehrmals wöchentlich durchgeführter moderater Ausdauersport (also zum Beispiel Joggen, Fahrradfahren oder Schwimmen) einen deutlichen Effekt auf Depressionen und Angsterkrankungen hat. Da gerade diese Erkrankungen ein häufiger Begleiter bei einer Medienabhängigkeit sind (➤ Kap. 18) macht es also gleich doppelt Sinn, sportlich aktiv zu werden.

Ein weiterer, wichtiger Tipp wurde schon beim Ausfüllen des Freizeitplans (Abb. 17.1) deutlich. Es mach Sinn, gleich nach der Schule oder Ausbildung aktiv zu werden. So kannst du den vielleicht angesammelten Frust effektiv abbauen und musst dich nicht am Nachmittag, vielleicht nachdem du bereits wieder begonnen hast zu konsumieren, aufraffen.

Zu Beginn kann es für dich vielleicht auch schwierig sein, dich von deinen Freunden abzugrenzen, die weiterhin, zum Beispiel während ihr alle im Park chillt, Medien konsumieren. Wie du mit diesem Druck deiner sogenannten Peergroup umgehen kannst, das schauen wir uns nochmal ausführlich in ➤ Kap. 21 an. Fürs erste ist für dich wichtig zu prüfen, mit wem deiner Freunde du auch offline Spaß haben kannst. Macht derjenige vielleicht eine Sportart, die du schon immer mal ausprobieren wolltest? Gibt es einen Verein oder Jugendclub in der Nähe, der dich reizen würde?

NUN BIST DU GEFRAGT!

Versuche, deinen Freizeitplan (➤ Abb. 17.1) mit (positiven) alternativen Aktivitäten zu füllen. Überlege dir dabei, welche Funktionen deine Alternativen aufweisen müssen, um dein bisheriges Suchtmittel (den Medienkonsum) adäquat ersetzen zu können. Was wäre dir besonders wichtig? Austausch mit anderen? Dann ist vielleicht eine Teamsportart für dich das Richtige. Entspannung? Dann wäre zum Beispiel ein Yoga-Kurs sinnvoll. Befrage deine Mitschüler oder Freunde, was sie so vorhaben, und schließe dich an. Welche Sportarten interessieren dich? Fange an, schrittweise aktiv zu werden!

Prokrastination

Abschließend wollen wir uns in diesem Kapitel mit einem großen Feind der Tagesstruktur beschäftigen: der **Prokrastination,** die du vielleicht auch als **„Aufschieberitis"** kennst. Diese in den letzten Jahren zum Modewort avancierte „Störung" bezeichnet das Aufschieben von Pflichten zugunsten lustbetonter Tätigkeiten. Das kann zum Beispiel das Referat für die Schule oder auch die Erledigung der Haushaltspflichten sein. Und so ein Smartphone ist eine super Möglichkeit, die Zeit statt mit lästigen Pflichten mit etwas Angenehmem zu verbringen und sorgt definitiv für einen höheren Belohnungseffekt im Kopf (➤ Kap. 15). Das ist zunächst einmal etwas sehr Menschliches und wird von den meisten Menschen (95 % der in einer Studie von Schouwenburg et al. 2004 Befragten) gelegentlich getan. Relevant wird Prokrastination aber dann, wenn du sie sehr intensiv oder regelmäßig betreibst, oder dieses Verhalten dein Voranschreiten in der Teilabstinenz behindert. Ob auch du davon betroffen bist, kannst du mit Hilfe eines **Selbsttests** der Prokrastinationsambulanz der Universität Münster herausfinden: www.uni-muenster.de/Prokrastinationsambulanz

Wie genau sieht sie denn nun aus, die „Aufschieberitis"? Am Anfang steht meist der Widerwille gegenüber einer unschaffbar erscheinenden Aufgabe (zum Beispiel dem anstehenden Referat). Wie du in der ➤ Abb. 17.3 sehen kannst, entstehen durch das Aufschieben der Arbeit und die Vermeidung durch Alternativtätigkeiten (z. B. deinen Medienkonsum) zwar kurzfristig ein gutes Gefühl, **langfristig** jedoch einige durchaus **negative Konsequenzen** wie mehr Stress oder ein Leistungsrückstand in der Schule. Wie schon bei der Vierfeldertafel aus ➤ Kap. 13 lohnt es sich also, hinter ein zunächst sinnvoll erscheinendes Verhalten zu schauen und zu erkennen, dass du mit einer kleinen Veränderung viele negative Folgen abmildern kannst.

Prokrastination erzeugt Stress

Wenn du bislang erfolgreich prokrastinierend durchs Leben gekommen bist, wirst du vielleicht entgegen: „Warum etwas verändern? Auf den letzten Drücker habe ich doch bislang alles noch schaffen können!" Das mag sein, allerdings wirst auch du zugeben müssen, dass das in der Regel alles andere

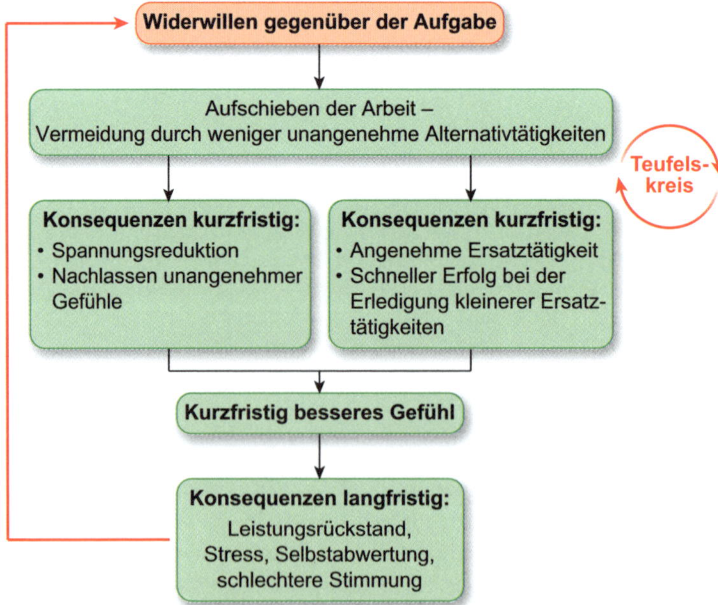

Abb. 17.3 Modell der Prokrastination (nach A. Höcker, M. Engberding, F. Rist: Prokrastination: Ein Manual zur Behandlung des pathologischen Aufschiebens. 2. aktual. und ergänzte Aufl., Hogrefe 2013. S. 57) [G853/L231]

als stressfrei abgelaufen ist, oder? Und **Stress** erzeugt **Anspannung,** die du bislang vielleicht mit Konsumverhalten wieder abbauen musstest. Neben der Tatsache, zu konsumieren, um überhaupt prokrastinieren zu können, wirst du vermutlich auch aufgrund des daraus entstandenen Stresses vermehrt zu Medien gegriffen haben. Wie aber sollte man dann entsprechende Aufgaben im Leben meistern, ohne zu prokrastinieren und schlimmstenfalls wieder in alte Konsummuster zu fallen?

Wie soll ich vorgehen?

Im Prinzip wendest du das grundlegende Vorgehen bereits an: mit diesem Buch und durch das Erarbeiten eines SMARTen Ziels (➤ Kap. 14). Du hast dir die große Aufgabe, deinen Medienkonsum zu verändern, in **kleine Häppchen** aufgeteilt und willst kleinschrittig etwas verändern. Du möchtest dich fordern, aber nicht überfordern, und ein ähnliches Vorgehen empfiehlt sich auch für die Dinge, wegen denen du Prokrastination betreibst. Sollst du zum Beispiel einen Text für dein Schulreferat schreiben, der sich mit dem Australischen Kurznasenbeutler (*Isoodon sp.,* wie wir Experten dazu sagen) beschäftigt, so empfiehlt es sich, einen „Schlachtplan" zu erstellen. Und bevor du dir diese grundsätzliche Frage stellst: Es handelt sich um ein kleines (ziemlich süßes) Tier.

Mach Dir einen Plan!

Zunächst einmal solltest du dir einen **Zeitplan** machen. Wann ist das Referat? In zwei Wochen, okay, das mag jetzt nach viel Zeit klingen, aber du wirst eben nicht erst am Abend vorher anfangen, es vorzubereiten! Dieses Mal nicht! Du schätzt grob ab, wie groß der Aufwand ist. Auf Wikipedia findet man schon ziemlich viel, du musst aber vielleicht auch nochmal in die Bibliothek, und wenn du ganz crazy bist, dann kannst du dir das Tier live im Zoo ansehen. Dann musst du deinen Referatstext schreiben, ihn möglichst auswendig lernen und eine ansprechende Präsentation (vielleicht mit deinen eigenen Fotos aus dem Zoo) dazu erstellen. Du kalkulierst einen groben Zeitaufwand von acht Stunden. Verteilt auf 2 Wochen ist das gar nicht so viel, oder? Aber am Tag vor dem Referat acht Stunden zu investieren, das ist keine gute Idee. Du nimmst dir vor, in dieser Woche mit der Recherche und den Stichworten fertig zu sein und die zweite Woche für den finalen Text und die Vorbereitung der Präsentation zu nutzen. Den Zoobesuch legst du auf das Wochenende, da soll das Wetter schön werden und du hattest ohnehin vor, mit deiner Nachbarin was zu unternehmen.

Es muss und kann nicht gleich perfekt sein

Du recherchierst also, schreibst Stichpunkte und gehst dann wiederholt über den Text (du wiederholst Arbeitsschritte, iterierst also), um ihn zu verbessern. Das Stichwort dabei lautet **„Iteration anstatt Perfektion".** Niemand kann sofort den perfekten Text schreiben! Indem du diesen großen Berg „Hilfe! Ein Referat über dieses Dingsbums" in kleine Häppchen zerlegt hast, wirkt er gar nicht mehr so furchteinflößend, oder? Indem du nicht sofort nach Perfektion gestrebt hast, sondern die Dinge itereriert hast, hast du am Ende ein tolles Endprodukt erhalten (dein Vortrag über den Australischen Kurznasenbeutler war das Highlight) und hattest keinen Stress. Wenn das keine Motivation ist, sich nicht mehr den alten Verhaltensweisen hinzugeben, oder? Um sich zwischen den Arbeitsschritten zu belohnen, könntest du natürlich auch zum kontrollierten Medienkonsum greifen. Viel sinnvoller sind aber deine (positiven) alternativen Aktivitäten. Oder du verbindest das Angenehme mit dem Nützlichen und gehst wie im Beispiel beschrieben mal wieder in den Zoo.

NUN BIST DU GEFRAGT!

- Kannst du bei dir selbst Tendenzen zur Prokrastination wahrnehmen?
- Hat dir das Modell (➤ Abb. 17.3) dabei geholfen, die Wirkweise von Prokrastination besser zu verstehen?
- Wie willst du in Zukunft vor dir liegende Aufgaben angehen? Welche Teilschritte können dir dabei hilfreich sein? Wie möchtest du dich für Erreichtes belohnen?

KAPITEL

18 Warum ich?

Warum wird man abhängig?

Vielleicht hast du dich bis zu dieser Stelle auch schon gefragt, warum ausgerechnet du ein Problem mit der Abhängigkeit von digitalen Medien hast, jemand anderes (der vielleicht noch viel länger als du Online ist) aber nicht? Diese Frage ist gar nicht so einfach zu beantworten und oft Gegenstand einer ambulanten Psychotherapie (➤ Kap. 11). Dafür braucht man als Therapeut Zeit und vor allem das persönliche Gespräch mit dem Patienten; ich möchte an dieser Stelle dennoch versuchen, dir ein paar Ideen dazu an die Hand zu geben. In ➤ Kap. 16 hast du dich im Rahmen des sogenannten 4-M-Modells (das mit den Wolken, du erinnerst dich?) schon ein bisschen mit dir selbst auseinandergesetzt. Du hast zum Beispiel über **deine Stärken, deine Schwächen** oder **früheres Suchtverhalten** nachgedacht.

NUN BIST DU GEFRAGT!

Schau dir nochmal das von dir ausgefüllte 4-M-Modell in deinem Therapieheft oder bei ➤ Abb. 16.1 an. Was hast du dir notiert? Kannst du deine Notizen weiterhin für dich annehmen?

Das Trias-Modell

Grundsätzlich lassen sich die **Ursachen für ein abhängiges Medienverhalten** in drei Teilbereiche aufteilen. Person, Umwelt und das Mittel selbst. Diese Bereiche hast du in gewisser Weise schon im 4-M-Modell kennengelernt. Weil es drei Teilbereiche erfasst, wird es als **Trias-Modell** bezeichnet. In ➤ Kap. 7 habe ich das Modell bereits sehr ausführlich für deine Eltern dargestellt, lies gerne nach, wenn du dich für mehr Details interessierst.

Für dich relevant ist, dass sowohl **Faktoren aus deiner Umwelt** (z. B. Stress in der Schule oder fehlende Beziehungen zu realen Menschen) als auch die eben von dir nochmal wiederholten **Faktoren deine eigene Person betreffend** Einfluss auf die Entstehung einer Abhängigkeit haben. Das kannst du auch in der ➤ Abb. 18.1 ganz gut sehen. Bei dir selbst spielen vielleicht andere Suchterkrankungen in der Familie (die Veranlagung für eine Sucht wird vererbt) oder die Tatsache, wie du mit Stress umgehst, eine Rolle. Um psychische Schwierigkeiten (die bei entsprechender Schwere zu begleitenden psychischen Erkrankungen werden können) kümmern wir uns gleich noch ausführlicher. In Gestalt deines **Mittels** (im Beispiel der rote Kreis mit „Social Media/Internet") findest du dann entsprechend ein „Schlupfloch", um dich trotz deiner Umwelt und persönlichen Faktoren „im Leben einzurichten". Instagram kann dir etwa die Möglichkeit der geschönten Selbstdarstellung bieten. Du holst dir vielleicht Belohnungseffekte in Form von „Likes" und „Followern", um deine

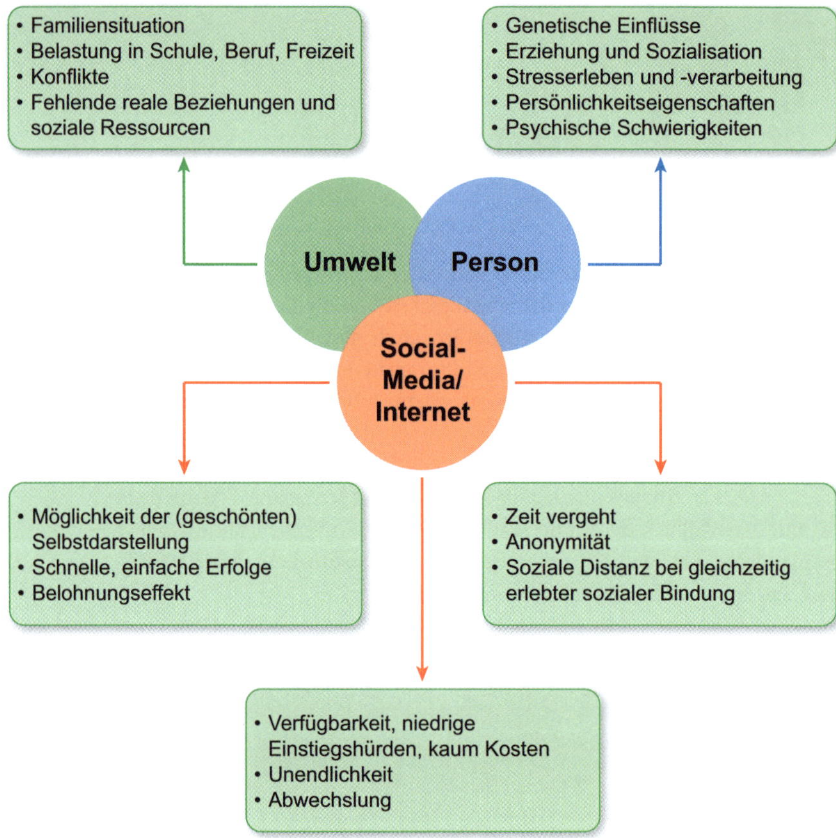

Abb. 18.1 Das Trias-Modell nach Kielholz und Ladewig (1973), modifiziert von Wölfling et al. (2012) [G1131/G878/L231]

Niederlagen und Einsamkeit in der realen Welt zu kaschieren. Dir ist vielleicht langweilig, weil deine Eltern voll berufstätig sind und du nicht so viele Möglichkeit hast, dich mit dir selbst zu beschäftigen, und greifst nach dem Smartphone und damit zu einem Gerät, das dir unendlichen Spaß und Abwechslung verspricht, und das (auf den ersten Blick) ganz ohne dafür zu bezahlen.

NUN BIST DU GEFRAGT!

Versuche, dich noch ein wenig mit deinen individuellen Ursachen für deinen Konsum zu beschäftigen. Je besser du über dich selbst Bescheid weißt, desto einfacher kannst du zukünftige Stolperstricke vermeiden. Wenn du den Eindruck hast, diese Dinge ausführlicher besprechen zu wollen, kann die Aufnahme einer Psychotherapie sinnvoll sein. Wie du an eine solche Therapie kommst, verrät dir das ➤ Kap. 11.

Übrigens muss man nicht unbedingt erwachsen sein, um auch ohne Wissen der Eltern eine Therapie beginnen zu können – die Einzelheiten dazu kannst du mit dem potenziellen Therapeuten besprechen. Ich würde dich jedoch ermutigen, deine Eltern miteinzubeziehen, da auch sie ein wichtiger Bestandteil deiner Therapie sind und zum Beispiel zu Elterngesprächen kommen sollten. Du kannst mit deinem Therapeuten Bereiche festlegen, die er im Rahmen seiner Schweigepflicht nicht mit deinen Eltern besprechen soll.

Begleiterkrankungen: Henne oder Ei?

So richtig relevant wird eine Psychotherapie immer dann, wenn eine sogenannte **begleitende (komorbide) Störung** vorliegt. Eine Abhängigkeit von sozialen Medien tritt nämlich selten alleine auf. Dabei stellt sich die Frage nach dem sogenannten **Henne-Ei-Problem,** das ich bereits ausführlich in ➤ Kap. 8 mit deinen Eltern erörtert habe. So kann sich zum Beispiel bei einer begleitenden Depression die Frage stellen, ob die Depression schon vor dem hohen Medienkonsum bestanden hat oder erst im Verlauf der Abhängigkeit entstanden ist (zum Beispiel, weil der Betroffene seine Freizeitinteressen zugunsten des Konsums stark eingeschränkt hat).

Digitale Medien werden (wie auch klassische, stoffliche Suchtmittel wie Alkohol oder THC) häufig im Sinne einer sogenannten **Selbstmedikation** eingesetzt. Damit wird bezeichnet, dass derjenige eigentlich zum Beispiel gar nicht kiffen wollte, aber gemerkt hat, dass ihm das dabei hilft, seine depressiven Gedanken zu ordnen. Selbstmedikation ist dabei ein Begriff, der den Konsum nicht rechtfertigen soll (es ist weiterhin eine sehr schlechte Idee, Drogen zu nehmen, um psychische Probleme zu kompensieren), aber es vielleicht etwas verständlicher macht, warum jemand zu einem Suchtmittel greift. Während du mir bei den **klassischen Suchterkrankungen** wie Alkohol- oder Cannabis-Abhängigkeit wahrscheinlich zustimmen wirst, dass man das Problem relativ gut greifen kann (deswegen ja auch stoffliche Abhängigkeit), so wird das bei den **nichtstofflichen Verhaltenssüchten** (wie einer Soziale-Netzwerke-Nutzungsstörung) schon schwieriger.

Nachfolgend möchte ich daher auf die wichtigsten **psychischen Begleiterkrankungen bei einer Abhängigkeit von digitalen Medien** eingehen. Außerdem sollten wir kurz die körperlichen Folgeerscheinungen zusammenfassen. Die Symptome werden dabei nur zusammenfassend beschrieben. Solltest du mehr über ein Erkrankungsbild erfahren wollen, so schlag einfach im Teil deiner Eltern in ➤ Kap. 8 nach. Hier soll der Fokus nun eher darauf liegen, welchen (vermeintlich!) positiven Effekt dir eine Selbstmedikation in Form digitaler Medien bei der spezifischen psychischen Erkrankung bringen könnte und was daraus resultierende Schwierigkeiten wären.

ADHS (Aufmerksamkeitsdefizit-/Hyperaktivitätsstörung)

Betroffene haben **Konzentrationsschwierigkeiten,** sind (gerade im Kindesalter) **hyperaktiv** und neigen zu **impulsiven Handlungen.** Soziale Netzwerke bieten einerseits die Möglichkeit, distanzierte Kommunikation zu betreiben und so „erwünschter" auftreten zu können, anderseits sind gerade vorschnell verfasste, impulsive Nachrichten oder Posts vielleicht auch ein Stolperstrick. ADHS-Patienten springen in der Regel sehr deutlich auf **Belohnungssysteme** (etwa die Flammen bei Snapchat) an und sind daher auch bei vielen Videospielabhängigen zu finden. Hier passiert einfach dauernd etwas auf dem Bildschirm, die schweifende Aufmerksamkeit wird gewissermaßen gebunden, was Betroffene als sehr angenehm empfinden.

Angststörungen/Soziale Angststörung

Angst sollte dir ein Begriff sein, da jeder von uns Angst zum Überleben braucht. Steigert sich diese Angst oder tritt in eigentlich nicht ängstigenden Situationen auf, so kann eine **Angsterkrankung** zugrunde liegen. Ein typisches Beispiel für eine solche Angsterkrankung und häufiger Begleiter bei der Abhängigkeit von digitalen Medien ist die **Soziale Phobie.** Betroffene berichten von Ängsten vor sozialen Situationen und zum Beispiel die Sorge, zu erröten oder sich zu blamieren. Gerade hier bieten Soziale Netzwerke eine sehr verlockend erscheinende Möglichkeit an, Kontakte zu knüpfen oder sich in einer bestimmten Art und Weise selbst darzustellen, ohne anderen Menschen von Angesicht zu Angesicht begegnen zu müssen. Das Problem dabei: Die Realität erfordert es zum Beispiel in Schule und Beruf dann (zum Glück) doch, einander zu begegnen, und auch eine Partnerschaft lässt sich langfristig am besten face-to-face erleben. Indem sich Betroffene jedoch zurückziehen und **reale soziale Situationen vermeiden,** verstärken sie ihre Angsterkrankung, da das Gehirn so jedes Mal falsche Lernerfahrungen macht und sich die Angst zunehmend verfestigt.

Depressionen

Depressionen sind sehr häufige Erkrankungen, sodass du bestimmt schon einmal mit jemandem Kontakt hattest, der davon betroffen ist. Betroffene berichten von **niedergedrückter Stimmung,** der fehlenden Möglichkeit, sich zu freuen, und Schwierigkeiten, aus dem Bett zu kommen. Gerade im Kindes- und Jugendalter können sich Depressionen jedoch auch **versteckt** präsentieren, zum Beispiel indem jemand dauerhaft gereizt ist. Du hast schon gehört, dass digitale Medien von einigen dazu genutzt werden, um sich ein besseres Gefühl zu verschaffen. Wir werden darüber noch sehr ausführlich in ➤ Kap. 20 sprechen. Das Problem dabei: Diese virtuellen „Erfolgserlebnisse“ reichen langfristig nicht aus, um der Spirale einer Depression zu entkommen. Es braucht (positive) alternative Aktivitäten, wie du sie in ➤ Kap. 17 gesammelt hast.

Eine kurze Anmerkung noch zu den **Behandlungsmöglichkeiten:** Einige Begleiterkrankungen, nicht aber die Verhaltensabhängigkeit selbst (wie zum Beispiel eine Soziale-Netzwerke-Nutzungsstörung oder eine Computerspielstörung) können mit Medikamenten behandelt werden. Wenn du mehr dazu erfahren willst, lies am besten in ➤ Kap. 8 nach. In der Regel ist bei allen Begleiterkrankungen (und natürlich auch bei der Abhängigkeit selbst) eine **Psychotherapie** indiziert. Mehr dazu in ➤ Kap. 11.

Körperliche Erkrankungen

Körperliche Begleiterkrankungen werden im Unterschied zu den psychischen meist auch von den Betroffenen recht schnell wahrgenommen. Die Frage ist, ob sie dann auch die richtigen Bezüge herstellen. Wir haben zum Beispiel schon sehr ausführlich über **Schlafstörungen** (➤ Kap. 17) gesprochen. Dauerhafte Smartphonenutzung kann zum Beispiel außerdem zu **Haltungsschäden** und **trockenen Augen** führen. Wenn du mehr wissen willst, lies meine detaillierten Ausführungen in ➤ Kap. 8. Vielleicht vergisst man über den Konsum auch mal zu essen, zu duschen oder treibt sich in potenziell körperschädigenden Soziale-Netzwerke-Bereichen herum, etwa in Anorexie- oder Selbstverletzungsforen. Darauf an dieser Stelle einzugehen, wäre jetzt zu speziell, ich muss dir aber glaube ich nicht sagen, dass es eine sehr schlechte Dauerlösung ist, seinen Körper auf diese Art und Weise zu schädigen, und du dir diesbezüglich im Rahmen einer Psychotherapie (➤ Kap. 11) dringend Hilfe suchen solltest.

Hol dir Hilfe!

Du siehst also, man kann die Abhängigkeit von digitalen Medien nicht isoliert betrachten. Dein Medienkonsum ist meist auch Ausdruck eines anderen Problems (nicht zwangsläufig einer psychischen Erkrankung, sondern vielleicht auch deines Umfelds) und es macht daher Sinn, sich mit den **Ursachen** zu beschäftigen. Meistens reichen ein paar Gesprächstermine im Rahmen einer ambulanten Psychotherapie, ein beratendes Gespräch in dem für dich zuständigen Jugendamt oder der Anruf bei der „Nummer gegen Kummer" (Tel.: 116 111), um einen neuen Weg einzuschlagen. Hab den Mut, die Hilfe zu akzeptieren, wenn du bei dir entsprechende Anzeichen erkennen solltest! Wenn es dir irgendwann mal psychisch sehr schlecht gehen sollte oder du sogar lebensmüde Gedanken hast, aktiviere idealerweise deine Eltern oder eine erwachsene Bezugsperson und stell dich in der nächstliegenden Kinder- und Jugendpsychiatrie vor. Im absoluten Notfall rufe die 112 an! Glaube mir: Jede Krise lässt sich irgendwie regeln. Du bist nicht alleine mit deinen Problemen!

NUN BIST DU GEFRAGT!

- Schau dir nochmal das Trias-Modell (➤ Abb. 18.1) an. Konntest du für dich entsprechende Ursachen einer Abhängigkeit bemerken?
- Beschäftige dich mit den hier vorgestellten psychischen Begleiterkrankungen. Macht es Sinn, dass du dich nochmal irgendwo zur Abklärung vorstellst? Beziehe wenn möglich deine Eltern ein (die Schweigepflicht gilt trotzdem!) und hole dir, je nach deiner Situation, Hilfe bei den oben genannten Stellen.
- Da das Kapitel mitunter sehr aufwühlend sein kann, solltest du nun noch was Schönes für dich machen (idealerweise ohne Bildschirm).

KAPITEL

19 Und was mache ich jetzt mit meinen Eltern?

Eltern: Man kann sie sich nicht aussuchen

In diesem Kapitel wollen wir uns mit deinen Eltern (oder gegebenenfalls in anderen Konstellationen mit deinen Pflegeeltern oder WG-Betreuern etc.) auseinandersetzen. Schließlich sind deine Eltern gerade jetzt noch (aber auch in Zukunft) ein **sehr wichtiger Teil deines Lebens.** Vielleicht haben sie dich auch auf dieses Buch aufmerksam gemacht und dir geraten, den Therapieteil zu lesen, weil sie sich Sorgen machen. Wir wollen nun gemeinsam überlegen, wie du deine Eltern in dein Vorhaben, teilabstinent weiterhin digitale Medien zu konsumieren, einbinden kannst. Dazu sollten wir vorab erstmal checken, wie gut sich deine Eltern mit dem auskennen, was du da eigentlich so treibst.

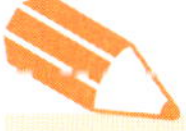

NUN BIST DU GEFRAGT!

- Überlege dir, was deine bevorzugten Nutzungsformen sind.
- Welche Schulnote (1 bis 6) würdest du deinen Eltern in Insta, TikTok oder Co. geben? Warum? Was checken sie schon ganz gut? Was nicht? Was sollen sie vielleicht auch nicht checken?

Die haben doch eh keinen Plan?

Du wirst dich an dieser Stelle vielleicht fragen, **warum** wir deine Eltern überhaupt in das Thema einbeziehen. Soziale Netzwerke, das ist doch dein Ding, oder? Da haben deine Eltern doch gar nichts zu suchen. Und was wissen die schon, die haben doch höchstens Facebook und WhatsApp und haben selbst da keinen Plan, wie man so ein Soziales Netzwerk eigentlich nutzt. Du erinnerst dich noch daran, als du ausschweifend erklären musstest, dass ein Influencer nichts mit einem Masken-Verweigerer in der COVID-19-Pandemie zu tun hat?

Klar, du kennst dich mit dem Thema bestens aus, aber für jemanden, der mit Sozialen Netzwerken und Internet nicht so vertraut ist wie du, ist es zunächst ratsam, ein paar **Grundlagen** zu besprechen. Denk mal an die Hobbys deiner Eltern, deiner Großeltern oder anderer Angehöriger. Bestimmt kommt dir jemand in den Sinn, der einer Freizeitaktivität nachgeht, mit der du so gar nichts anfangen kannst. Briefmarkensammeln, Wandern oder Nordic Walking zum Beispiel. Dinge, die wir Menschen nicht kennen, **verurteilen** wir häufig vorschnell. Briefmarkensammeln ist nur was für Spinner, Wandern nur für alte Leute und Nordic Walking machen nur Leute, die zu unsportlich sind, um Joggen zu gehen. Unbekanntes macht uns vielleicht sogar Angst. Wir geben es allerdings nur ungern zu. Je nachdem, wie alt deine Eltern sind, je nachdem wie weit entfernt ihre Interessen sind, haben sie eine andere Vorstellung davon, was und wofür Soziale Netzwerke sind und wozu man das Internet genau nutzen kann.

Verstehen, um zu unterstützen

Um deinen Medienkonsum verändern zu können, ist es unbedingt notwendig, dass deine Eltern zumindest grob verstehen, worum es dabei geht. Sieh dieses Kapitel also als Chance, mit ihnen **auf Augenhöhe** sprechen zu können. Je mehr sie nachvollziehen können, was dich beispielsweise an Instagram reizt, desto eher können sie dir eine **Unterstützung** beim Umgang mit einer Abhängigkeit sein. Je weniger sie dieser für sie womöglich völlig fremden Welt mit Angst und Ablehnung begegnen, desto besser könnt ihr in der Familie einen langfristig sinnvollen Umgang mit Medien pflegen. Denn: Soziale Netzwerke sind heutzutage weit verbreitet. Kinder, Jugendliche und auch Erwachsene nutzen sie, um ihre Freizeit zu verbringen, Spaß zu haben, miteinander zu kommunizieren oder sich zu informieren. Das Internet und soziale Netzwerke sind aus unserer heutigen Zeit nicht mehr wegzudenken. Selbst deine Eltern werden das Internet für die verschiedensten Tätigkeiten nutzen, allerdings anders als du. Und genau darauf kommt es an. Ihr nutzt dieselbe Technologie und doch werden deine Eltern vermutlich nicht verstehen, was genau du da den ganzen Tag im Internet machst. Natürlich müssen sie nicht alles von dir wissen. Die Gespräche mit deinen Freunden etwa sind deine private Angelegenheit, aber sie sollten in Grundzügen nachvollziehen können, was dich an diesem Chat, an jenem Forum oder Sozialen Netzwerk reizt und warum du möglicherweise Schwierigkeiten hast, deine Freizeit mit anderen Dingen zu verbringen. Versuch deinen Eltern einfach mal zu vermitteln, was genau dich an deiner aktuellen Lieblingsapp fasziniert. Eine entsprechende Übung findest du am Ende des Kapitels.

Darauf hast du so gar keine Lust? Verständlich, schließlich ist das dein Ding. Je älter du wirst, desto mehr Bereiche im Leben wirst du dir suchen, um dich von deinen Eltern abzugrenzen. Die vielzitierte Pubertät ist dafür das beste Beispiel. Doch trotz aller Abgrenzung: Was deine Eltern nicht nachvollziehen können, das werden sie kritischer beurteilen, vielleicht sogar vorschnell verurteilen und Verbote setzen, wo sie unter Umständen gar nicht sinnvoll sind. Also, sprich mit ihnen darüber, was dich an Sozialen Netzwerken und den anderen Medien so fesselt! So können deine Eltern **verstehen,** dass Soziale Netzwerke durchaus etwas Positives sind. In erster Linie helfen sie dir dabei, mit deinen Freunden in Kontakt zu sein. Sie informieren und unterhalten dich und bieten dir die Möglichkeit, Menschen, die du interessant findest, zu folgen.

Gefahren gemeinsam begegnen

Doch wie bei Filmen, Büchern, Videospielen, ja bei allen Medien, gibt es auch bei Sozialen Netzwerken **problematische Aspekte** zu berücksichtigen: Abhängigkeit, hohe Geldausgaben, Mobbing, Pornografie oder die Gefahr, selbst zum Opfer einer Straftat zu werden, um die wichtigsten zu nennen. Und du merkst schon: Beim Bücherlesen wird man nicht sexuell belästigt oder bloßgestellt – der **interaktive Aspekt** von Sozialen Netzwerken und die Tatsache, dass diese von Menschen genutzt werden, erhöht auch die Anzahl der potenziellen Gefahren. Deinen Eltern habe ich bereits in ➤ Kap. 3 einen ausführlichen

Überblick darüber gegeben. Bestimmt ist dieses Kapitel auch für dich interessant. Gemeinsam mit deinen Eltern solltest du deswegen die **Maßnahmen,** die ich mit Ihnen zum Beispiel in ➤ Kap. 3 und auch ➤ Kap. 10 besprochen habe, diskutieren. Das betrifft zum Beispiel deine Privatsphäre-Einstellung im Sozialen Netzwerk.

Eine adäquate **Medienerziehung** in deiner Familie schafft die Basis für einen gefahrlosen Umgang mit Videospielen und dem Internet. Dadurch überwiegen die Vorteile, den solche neuen Medien haben. Das kann auch die gemeinsame Nutzung beinhalten. Schaut euch doch zum Beispiel mal gemeinsam an, was du auf TikTok gerade so spannend findest. Eine Abhängigkeit droht nämlich vor allem dann, wenn deine Eltern längst aufgegeben haben zu verstehen, was genau du da treibst. Wenn ihr diesbezüglich so gar nicht auf einer Wellenlänge sein solltet, kann vielleicht die große Schwester oder der große Bruder eine Art Vermittlerrolle einnehmen.

Regeln und Richtlinien gemeinsam festlegen

Im Verlauf der Auseinandersetzung mit diesem Thema werdet ihr als Familie lernen, gewisse **Regeln** für deinen Internetkonsum (und den deiner Eltern auch!) aufzustellen. Versuch dich an diese Regeln zu halten. Wenn ihr beispielsweise das Abkommen habt, dass du gewisse Soziale Netzwerke nur mit bestimmten Privatsphäre-Einstellung nutzen darfst, du dann aber diese heimlich änderst, solltest du auch so fair sein und deinen Eltern davon berichten. Der richtige Umgang mit Medien braucht **gegenseitiges Vertrauen!**

Gerade im Internet und in Sozialen Netzwerken lauern einige **Gefahren,** die dir deine Eltern vermittelt haben sollten. Dazu gehört zum Beispiel, dass du niemals fremden Personen private Daten wie zum Beispiel deine Adresse oder dein Geburtsdatum geben solltest. Auch deine Telefonnummer gehört nicht in fremde Hände! Du solltest Unbekannten keine Fotos von dir zukommen lassen und selbst bei deinem festen Freund gut überlegen, ob er nun unbedingt ein Nacktfoto von dir über Snapchat bekommen sollte. Für das Treffen mit dir bis dahin nicht bekannten Personen (etwa im Rahmen von Online-Dating, das du erst, wenn du volljährig bist, machen solltest) gelten ebenfalls einige **Richtlinien.** So sollte das erste Treffen auf jeden Fall an einem öffentlichen Ort (etwa einem Café) stattfinden. Während Kinder und Jugendliche bei Videospielen und Filmen durch die entsprechenden Altersfreigaben zumindest ein wenig (aus meiner Sicht vor manchen Inhalten wie zum Beispiel der Abhängigkeit von Glücksspielmechaniken in Videospielen leider noch zu wenig) geschützt sind, ist das bei Sozialen Netzwerken nicht der Fall. Im Gegenteil, die Altersbeschränkungen des Anbieters werden nicht überprüft. Vielleicht hattest auch du schon mit 12 Jahren ein Profil bei TikTok? Eigentlich darf die App erst ab 13 Jahren benutzt werden!

Warum Altersbeschränkungen sinnvoll sind

Warum ist es so wichtig, diese **Altersbeschränkungen** zu beachten oder wenigstens eng mit deinen Eltern zusammen zu entscheiden, welche App für dich geeignet ist? Ein Beispiel aus der Filmwelt macht das deutlich: Vielleicht hast auch du zufällig mal einen gruseligen und nicht für dein Alter bestimmten Film gesehen. Zum Beispiel, weil der Fernseher nebenbei lief und keiner darauf geachtet hat, dass du gerade auch im Raum bist. Hattest du danach Alpträume und konntest nicht einschlafen? Die seelische Entwicklung eines Kindes und auch die eines Jugendlichen verläuft in Phasen. Ein 6-jähriges Kind kann eventuell einen im Film gezeigten Mord nicht richtig in das einordnen, was es bislang im Rahmen seiner geistigen Entwicklung verstehen kann. Die Folge ist gewissermaßen eine **emotionale Überforderung,** die sich nachteilig auf die psychische Gesundheit eines Kindes auswirken kann. Kurzum: Ein 6-jähriges Kind sollte keine Horrorfilme ab 18 schauen. Da wirst du mir zustimmen, oder? Was aber hat das mit Sozialen Netzwerken zu tun? Nun, die dort gezeigten Inhalte können ebenfalls eine bestimmte **geistige Entwicklung** voraussetzen. So könntest du zum Beispiel auf Videoinhalte stoßen, die für dich ebenfalls verstörend sind. Manchmal reicht auch schon ein einfaches Bild. Vielleicht hast du schon mal von „Momo" gehört? „Momo" hat leider nichts mit dem wirklich empfehlenswerten Buch zu tun, sondern ist ein Bild von einem, nun ja, Monster. Was im Sommer 2018 als Spaß auf WhatsApp begann, wurde schnell ernst und resultierte in einer gefährlichen Challenge. Ich hatte damals einige (zumeist jüngere) Kinder in Behandlung, die beim bloßen Anblick dieses (vielleicht auch für dich relativ harmlosen Bildes) Schlafstörungen und Alpträume entwickelten. Diese Kinder waren in ihrer Entwicklung schlichtweg noch nicht bereit dafür, ein solch gruseliges Bild zu sehen. Und wir sprechen hier von einem Foto, keinem Horrorvideo!

Während das Altersfreigabe-System bei Videospielen (USK) und Filmen (FSK) also immerhin ein leicht starres (und manchmal auch unzureichendes) System liefert, an dem du und deine Familie eure gemeinsame Medienerziehung ausrichten könnt, gibt es bei Social Media nur die nicht kontrollierten Altersfreigaben. Die geposteten Inhalte werden zwar durch das System in einer gewissen Weise kontrolliert, das verhindert jedoch zum Beispiel nur Pornografie, nicht aber etwas wie „Momo".

Kenntnis schafft Vertrauen

Je schlechter sich deine Eltern auskennen, desto eher neigen sie dazu, sich voll und ganz auf die Aussagen Dritter oder irgendwelche oft nichtssagenden Nutzungsbestimmungen zu verlassen. Das ist nicht immer hilfreich, schließlich sollst du ja auch weiterhin die vielen Vorteile deiner Sozialen Netzwerke nutzen können, allerdings ohne die Nachteile (durch deine Abhängigkeit) und ohne schlaflose Nächte für deine Eltern (aus Sorge, dass dir etwas im Internet passiert). Indem du deine Nutzung verheimlichst oder auf andere Orte auslagerst, können dich deine Eltern nicht einschätzen, sie können deinen Umgang mit dem Internet, deine geistige Entwicklung nicht abschätzen und werden in der Folge noch strikter werden. Ein Teufelskreis entsteht. Das ist insofern problematisch, als dass es im Wesen des Internets (es hält sich nicht an Landesgrenzen und damit länderspezifische Gesetze) liegt, dass es sich vermutlich niemals so kontrollieren lässt, dass es irgendwann nicht mehr an jedem selbst liegt, sich mit den Gefahren auseinandersetzen zu müssen. Zudem entstehen tagtäglich so viele neue Applikationen, dass wohl kaum jemand behaupten könnte, alle Angebote vollständig zu durchblicken.

Die einzige Lösung: Ihr müsst als Familie **zusammenarbeiten!** Ihr solltet euch also mal ein bisschen Zeit nehmen und zusammen schauen, was du eigentlich so machst im Internet. Es bietet sich zum Beispiel auch an, an einem Tag in der Woche (zum Beispiel beim sonntäglichen Frühstück oder Abendessen) generell über neue Aspekte eures digitalen Familienlebens zu sprechen. Die nachfolgende Übung bietet dir dazu eine gute Hilfestellung.

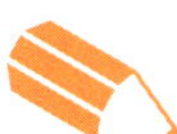

NUN BIST DU GEFRAGT!

- Versuche, deinen Eltern die Faszination deiner aktuellen Lieblingsapp zu vermitteln. Was magst du daran?
- Gibt es Soziale Netzwerke oder sonstigen Apps, die du ohne Kenntnis deiner Eltern heimlich nutzt? Erscheint dir eines davon nach der Lektüre dieses Kapitels problematisch?
- Wie kann eure Familie in Zukunft die Medienerziehung verbessern? Du könntest in Zukunft beispielsweise Apps gemeinsam mit deinen Eltern ansehen und insbesondere die Einstellungen zur Privatsphäre mit ihnen gemeinsam festlegen.
- Versuche, dich in die Lage deiner Eltern zu versetzen: Was befürchten Sie, was dir im Internet passieren könnte? Was finden sie hingegen ganz toll, was du online machst?

KAPITEL

20 Ein anderer Weg zum Fühlen

Sucht als falsch erlerntes Verhalten

Bis zu diesem Punkt hast du dich schon mit vielen Aspekten deiner Psyche beschäftigt. Fiel es dir schwer, dich plötzlich so intensiv mit dir selbst beschäftigen zu müssen? Keine Sorge, das ist völlig normal. Bevor es nun richtig psychotherapeutisch wird, möchte ich dir zunächst noch eine wichtige Grundlage vermitteln: Den **Zusammenhang von Gefühlen, Gedanken und Handlungen.** Die Abhängigkeit von Sozialen Netzwerken ist, wie bereits an einigen Stellen angesprochen, eine Verhaltenssucht. Aus therapeutischer Sicht gesehen, handelt es sich bei deinem **Suchtverhalten** um ein **falsch erlerntes Verhalten.** An diesem Punkt setzt die Verhaltenstherapie an, die diesem Ratgeber zugrunde liegt: Sie korrigiert fehlerhafte Verhaltensweisen und setzt an deren Stelle gesunde Alternativen. Um das erreichen zu können, ist es notwendig, dass du dich intensiv mit den Vorgängen des Denkens, des Fühlens und des Handelns auseinandersetzt. Insbesondere die Trennung von Gefühlen und Gedanken fällt den meisten Menschen sehr schwer. Ein Umstand, den ich häufig in Therapiestunden feststellen muss. Aber keine Sorge: Mit etwas Anstrengung kann jeder diese Trennung erlernen.

Ein Beispiel

Nehmen wir mal ein Beispiel, das dir vielleicht bekannt vorkommt: Du hattest mal wieder einen richtig „beschissenen" Tag. In der Schule hast du eine schlechte Note bekommen, zu Hause gab es dafür dann prompt Ärger und du reagierst, indem du dich in dein Zimmer zurückziehst und den Rest des Tages nicht mehr von deinem Handy zu trennen bist. „Diesen Tag einfach abhaken und nur noch Dinge tun, die mir Spaß machen!" Kommt dir bekannt vor? Gut, dann lass uns mal sehen, welche Gefühle, Gedanken und Handlungen wir erkennen können (➤ Tab. 20.1).

Das Problem: Das Gefühl „beschissen" gibt es nicht, ebenso wenig das Gefühl „gut" oder „schlecht". All diese Gefühle enthalten bereits gedankliche **Bewertungen** und geben daher bestimmte Handlungen vor. Wir werden uns gleich noch ausführlich mit Gefühlen und den Handlungen, die sie hervorrufen, beschäftigen. An dieser Stelle können wir aber schon einmal mutmaßen, dass in diesem Beispiel wohl eher ein anderes Gefühl eine Rolle spielt. Dazu müssen wir uns nochmal die **auslösende Situation** anschauen. In diesem Fall ist das die schlechte Note. Eine schlechte Note kann einen traurig machen. Sie kann einen wütend machen, weil man doch eigentlich gut genug gelernt

Tab. 20.1 Gefühl – Gedanke – Handlung | Teil 1

Gefühl	Gedanke	Handlung
Beschissen	Diesen Tag einfach abhaken und nur noch Dinge tun, die mir Spaß machen!	Handy an

hat. Sie kann einen eifersüchtig auf den Sitznachbarn werden lassen. Es gibt viele Möglichkeiten. Nehmen wir in diesem Beispiel einfach mal an, dass du wütend auf dich selbst bist, da du den Stoff eigentlich sehr gut vorbereitet hattest.

Einen neuen Gedanken fassen

Das Gefühl der Wut und die Erkenntnis, dass du eigentlich genug gelernt hast, führt uns zu einem neuen Gedanken. Vielmehr der Frage: **„Woran lag es?"** Warst du zu aufgeregt? Hast du wirklich das Richtige vorbereitet? War es einfach ein schlechter Tag? Lag es am Lehrer, an der Aufgabenstellung? Plötzlich hast du eine Menge Gedanken, die sich in einer grundlegenden Eigenschaft von deinem Ursprungsgedanken, diesen Tag mit Konsum zu beenden, unterscheiden. Entscheidend ist vor allem die Änderung des Satzzeichens am Ende. Aus dem feststehenden Ausrufezeichen ist ein **Fragezeichen** geworden.

Zu einer neuen Handlung kommen

Und schon erscheint die Handlung, sich hinter das Handy zurückzuziehen und einfach alles zu vergessen, wenig hilfreich. Du hast schließlich eine Menge Fragen zu beantworten. Vielleicht kommst du ja bereits zu einer **Antwort,** ehe du zu Hause die Note verkünden musst. Was meinst du hören deine Eltern lieber? Vorschlag Nummer 1: „Hier eine schlechte Note, ist doch eh alles beschissen!" mit anschließendem Zuschlagen deiner Zimmertür gefolgt von stundenlangem Handykonsum? Oder Vorschlag 2: „Ich glaube ich habe einfach das Falsche gelernt."

Nehmen wir mal an, du kommst zu der Erkenntnis des zweiten Vorschlages. Dann kann es zwar immer noch Ärger von deinen Eltern geben (der wahrscheinlich milder ausfallen wird), aber die **Handlung** wäre eine andere. Du willst natürlich vermeiden, dass dir das beim nächsten Mal wieder passiert. Vielleicht hättest du besser zuhören müssen, als bekannt gegeben wurde, welcher Stoff für die Prüfung relevant ist. Oder du legst dir ein kleines Schulheft an, in dem du in Zukunft aufschreibst, welche Dinge du noch lernen musst. Deine Neubewertung der Situation würde entsprechend so aussehen (➢ Tab. 20.2).

Wenn du nach Abschluss dieser Situation beschließen solltest, doch noch dein Handy nutzen zu wollen, dann geschieht dies nicht mehr, um Gefühle wegzudrängen. Du hast dir zuerst überlegt, welches Gefühl in dir steckt, dann deine Gedanken sortiert und schließlich eine Veränderung für die Zukunft beschlossen. Wohl niemand von uns wird in jeder schwierigen Situation so besonnen und verhaltenstherapeutisch orientiert handeln. In meiner Gruppentherapie nutze ich dazu gerne ein kleines Rollenspiel, bei dem die Patienten eine Eifersuchtsszene auf einer Party nachspielen sollen. Es ist einfach menschlich, wie in einem Hollywood-Film zu reagieren und dem verletzenden Partner das Getränk ins Gesicht zu schütten, anstatt ihn beiseitezuneh-

Tab. 20.2 Gefühl – Gedanke – Handlung | Teil 2

Gefühl	Gedanke	Handlung
Wut	Es lag vermutlich daran, dass ich das Falsche vorbereitet habe.	In Zukunft besser zuhören, was relevant ist, und es mir aufschreiben.

men und zu bemerken, dass man in sich hineingefühlt habe und zu diesem oder jenen Gedanken gekommen ist. Aber es kann manchmal hilfreich sein, **hinter ein Verhalten zu schauen.** Fühlen, Denken und Handeln, die zentralen Funktionselemente unseres Gehirns, stehen in wechselseitiger Beziehung zueinander. Das zeigt die ➤ Abb. 20.1.

Wer sich schlecht fühlt, der denkt auch schlecht, und wer schlecht denkt, wird sehr wahrscheinlich auch schlecht handeln. Wer denkt, dass ohnehin alles „beschissen" ist, der wird auch nichts unternehmen, um das Gegenteil zu bewirken. Der Weg in den **Teufelskreis der Sucht** (➤ Kap. 17) ist vorprogrammiert. Vielleicht gelingt es dir ja in Zukunft, etwas innezuhalten und die Situation wie im obigen Beispiel genauer zu analysieren. Dabei sehr hilfreich ist dein **Therapieheft,** das du dir nach der Lektüre von ➤ Kap. 14 hoffentlich bereits angelegt hast. Für die nachfolgenden Übungen in diesem Kapitel bietet es sich an, mit möglichst realitätsnahen Situationen zu arbeiten, deswegen ist das Sammeln solcher Situationen in deinem Therapieheft so wichtig.

NUN BIST DU GEFRAGT!

- Greif auf ein persönliches Ereignis aus der letzten Zeit zurück, zum Beispiel eine Konflikt- oder Streitsituation, die du mittels Sozialen Netzwerken oder Flucht ins Internet vermeintlich „gelöst" hast. Versuche zu trennen, was du gefühlt, gedacht und wie du gehandelt hast.
- Wie haben sich die drei Prozesse gegenseitig beeinflusst?
- Hätte es eine Alternative gegeben?

Gefühlsregulation – ein zentraler Baustein

In ➤ Kap. 15 hast du schon gelernt, dass die Nutzung digitaler Medien zur Gefühlsregulation eines der Zeichen einer Abhängigkeit darstellt. Mit zunehmender Dauer der Abhängigkeit treten die positiven Aspekte (also zum Beispiel der Spaß aufgrund der Nutzung) immer weiter in den Hintergrund und die **Kompensation** (beispielsweise schlechter Gefühle) wird immer wichtiger. Wenn du das Thema noch vertiefen willst, in ➤ Kap. 5 habe ich deinen Eltern einiges dazu erklärt. Insbesondere die ➤ Abb. 5.1 ist zum Vertiefen vielleicht hilfreich. Im Rahmen der Besprechung des Teufelskreises (➤ Kap. 16) ist diese schädliche (daher auch als **dysfunktional** bezeichnete) **Gefühlsregulation** ebenfalls ein zentrales Thema gewesen. Die Regulation von Gefühlen hat daher einen großen Stellenwert bei Abhängigkeitserkrankungen, allerdings auch bei vielen anderen psychischen Störungen. Vielleicht kennst du auch jemanden, der selbstverletzendes Verhalten zeigt oder sogar eine sogenannte Borderline-Persönlichkeitsstörung diagnostiziert bekommen hat. Dass man sich selbst verletzt, bedeutet übrigens nicht automatisch, dass eine entsprechende Borderline-Störung vorliegt, dazu müssen noch weitere Kriterien vorliegen (was vielen Laien nicht bewusst ist und daher an dieser Stelle erwähnt werden sollte). Wenn wir also davon sprechen, dass man aufhören sollte, dysfunktionale Gefühlsregulation zu betreiben, so stellt sich die Frage, **wie** man das tun soll. Nicht umsonst ist es so verlockend, zur vermeintlich einfacheren Lösung (dem Suchtmittel) zu greifen. Du ahnst es bereits: Wir müssen auf die **alternativen Aktivitäten** aus ➤ Kap. 17 zurückgreifen. Nicht

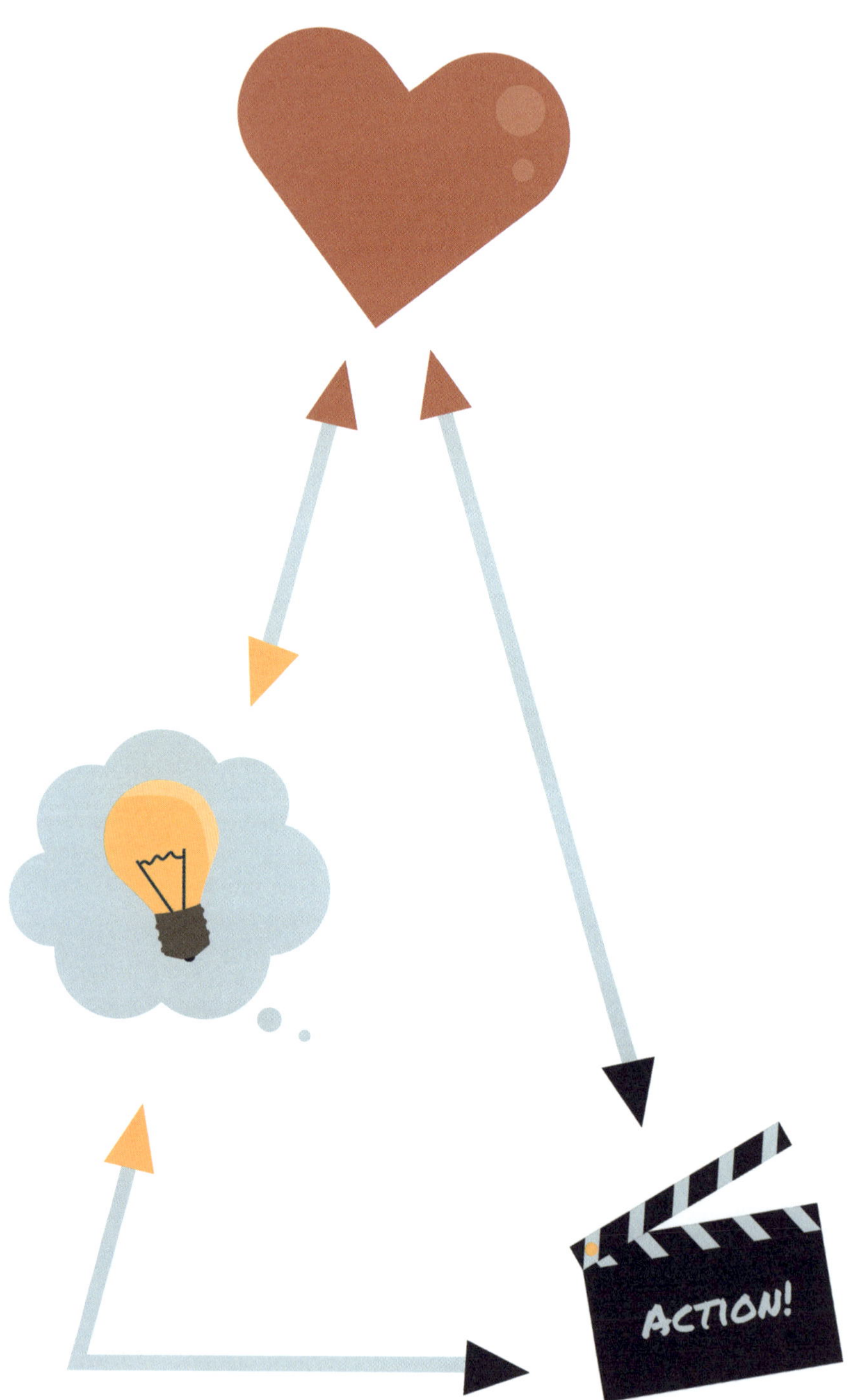

Abb. 20.1 Fühlen, Denken und Handeln [L265]

umsonst haben wir diese als „positiv" beschrieben. Funktional bedeutet, dass es nicht nur kurzfristig, sondern langfristig von Vorteil ist. Wenn du also mit einer schlechten Note nach Hause kommst und deswegen wütend bist, so wäre es dysfunktional, sich in den Konsum zu flüchten. **Funktional** wäre es, sich die Laufschuhe anzuziehen, eine Runde durch den Wald oder Park zu joggen und dabei zu einem anderen Gedanken (wie im Beispiel: „in Zukunft besser zuhören und mitschreiben") zu kommen.

NUN BIST DU GEFRAGT!

- Was für (positive) alternative Aktivitäten konntest du bereits sammeln?
- Welche davon eignen sich perfekt für dich, um eine funktionalere Gefühlsregulation zu betreiben?
- Schau in dein Therapieheft und ergänze, wenn nötig!

Stressabbau und Entspannung

Wie bei vielen Aspekten der in diesem Ratgeber vermittelten Strategien geht es darum, sich auszuprobieren und die für dich passenden Aktivitäten zu finden. Dabei sollten **Anforderungen und Entspannung im Gleichgewicht** zueinander stehen. Du kannst beispielsweise nicht jeden Tag dreimal Joggen gehen, das wäre ziemlich ungesund. Entspannend kann es zum Beispiel auch sein, Yoga zu machen, sich einfach mal in den Garten zu setzen und dem Wind und den Vögeln zuzuhören oder ein sogenanntes **Entspannungsverfahren** anzuwenden. Solche Verfahren werden auch im Rahmen einer Psychotherapie eingesetzt. Sie helfen dabei, Stress und Anspannung abzubauen und zur Ruhe zu kommen.

Eine Methode, die du auch gut alleine mit Hilfe der Anleitung durch dieses Buch anwenden kannst, ist die **Progressive Muskelrelaxation** (oder kurz: PMR) nach Jacobson. Hierbei spannt man zunächst Muskelgruppen an, und entspannt diese anschließend. Dieser Weg fällt vielen Betroffenen leichter als der direkte (und oftmals als verkrampft empfundene) in die Entspannung. Wir werden gleich noch gemeinsam eine entsprechende PMR-Übung durchführen. Alternativen dazu sind **Traumreisen** oder das **autogene Training.** Hierzu gibt es auch mittlerweile einige Online-Angebote und Apps, die meist eine kostenlose Hörprobe bereitstellen.

Die Stresserholung durch Sport, alternative Aktivitäten und Entspannungsverfahren ist dabei aber eigentlich erst der dritte Schritt im Umgang mit Stress. Zunächst solltest du versuchen, **Stress zu verringern,** wo es nur geht. Solltest du beispielsweise jeden Morgen gehetzt zum Bus rennen, so kann es sinnvoller sein, einfach ein bisschen früher aufzustehen. Oder wenn du feststellen solltest, dass es dir wahnsinnig schwerfällt, in Mathe alleine lernen zu können, organisiere dir eine Nachhilfe!

Mit Muskelanspannung zur Entspannung

Nicht allem Stress können wir aus dem Weg gehen, du bist nun mal aus einem guten Grund schulpflichtig (und wirst dich spätestens in ein paar Jahren darüber freuen!). Aber es bringt nichts, sich langfristig über Dinge aufzuregen, die du ohnehin nicht ändern kannst, zum Beispiel den unsympathischen

Geschichts-Lehrer. Eine **Neubewertung** von stressigen Situationen kann dir dabei helfen, etwas gelassener mit stressigen Lebenssituationen umzugehen. Was sich an Stress nicht vermeiden oder neu bewerten lässt, das solltest du mit Sport oder Entspannung angehen, zum Beispiel mit der bereits angekündigten PMR-Technik, die wir uns nun einmal genauer anschauen wollen.

NUN BIST DU GEFRAGT!

- Hast du Lust, eine kleine PMR-Übung durchzuführen?
  - *Prüfe, ob du im Rahmen der Möglichkeiten bequem sitzt. Wenn es die Situation erlaubt, kannst du die Augen schließen. Du kannst sie jedoch auch geöffnet lassen. Richte deine Aufmerksamkeit auf deine Füße. Wohin haben deine Füße dich heute schon getragen? Wohin werden dich deine Füße heute noch tragen? Schließ diesen Gedanken nun bewusst mit einem innerlichen Stopp-Signal ab und versuche, im Hier und Jetzt zu sein.*
  - *Wenn deine Gedanken abschweifen, lass sie einfach ziehen und konzentriere dich wieder auf deine Füße. Es ist gut, dass du sie hast. Deine Füße sind so wichtig für dich. Spreize nun die Zehen beider Füße nach oben, sodass der Fuß nur noch mit der Ferse Kontakt zum Boden hat. Halte die Spannung mit ganzer Intensität für zehn Sekunden und senke die Füße dann wieder ab, während du ausatmest.*
  - *Warte etwa eine halbe Minute und führe die Übung dann noch einmal durch. Spürst du, wie gut diese Übung deinen Füßen tut?*
  - *Richte deine Aufmerksamkeit nun auf die Hände. Mach dir klar, dass es gut ist, dass du deine Hände hast. Deine Daumen, deine Zeigefinger, deine Mittelfinger, deine Ringfinger und deine kleinen Finger. Jeder einzelne Finger ist so wichtig. Balle nun beide Hände für zehn Sekunden mit ganzer Intensität zur Faust und atme normal weiter. Beim Ausatmen löse die Anspannung in den Händen und öffne diese wieder.*
  - *Warte etwa eine halbe Minute und führe die Übung dann noch einmal durch. Spürst du, wie gut diese Übung deinen Händen tut?*
  - *Verweile noch einen Moment in der Entspannung und kehre dann wieder in das Hier und Jetzt zurück.*
- Nach einigen Durchgängen und wenn du dich mit der Übung sicher fühlst, kannst du sie auch auf andere Körperregionen anwenden. Ein typischer Ablauf wären nacheinander die folgenden Aktionen: Faustschluss, Ellenbogen beugen, Fußzehen nach oben spreizen, Unterschenkel Richtung Gesäß ziehen, Augenbrauen nach oben ziehen, Augen zukneifen, Zähne aufeinanderbeißen, Kopf auf die Brust legen. PMR muss man üben, am besten täglich für mindestens zwanzig Minuten. Die Übungen kann man entweder im Sitzen oder im Liegen durchführen, wobei das Sitzen meist einfacher in den Alltag integriert werden kann.
- Versuche, ob auch die anderen vorgestellten Entspannungsverfahren etwas für dich sind. Lass dich nicht irritieren, wenn du dir bei der Anwendung anfangs komisch vorkommst. So geht es den meisten meiner Patienten und im Übrigen auch mir im Rahmen meiner Ausbildung zum Therapeuten.
- Prüfe außerdem noch einmal, welche der Stressoren in deinem Leben du vermeiden kannst und welche (nicht veränderlichen) du am besten neu bewerten solltest.

Weitere Werkzeuge

Die Entspannungsverfahren und vor allem die (positiven) alternativen Aktivitäten können dir also in Zukunft dabei helfen, besser auf dich zu achten und funktionalere und damit gesündere Gefühlsregulation zu betreiben. Dennoch wird es im stressigen Alltag immer wieder mal Situationen geben, in denen du nicht primär gut auf dich achten kannst und vielleicht erst im Nachgang merkst, dass du dich anders hättest verhalten sollen. Zum Abschluss dieses Kapitels will ich dir diesbezüglich noch einige Werkzeuge an die Hand geben.

Das Wochenprotokoll

Zunächst einmal würde ich dir gerne das Wochenprotokoll vorstellen. Die ➤ Tab. 20.3 zeigt dir ein entsprechendes Beispiel.

Wie du siehst, ergänzt das Protokoll einige der Aspekte, die wir bereits zu Beginn dieses Kapitels aufgegriffen haben. Unter **Situation** sollte möglichst genau der **Auslöser** für die nachfolgende Situation beschrieben werden, in diesem Fall also Stress in der Schule. Unter **Gedanken** notieren wir die uns durch den Kopf gehenden Gedanken. Die nächste Spalte fordert uns auf, in uns hineinzuhorchen und ein **Gefühl** zu benennen. Im Beispiel war das ein Gefühl von Wut. So weit, so bekannt. Nun hören wir genau auf unseren Körper. Was können wir **spüren?** Einen Druck auf der Brust? Wut im Bauch? Schmerzen? Unruhe? Schreib es auf, denn das ist wichtig, um zu erkennen, wann es sinnvoll wäre, Entspannungsverfahren anzuwenden. In der nächsten Spalte werten wir das **Verlangen zu konsumieren** und nutzen dazu eine Skala von 0–10. 0 bedeutet dabei gar kein Verlangen zu haben, 10, dass man alles dafür tun würde, das entsprechende Medium zu nutzen. Zuletzt solltest du die **Nutzungsdauer** in Minuten erfassen.

Tab. 20.3 Beispiel eines Wochenprotokolls

Situation	Gedanken	Gefühle	Körper	Verlangen (1–10)	Nutzungsdauer (min)
Stress in der Schule	„Sobald ich zu Hause bin, verzieh ich mich hinters Handy!"	Wut	Druck auf der Brust	9	280 min

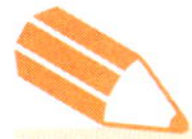

NUN BIST DU GEFRAGT!

Eine entsprechende Vorlage für ein Wochenprotokoll bietet dir ➤ Tab. 20.4. Übernimm sie am besten langfristig in dein Therapieheft.

Analyse einer Situation des Wochenprotokolls

Das Wochenprotokoll soll dir zukünftig dabei helfen, Situationen zu sammeln, in denen Gefühle und deren (dysfunktionale) Regulation eine Rolle gespielt haben könnten. Aus diesem Protokoll kannst du Situationen herausgreifen und diese nochmal genauer anschauen. Dazu solltest du für jede der betrachtenswerten Situationen eine sogenannte **Situationsanalyse** anfertigen. Die ➤ Tab. 20.5 soll das anhand eines Beispiels veranschaulichen.

Lass uns an dieser Stelle mal schauen, was die einzelnen Kategorien bedeuten: Unter **Situation** beschreiben wir kurz und knapp den letztlich zum Konsum führenden **Auslöser,** so wie eben im Wochenprotokoll. Im Beispiel also „Stress in der Schule aufgrund einer schlechten Note". In der Spalte **„Ich"** wird es nun etwas komplexer. Mittlerweile müsstest du dich bereits etwas besser kennengelernt haben. Schau dir sonst nochmal vielleicht die Variable „Mensch" im 4-M-Modell an (➤ Abb. 16.1). Deine Persönlichkeit, deine

Tab. 20.4 Vorlage für ein Wochenprotokoll

Tag	Situation	Gedanken	Gefühle	Körper	Verlangen (1–10)	Nutzungsdauer (min)
Montag						
Dienstag						
Mittwoch						
Donnerstag						
Freitag						
Samstag						
Sonntag						
Gesamtdauer der Medienzeit: ___________						

Tab. 20.5 Beispiel einer Situationsanalyse

Situation	Ich	Medien-/Internetnutzung		Konsequenz
Stress in der Schule aufgrund einer schlechten Note	Ich neige dazu, Stress durch mein Handy und insbesondere Soziale Netzwerke vergessen zu wollen. Ich bin selbstunsicher wegen schlechter Note	**Vorher**	**Nach Beginn**	
		Gedanken	**Gedanken**	**Kurzfristig (positiv)**
		Sobald ich zu Hause bin, verzieh ich mich hinters Handy!	Endlich den Kopf abschalten!	Reduktion von Stress
		Körper	**Körper**	**Langfristig (positiv)**
		Druck auf der Brust	Innere Ruhe	• Austausch mit Freunden • Aktuell bleiben
		Gefühle	**Gefühle**	**Kurzfristig (negativ)**
		Wut	Freude	Keine Zeit für Hausaufgaben
		Verhalten	**Verhalten**	**Langfristig (negativ)**
		Mediennutzung: Soziale Netzwerke	Unfähigkeit aufzuhören	Verschlechterung der Schulleistung, eher mehr Stress

Stärken, deine Schwächen, deine Art und Weise, mit Problemen im Alltag umzugehen, all das spielt hier eine Rolle. Konkret geht es hier um die Frage, wie du ganz persönlich in der Situation dazu beigetragen hast, dass ein bestimmter Auslöser zu dem beschriebenen Verhalten, also dem erneuten Medienkonsum, geführt hat. In unserem Beispiel wäre das etwa die Aussage „Ich neige dazu, Stress durch mein Handy und insbesondere Soziale Netzwerke vergessen zu wollen" und dass du an diesem Tag ohnehin schon sehr selbstunsicher warst, weil du eine schlechte Note bekommen hast.

Wie du die Tabelle ausfüllst

Wie du siehst, ist die nun nachfolgende Spalte **„Medien-/Internetnutzung"** in **„Vorher"** und **„Nach Beginn"** unterteilt. Der erste Teil bezieht sich auf alle Aspekte, die vor der Nutzung eine Rolle gespielt haben, der zweite Teil auf alles, was währenddessen oder nach der Nutzung relevant war.

In der Spalte **„Gedanken"** wird zum Beispiel unsere vorherige Annahme gestützt: Der Gedanke „Sobald ich zu Hause bin, verzieh ich mich hinters Handy!" lässt sich ziemlich eindeutig einer generellen Persönlichkeitseigenschaft, mit Stress umzugehen, zuordnen. Der nachfolgende Gedanke „Endlich den Kopf abschalten!" bekräftigt dies.

Es geht weiter mit den **körperlichen Symptomen.** Im Beispiel weicht der Druck auf der Brust dem Gefühl einer inneren Ruhe.

Wir springen weiter nach unten zu den **Gefühlen:** Das Gefühl der Wut findet sich bereits in der Auflistung des Wochenprotokolls. Während des Konsums würde unser Beispielpatient vermutlich ein Gefühl der Freude verspüren können.

Die Spalte mit der Überschrift **„Verhalten"** erklärt sich nun fast von selbst. Wir können „Mediennutzung: Soziale Netzwerke" notieren, und weil der Konsum im Beispielfall kürzer geplant war („nur mal kurz runterkommen") und dann schließlich 280 Minuten anhielt, können wir „Unfähigkeit aufzuhören" notieren.

Die abschließende Beurteilung der **Konsequenzen** hast du in ähnlicher Form bereits im ersten Kapitel des Therapieteils (➤ Kap. 13) kennengelernt. Wir beurteilen abschließend die positiven und negativen Konsequenzen der spezifischen Situation, unterteilt in kurz- und langfristig. In unserem Beispielfall wäre ein **kurzfristig positiver Effekt** die Reduktion von Stress. Da unser Beispielpatient an diesem Tag wieder nicht dazu kommt, seine Hausaufgaben zu machen, wäre dies ein möglicher **kurzfristig negativer Effekt.** Den **langfristig positiven Effekt** in dieser spezifischen Situation müssen wir schon etwas länger suchen. Er wird wahrscheinlich aus einem ähnlichen Spektrum wie die Gründe für einen generellen Konsum (➤ Kap. 13) stammen, also zum Beispiel „Austausch mit Freunden“ und „aktuell bleiben“. Doch leider gibt es eben auch **langfristig negative Effekte.** Die Verschlechterung der Schulleistung und dadurch langfristig eher mehr Stress wäre im Beispiel eine erwartbare Konsequenz.

NUN BIST DU GEFRAGT!

- Probiere es doch mal aus! Sammele eine Situation mit Hilfe des Wochenprotokolls und schau sie dir im Anschluss detailliert im Rahmen einer Situationsanalyse an. Die ➤ Tab. 20.6 kann dir als Vorlage dienen.
- Idealerweise bereitest du in deine Therapieheft schon einmal Situationsanalysen für zukünftige Anwendungen vor.

Ein Werkzeug für alle Fälle!

Das war bestimmt anstrengend, oder? Keine Sorge, du musst natürlich nicht andauernd Situationsanalysen machen, das wäre auch viel zu zeitintensiv. Sie können dir aber dabei helfen, mit zukünftigen für dich unklaren Situationen besser umgehen zu können und eben **nicht** in alte Konsummuster zurückzufallen. Betrachte die Situationsanalyse wie ein **Werkzeug,** etwa eine Bohrmaschine. Nach einem Umzug muss man viel bohren und behält die Bohrmaschine am besten in der Wohnung. Irgendwann ist alles an die Wand gebracht und man stellt die Bohrmaschine in den Keller. Wenn man sie zukünftig mal braucht (um zum Beispiel ein neu gekauftes Regal anzubringen), dann hat man sie schnell zur Hand. Genauso verhält es sich mit der Situationsanalyse. Wenn du lernst, damit umzugehen, ist sie ein mächtiges Werkzeug für deinen weiteren Lebensweg.

Tab. 20.6 Vorlage einer Situationsanalyse

Situation	Ich	Medien-/Internetnutzung		Konsequenz
		Vorher	**Nach Beginn**	
		Gedanken	**Gedanken**	**Kurzfristig (positiv)**
		Körper	**Körper**	**Langfristig (positiv)**
		Gefühle	**Gefühle**	**Kurzfristig (negativ)**
		Verhalten	**Verhalten**	**Langfristig (negativ)**

KAPITEL

21 Und meine Freunde?

Definition Peergroup

Nicht umsonst hat dein Umfeld als „Milieu“ einen zentralen Stellenwert im 4-M-Modell (> Kap. 16) und soll damit an dieser Stelle nochmal besondere Berücksichtigung finden. Hoffentlich konntest du mit Hilfe der zurückliegenden Kapitel schon eine erste Veränderung deiner Soziale Netzwerke- und Internetnutzung herbeiführen. An diesem Punkt in der Therapie berichten mir Patienten häufig, dass sie trotz aller Fortschritte vor allem noch dabei Schwierigkeiten haben, ihre neue Art, mit dem Suchtmittel umzugehen, auch gegenüber ihrem Freundeskreis zu vertreten. Den Freundeskreis kann man aus therapeutischer Sicht auch als **Peergroup** bezeichnen.

Schauen wir uns die Definition dieses Begriffes an, so wird die Schwierigkeit gleich offensichtlich: Als Peergroup bezeichnet man eine **Gruppe von Menschen mit gemeinsamen Interessen.** Meist ähneln sich die Mitglieder dieser Gruppe noch in weiteren Aspekten, etwa dem Alter oder der Herkunft. Das für uns herausstechende Merkmal ist jedoch das gemeinsame Interesse: in diesem Fall also beispielsweise Instagram.

Ein Beispiel

Stellen wir uns exemplarisch mal eine Gruppe von fünf Jugendlichen vor. Sie sind alle weiblich, etwa 15 Jahre alt und gehen alle in dieselbe Schule. Du bist eine davon. Ihr kennt euch alle seit einigen Jahren und eure gemeinsame Leidenschaft sind Influencer, speziell im Fashion-Bereich. Ihr seid eigentlich alle daueronline, postet Fotos und folgt verschiedenen Influencern. Jede von euch hat dabei innerhalb eurer Gruppe eine gewisse Rolle, zum Beispiel durch teilweise unterschiedliche Interessen und Ansichten. Eure Freizeit verbringt ihr größtenteils auf Instagram, manchmal trefft ihr euch auch im Park und zückt dann alle eure Handys, um euch die aktuellen Neuigkeiten auch real zu zeigen. Die Wochenenden verbringt ihr meist ebenfalls zusammen in dieser Form. Wenn ihr mal gerade nicht Zugriff auf eure Handys habt (zum Beispiel in der Schule), drehen sich eure Gespräche meist dennoch um diese und jene Themen, die mit Instagram zu tun haben.

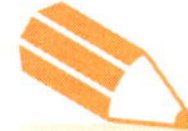

NUN BIST DU GEFRAGT!

- Kommt dir das Beispiel bekannt vor?
- Stell dir nun vor, dass du ein Mitglied dieser Gruppe bist. Du hast festgestellt, dass dir das viele Online-Sein nicht guttut, weil du damit eine erst kürzlich diagnostizierte Depression kompensierst. Du erfüllst die Kriterien für eine Abhängigkeit.
- Du hast dich in therapeutische Behandlung begeben und die ersten Schritte deiner Abstinenz geplant.
- Nun steht die Konfrontation mit deinen Freunden an. Wie willst du vorgehen?

Du weißt nicht genau, wie du die letzte Frage der Übung beantworten würdest? Stehst du vielleicht selbst gerade vor einem ähnlichen Problem? Du steckst in einem Dilemma: Wenn du beschließt, weniger Zeit auf Instagram verbringen zu wollen, wird dies auch zur Folge haben, dass du weniger Zeit mit deinen Freundinnen verbringst. Es besteht die Gefahr, dass du dich zum **Außenseiter** der Gruppe machst, ja sogar, dass sich deine Freunde von dir abwenden. Da du aktuell keine wesentlichen **anderen sozialen Kontakte** hast, würde dich das nur noch einsamer und trauriger werden lassen. Deine Depression wird weiter zunehmen und du wirst vermutlich zunehmend Schwierigkeiten haben, deine teilweise Abstinenz von Sozialen Netzwerken aufrechtzuhalten.

Stufenweises Vorgehen

Das kann also nicht der richtige Weg sein, mit der Situation umzugehen. Wie bei allen wichtigen Entscheidungen im Leben solltest du **stufenweise** vorgehen. Fang damit an, dir zu überlegen, wem du dich aus deinem Freundeskreis mit deiner aktuellen Situation anvertrauen kannst.

NUN BIST DU GEFRAGT!

- Mit wem aus deiner „Peergroup" kannst du offen über deine Probleme sprechen?
- Was zeichnet diese Person aus? Ist sie vertrauenswürdig? Kann sie sich in dich hineinversetzen? Kannst du mit ihr über private Dinge sprechen? Teilt ihr gemeinsame Hobbys?
- Zur Beantwortung dieser Frage kann es hilfreich sein, in deinem Therapieheft ein sogenanntes Beziehungsgitter wie in ➤ Abb. 21.1 zu erstellen.

Lass uns vereinfacht die Regel aufstellen, dass **wirklich gute Freunde** verstehen würden, wenn du ein Problem mit der Nutzung von Instagram hättest. Im vorliegenden Beispiel ist das wohl am ehesten Eva. Alle, die dich nicht verstehen, solltest du zumindest als gute Freunde hinterfragen. Das heißt nicht, dass du sofort mit allen aus deiner Peergroup den Kontakt abbrechen musst, aber du solltest aufpassen, ob sie dir eine **Unterstützung** sein können oder nicht. Der nächste Schritt wird dir dabei helfen.

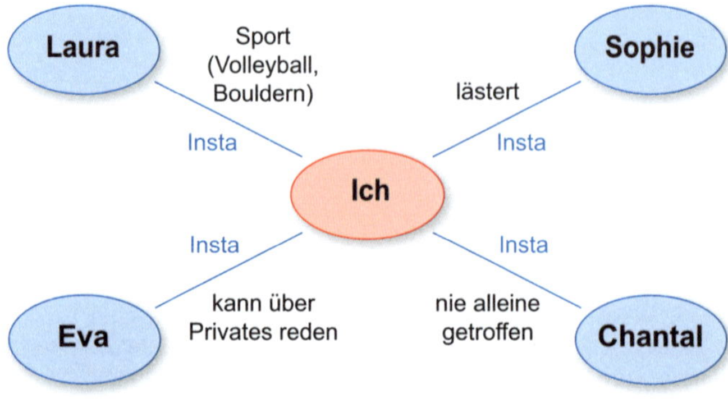

Abb. 21.1 Beispiel eines Beziehungsgitters [L231]

NUN BIST DU GEFRAGT!

Schlage deiner „Peergroup" alternative Freizeitaktivitäten vor. Mache ihnen möglichst konkrete Angebote, die sich mit den von dir geplanten Freizeitaktivitäten (➤ Kap. 17) decken. Beispielsweise den Vorschlag, ins Schwimmbad zu gehen, sich zum Volleyballspielen oder Bouldern zu verabreden.

Wer aus deiner „Peergroup" geht auf deine Vorschläge ein? Im vorliegenden Beispiel wäre das zum Beispiel Laura, die gemeinsam mit der Beispielpatientin sportliche Interessen teilt und demzufolge eine wichtige Ressource darstellen könnte. Wenn deine Freunde verstanden haben, dass es für dich sehr wichtig ist, andere Freizeitaktivitäten aufzubauen, dann sollten sie auch in der Lage sein, auf deine Vorschläge einzugehen. Wenn nicht, müssen wir an dieser Stelle zunächst mal pauschal annehmen, dass ihnen ihr eigener Konsum wohl wichtiger ist, als Zeit mit dir zu verbringen. Prüfe erneut, ob es weiterhin sinnvoll ist, sich mit solchen (vermeintlichen) Freunden zu umgeben (➤ Abb. 21.2).

Eventuell kann dir die **Situationsanalyse** aus ➤ Kap. 20 dabei helfen, deinen Freundeskreis auf Menschen, die dir eine **Unterstützung** sein können, und solche, die es eher nicht sind, abzuklopfen. Erneut lohnt sich an dieser Stelle der Vergleich mit den stoffgebundenen Abhängigkeiten: Der alkoholkranke Patient sollte sich mit seinen Freunden nicht mehr in der Kneipe treffen. Wenn er dieselben Freunde aber dazu bringen kann, zusammen auf dem Bolzplatz eine Runde kicken zu gehen, dann haben alle was davon. Diejenigen, die lieber weiterhin in der Kneipe bleiben, auf die kann und sollte er verzichten, wenn ihm seine Abstinenz weiterhin wichtig ist. Ähnliches gilt für eine Soziale-Netzwerke- oder Internetnutzungsstörung.

NUN BIST DU GEFRAGT!

Überlege dir, wie du das Thema „Peergroup" in deinem konkreten Fall berücksichtigen solltest. Wenn nötig, fertige eine Situationsanalyse wie in ➤ Kap. 20 an.

Soziales Kompetenztraining

Ein solches Vorgehen erfordert **Mut.** Mut, den du vielleicht anfangs nicht aufbringen kannst. Das ist völlig normal. Gerade medienabhängige Patienten neigen zu einem **selbstunsicheren Verhalten.** Das bedeutet, sie fühlen sich in vielen sozialen Situationen unsicher und wissen nicht, wie sie sich verhalten sollen. Bei manchen Patienten kann sogar eine **Soziale Phobie** (➤ Kap. 18) zusätzlich zur Abhängigkeitserkrankung bestehen. Ich biete deshalb im Rahmen meiner Gruppentherapie ein sogenanntes **Training sozialer Kompetenzen** an. Hier üben die Patienten in Rollenspielen soziale Interaktionen, ohne vor einem Bildschirm zu hängen. Im ersten Schritt geht es unter anderem um das **Erkennen von Defiziten.** Im zweiten Schritt kann ein **Training zum selbstsicheren Verhalten** diese beheben. Lass uns dazu gemeinsam beispielhaft die nachfolgende Übung für selbstunsichere Menschen durchführen:

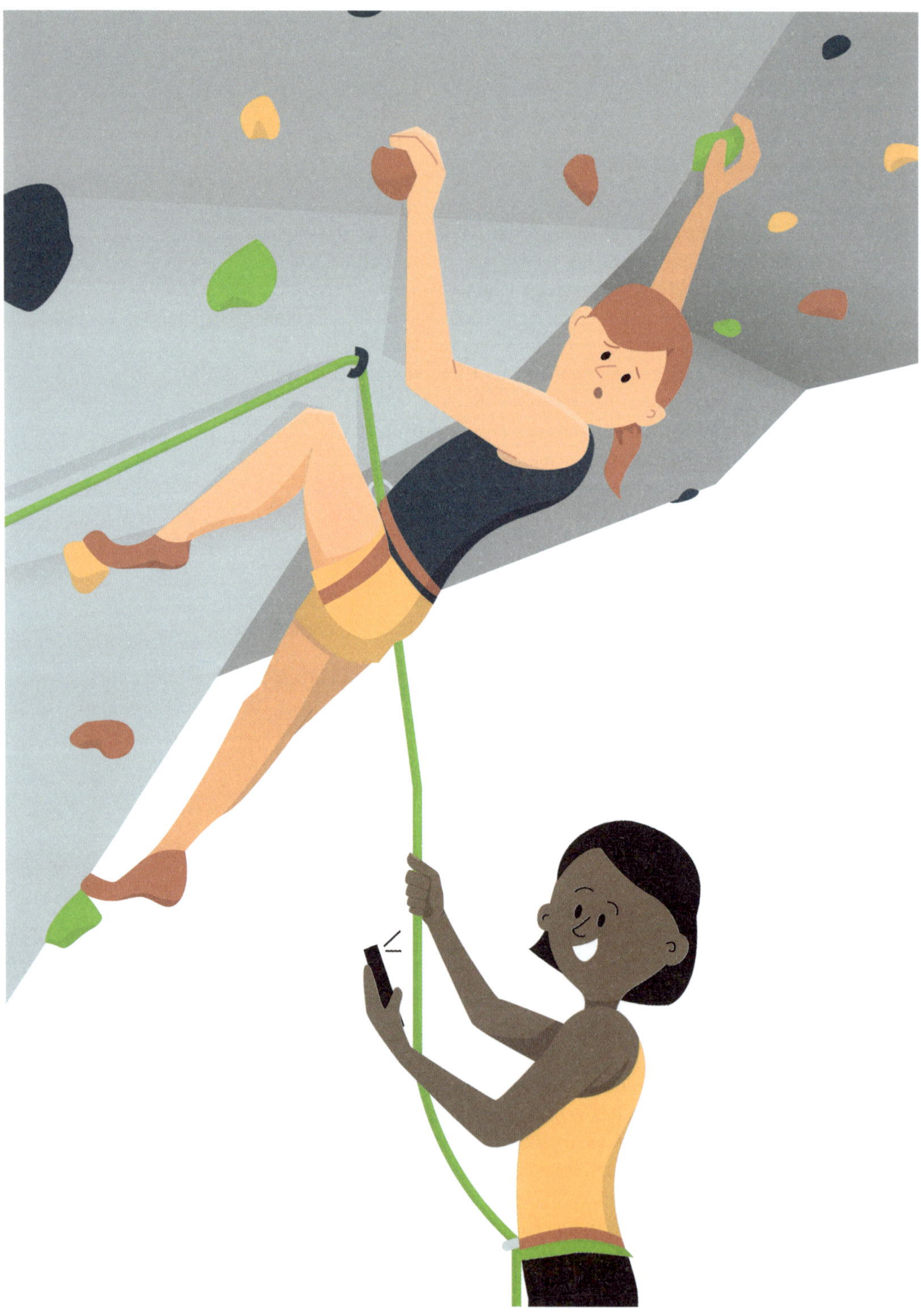

Abb. 21.2 Wahre Freunde? [L265]

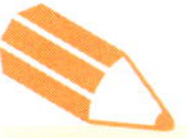

NUN BIST DU GEFRAGT!

Beantworte die zehn nachfolgenden Fragen:

1. Wann hast du das letzte Mal eine Information erfragt (zum Beispiel nach dem Weg oder der Uhrzeit)?
2. Wann hast du das letzte Mal jemanden um einen Gefallen gebeten (zum Beispiel, ob er dir etwas Arbeit abnehmen oder dir bei den Hausaufgaben helfen kann)?
3. Wann hast du dich das letzte Mal beschwert (zum Beispiel über eine aus deiner Sicht ungerechtfertigte Benotung in der Schule)?
4. Wann hast du das letzte Mal zu etwas „Nein!" gesagt (zum Beispiel, wenn jemand andauernd deine Zeit beansprucht, du aber das Gefühl hast, er nutzt dich in diesem Punkt nur aus)?
5. Wann hast du das letzte Mal deine Meinung geäußert (zum Beispiel, wenn jemand in einer Diskussion ganz anderer Ansicht war als du)?
6. Wann hast du das letzte Mal jemanden berechtigterweise kritisiert (zum Beispiel, wenn jemand sich dir gegenüber falsch verhalten hat)?
7. Wann hast du das letzte Mal jemandem ein Kompliment gemacht (zum Beispiel, wenn derjenige ein neues Kleidungsstück gekauft hat und dieses zum ersten Mal trägt)?
8. Wann konntest du das letzte Mal ein Lob annehmen (zum Beispiel, wenn jemand deine schulischen bzw. beruflichen oder privaten Bemühungen entsprechend honoriert hat)?
9. Wann hast du dich das letzte Mal berechtigterweise für etwas entschuldigt (zum Beispiel, wenn du jemanden ungerecht behandelt hast)?
10. Wann hast du das letzte Mal von dir aus ein Gespräch begonnen oder neue Aspekte in ein bestehendes Gespräch eingebracht (zum Beispiel in einer Gruppe von Menschen, wenn du eigentlich etwas Passendes zum Thema beisteuern konntest, dich aber nicht getraut hast)?

Hast du bei den meisten der zehn Fragen einen Zeitraum notiert, der länger zurückliegt? Ein solches Verhalten ist typisch für selbstunsichere Menschen. Es liegt nun an dir, ein **selbstsicheres Verhalten** zu trainieren. Das wird dir langfristig auch dabei helfen, deinen Weg der Abstinenz auch mit dem so wichtigen Einflussfaktor „Peergroup" zu meistern. Gehe dazu am besten schrittweise vor.

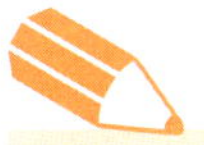

NUN BIST DU GEFRAGT!

- Welche dieser Situationen aus den eben beantworteten zehn Fragen möchtest du unbedingt verändern?
- Welche werden dir schwer-, welche leichtfallen?
- Wenn du möchtest, leite aus den Fragen kleine Übungen ab und nimm dir konkrete Aufgaben vor. Zum Beispiel: morgen jemandem ein Kompliment machen.

KAPITEL

22 Dranbleiben

Gratulation! Du näherst dich mit riesigen Schritten dem Ende dieses Ratgebers und damit hoffentlich auch ersten Erfolgen in der Bekämpfung deiner Abhängigkeit. Vielleicht ist es dir ja bereits gelungen, eine Teilabstinenz aufrechtzuerhalten.

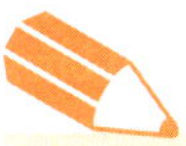

NUN BIST DU GEFRAGT!

- Schaue in deinem Therapieheft nochmal auf das in ➤ Kap. 14 formulierte Ziel.
- Wie gut hast du dein ursprünglich gesetztes Ziel erreicht?
- Was fehlt noch?
- Wo gibt es vielleicht Probleme in der Umsetzung?

Drei Stolperstricke

Wie auch immer deine Bewertung aussehen mag, in jedem Fall hast du dich mit deinem Problem auseinandergesetzt und bestimmt auch Fortschritte machen können. Es wird vielleicht noch nicht alles so perfekt laufen, wie du es dir vorgestellt hast, aber das ist völlig normal. Um deinen erreichten Erfolg auch beibehalten zu können, sollten wir uns nun mit möglichen **Stolperstricken** im Verlauf deiner Teilabstinenz beschäftigen. Es sind im Wesentlichen **drei Schwierigkeiten,** die sich an dieser Stelle vielen Abhängigen in den Weg stellen:

1. Schwierigkeit: Transfer in den Alltag

Zunächst einmal Probleme, das in der Therapie (oder durch Lektüre dieses Ratgebers) gelernte Wissen in den Alltag zu transferieren. In diesem Punkt hast du bereits durch möglichst **alltagsnahe Aufgabenstellungen** Vorbeugung betrieben, etwa indem du dich in ➤ Kap. 21 mit deiner individuellen Peergroup beschäftigt hast. Auch die anderen zurückliegenden Kapitel versuchten stets, das zu vermittelnde Wissen möglichst praxisnah umzusetzen. Aber natürlich kann ein solcher Ratgeber keine Psychotherapie ersetzen. Solltest du mittlerweile überzeugt sein, von einer solchen Behandlung zu profitieren, kann ich dich nur ermutigen, dir einen Psychotherapeuten in deiner Nähe zu suchen und dir aus dem Buchteil für Eltern das ➤ Kap. 11 ans Herz legen. Doch auch ohne tatsächlich begonnene Psychotherapie solltest du mittlerweile einige Werkzeuge an der Hand haben: Die **Situationsanalyse,** die du in ➤ Kap. 20 kennengelernt hast, wird dir in Zukunft zum Beispiel dabei helfen, diesen Transfer in den Alltag auch weiterhin zu schaffen.

Die diesem Ratgeber zugrunde liegende Verhaltenstherapie ist vor allem dadurch wirksam, dass man die Therapieinhalte konsequent anwendet und das Gehirn den neuen, abhängigkeitsbefreiten Weg gewissermaßen lernt. In ➤ Kap. 16 haben wir darüber bereits gesprochen und ganz ausführlich kannst du in ➤ Kap. 7 für deine Eltern nachlesen, was ein Hund damit zu tun hat. Ja, genau, dieses Tier, das bellen kann, du hast dich nicht verlesen. Du musst die hier **vermittelten Inhalte** also **konsequent umsetzen,** um sie lernen zu können, ganz so, wie man Vokabeln wiederholen muss, um eine Fremdsprache zu meistern.

2. Schwierigkeit: Suchtverschiebung

Die zweite Schwierigkeit betrifft ein sehr wichtiges Thema: Die **Verschiebung deiner Sucht.** Solltest du beschließen, weniger Soziale Netzwerke zu nutzen, so ist prinzipiell eine vermehrte Nutzung anderer digitaler Nutzungsformen bis hin zur Abhängigkeit von diesen denkbar. So könnte es zum Beispiel für dich zunehmend interessanter werden, Videospiele zu spielen oder YouTube-Videos zu schauen. Selbstverständlich kann sich diese Suchtverschiebung auch innerhalb einer Nutzungsform entwickeln, indem du zum Beispiel einfach auf ein anderes Soziales Netzwerk als das bislang genutzte zurückgreifst. Denkbar ist auch eine **Suchtverschiebung in den stofflichen Bereich.** Die Entspannung, die du vorher durch die Nutzung digitaler Medien erhalten hast, könntest du vielleicht in einem Konsum von Cannabis oder Alkohol (langfristig natürlich ebenfalls vergeblich und mit vielen Risiken verbunden) finden. Diese Suchtverschiebung ist bei der Soziale-Netzwerke-Nutzungsstörung allerdings sehr selten und soll daher nur der Vollständigkeit halber erwähnt werden.

Wie behältst du nun eine drohende Suchtverschiebung im Blick? Zunächst einmal, indem du dir nochmal die verschiedenen Formen einer digitalen Abhängigkeit vor Augen führst (➤ Abb. 15.1). Vielleicht ist ja bereits während der Tage, in denen du dieses Buch bearbeitet hast, ein dir bislang nicht so wichtiges Nutzungsfeld immer wichtiger geworden? Zudem solltest du konsequent das in ➤ Kap. 14 vorgestellte **Medientagebuch** nutzen, um frühzeitig eine Veränderung deines Konsumverhaltens feststellen zu können.

NUN BIST DU GEFRAGT!

- Versuche, die angesprochenen Aspekte zum Thema konsequentes Wiederholen und Umgang mit Suchtverschiebung umzusetzen.
- Wie möchtest du in Zukunft am Thema dranbleiben?
- Sind andere Nutzungsbereiche (➤ Abb. 15.1) für dich im Verlauf der letzten Zeit interessanter geworden?
- Füllst du regelmäßig dein Medientagebuch aus (➤ Kap. 14)?

3. Schwierigkeit: Rückfälle

Die dritte und vielleicht anspruchsvollste Schwierigkeit liegt im Umgang mit Rückfällen. Mit der sogenannten **Rückfallprophylaxe** werden wir uns in diesem Kapitel noch ausführlich beschäftigen. Das Wort Prophylaxe kennst du vielleicht vom Zahnarzt. Zähneputzen ist eine Prophylaxe gegen Karies. Richtig angewendet, kann sie verhindern, dass der Zahnarzt beim nächsten Besuch bohren muss. Leider gibt es keine Zahnpasta gegen die Abhängigkeit von digitalen Medien, aber es gibt einige psychotherapeutische Techniken, die genauso gut wirken können.

Die wohl einfachste Prophylaxe haben wir eben schon im Rahmen der Suchtverschiebung vorbesprochen: Den **drohenden Rückfall frühzeitig erkennen** und ihn vor seiner Entstehung verhindern. Hier ist die Psychotherapie der Vorbeugung von Karies sogar überlegen: Bakterien im Mund kannst du nicht sehen, Frühwarnzeichen des drohenden Rückfalls hingegen schon. Sehr hilfreich ist dir dabei neben dem **Medientagebuch** aus (➤ Kap. 14) das **Wochenprotokoll** (➤ Tab. 20.4). Letzteres bezieht noch deine ganz persönlichen Nutzungsaspekte mit ein und ist daher gerade zur frühen Erkennung eines drohenden Rückfalls sehr zu empfehlen. Besonderes Augenmerk solltest du dabei auf deine **Nutzungszeit** und den **Grund der Nutzung** legen. Hast du bislang etwa vor allem konsumiert, um Stress abzubauen und Streit zu verarbeiten, und du bemerkst in deinem Wochenprotokoll einen Anstieg von Stress und Streit, so ist Vorsicht geboten.

NUN BIST DU GEFRAGT!

- Was sind deine **individuellen Frühwarnzeichen?**
- Vermerke diese in Zukunft auf deinen Wochenprotokollen, indem du folgenden Satz in dein Therapieheft übernimmst: „Ich werde in Zukunft besonders auf meine Frühwarnzeichen X und Y achten." X und Y stehen dabei für deine individuellen Frühwarnzeichen (im Beispiel Stress und Streit).
- Beachte zudem, ob auf deinem Wochenprotokoll (oder im Medientagebuch, falls du dieses weiterhin nutzen solltest) die Gesamtnutzungsdauer steigt.

Der Notfallplan

Kommt dann bei Teilabstinenz eine Steigerung der Nutzungszeit oder bei Vollabstinenz das generelle Wiederaufnehmen des Suchtverhaltens hinzu, so greift der nachfolgend vorgestellte **Notfallplan.** Zur Messung der Nutzungszeit ist dir dein Wochenplan oder das Medientagebuch wieder eine große Hilfe. Versuche, beim Ausfüllen möglichst ehrlich zu sein; du hast nichts davon, dir selbst etwas vorzumachen. Deinen Notfallplan solltest du auf der letzten Seite deines Therapieheftes anlegen. So hast du immer gleich Zugriff auf die dort stehenden Handlungsanweisungen.

NUN BIST DU GEFRAGT!

Übernimm den folgenden Text (an dich angepasst) auf die letzte Seite deines Therapieheftes:

Wenn ich wieder anfangen sollte, vermehrt Soziale Netzwerke zu nutzen/im Internet zu surfen, werde ich meine bisherigen Erfolge nicht kampflos aufgeben. Ich weiß, dass ich selbst dazu beitragen kann, nicht wieder in alte Verhaltensmuster zurückzufallen. Ich werde

- XY anrufen (beste Freundin, Vertrauensperson) und mit ihr/ihm über meinen Rückfall sprechen.
- Ich werde versuchen, das Verlangen, Soziale Netzwerke zu nutzen/im Internet zu surfen, zu reduzieren, indem ich die App deinstalliere/mein Handy ausschalte.

Wenn ich das alleine nicht schaffen sollte, bitte ich meine Freundin/meinen Freund/ meinen Bruder/meine Schwester/meine Eltern um Hilfe.

- Ich werde die Liste meiner alternativen Freizeitaktivitäten anwenden und joggen gehen/mich mit Freunden verabreden/Musik hören.
- Ich werde mir professionelle Unterstützung holen, indem ich meinen Therapeuten/ meine Selbsthilfegruppe anrufe (Tel.: 1234)/bzw. aufsuche (Therapiezeiten XX Uhr jeden XXtag) bzw. da ich noch keine professionelle Behandlung habe, wähle ich die Nummer meines zuständigen Krisendienstes (Tel.: 1234) und versuche im Anschluss, eine professionelle Behandlung zu vereinbaren.

Wie du sehen kannst, ist es hilfreich, sich selbst möglichst **konkrete Handlungsanweisungen** zu geben. Wir sprechen hier von einem Notfall, in dem dein Gehirn vermutlich nur die Wiederaufnahme der Sucht im Sinn haben wird. Notiere deswegen auf jeden Fall die entsprechenden Telefonnummern und möglichst klare, auf dich individuell abgestimmte Anweisungen.

Die Liste versteht sich als **Stufenplan.** Das bedeutet, dass du mit dem ersten Punkt anfängst. Sollte dir das Gespräch mit einer Vertrauensperson nicht ausreichen, um gegen die Sucht anzukämpfen, kommt Stufe 2 zum Tragen. Hier geht es um die bereits an anderer Stelle thematisierte Stimuluskontrolle (➤ Kap. 16). Die fehlende Stimulation übernehmen nun in der dritten Stufe die von dir bevorzugten (positiven) alternativen Aktivitäten, also Sport und andere Freizeitaktivitäten (➤ Kap. 16). An vierter Stelle steht die professionelle Behandlung. Das kann der aktuell zuständige Psychotherapeut oder die Gruppentherapie sein. Vielleicht hast du auch bereits Kontakt zu Möglichkeiten der Selbsthilfe geknüpft. Als Alternative gibt es in jeder Stadt einen Krisendienst für Menschen in psychischen Ausnahmesituationen. Dort kann man dir ebenfalls weiterhelfen. Du solltest bezüglich der Kontaktdaten recht schnell im Internet fündig werden. Natürlich solltest du das jetzt im Anschluss tun und nicht im Notfall im Internet umhersurfen. Vergiss nicht, die Nummer deiner Stadt entsprechend in den Notfallplan zu übernehmen.

Mit Rückfällen umgehen

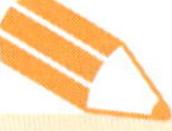

NUN BIST DU GEFRAGT!

- Warum kam es zu dem Rückfall?
- Was musst du in Zukunft anders machen?
- Wie kannst du dieses Ziel erreichen?

Du kannst durch den Rückfall auf jeden Fall etwas **dazulernen.** Vielleicht entdeckst du einen dir bislang unbekannten Auslöser für deinen Konsum. Oder du lernst, dass es für dich scheinbar nicht ausreichend ist, die Internetzeit selbstständig zu regulieren. Eventuell bringt dich der Rückfall dazu, zum ersten Mal professionelle Hilfe zuzulassen. Das Wichtigste dabei: **Du musst ehrlich zu dir selbst sein.** Es bringt dir an dieser Stelle absolut nichts, den Rückfall zu bagatellisieren („Ach, die paar Stündchen Handy …") oder ganz zu ignorieren.

Wenn du so gar keine Erkenntnis aus deinem Rückfall gewinnen kannst, so empfiehlt es sich, mit jemandem über den Vorfall zu reden (zum Beispiel deinem Ansprechpartner im Notfallplan) oder eine Situationsanalyse mit dieser Fragestellung durchzuführen (➤ Kap. 20).

Wie es weitergeht: Gras über die Sache wachsen lassen

Im Idealfall kommst du ganz ohne die oben genannten Maßnahmen zur Prophylaxe eines Rückfalls aus. Ich kann dich nur ermutigen, weiterhin an dir zu arbeiten. Die meisten abhängigen Menschen behalten die **Veranlagung der Sucht** ihr Leben lang. Das hängt vor allem damit zusammen, dass dein Gehirn sein **Suchtgedächtnis** (➤ Kap. 16) nie ganz überwinden kann. Das klingt allerdings dramatischer, als es ist: Mit der Zeit werden die alten „Sucht-Pfade" in deinem Kopf immer kleiner. Neue Nervenverbindungen bilden sich aus (➤ Abb. 22.1) und wie in einem zuwuchernden Urwald wächst langsam „Gras über die Sache". Du wirst vermutlich dein Leben lang auf gewisse **Suchtreize** anspringen, solltest also eine gewisse **Vorsicht** an den Tag legen, wirst aber merken, wie dein Problem Schritt für Schritt immer kleiner wird. Es ist vor allem wichtig, dass du **dich selbst gut kennenlernst** und darauf hörst, was dein Kopf dir mitteilen möchte. Du hast bis zu dieser Stelle bereits einiges geleistet, worauf du stolz sein kannst. Wie viele Menschen verdrängen ihre Probleme lieber, als sich mit ihnen zu beschäftigen? Mach weiter so!

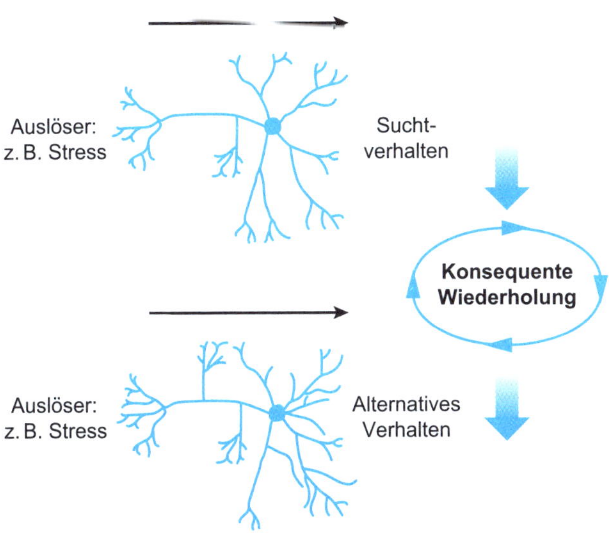

Abb. 22.1 Neue Nervenverbindungen lassen „Gras über die Sache wachsen" [L231]

Die wichtigsten Regeln zu deinem persönlichen Schutz

Zum Abschluss sollten wir nochmal die **wichtigsten Regeln** zu deinem ganz **persönlichen Schutz im Internet** zusammenfassen (➤ Abb. 22.2). Diese gelten unabhängig von deinem Weg in die Teilabstinenz und sollten unbedingt von dir beachtet werden!

- Halte deine **persönlichen Daten** geheim. Dein Name, deine Adresse, dein Geburtsdatum und deine Handynummer sollten im Internet nicht verfügbar sein. Für niemanden!
- Auf öffentlich zugänglichen Profilen solltest du nach Möglichkeit ein **Profilfoto** verwenden, auf dem man dich nicht vollständig erkennen kann.

11:27
Wie soll ich mich im Netz verhalten?
Ep. 01 Du bist dein Datenschützer
01:37
00:52
Ep. 02 Inkognito im Netz
suesseMaus05:
Wollen wir uns treffen?
02:29
Ep. 03 Achtung: Cybergrooming!
01:12
Ep. 04 Treffen: nie allein!
Schatz
War grad duschen...
01:07
Ep. 05 Keine Nacktfotos!
17:12
87
&€?#%!
17:13
Wer nichts Nettes zu sagen hat, sollte...
52
01:15
Ep. 06 Sag “Nein” zu Hate Speech
FAKE NEWS
02:24
Ep. 07 Fake News entlarven
Error
Virus downloaded.
00:49
Ep. 08 Gefährliche Downloads
Papa Card
1 € / Tag
01:12
Ep. 09 Bezahlen: nur mit Erlaubnis
01:43
Ep. 10 Urheberrecht beachten
GRATIS*
00:52
Ep. 11 Wirklich gratis?
Mama?
03:04
Ep. 12 Verstörende Inhalte
Unfollow
RAUS!
597
279
02:37
Ep. 13 Das gefällt mir NICHT.

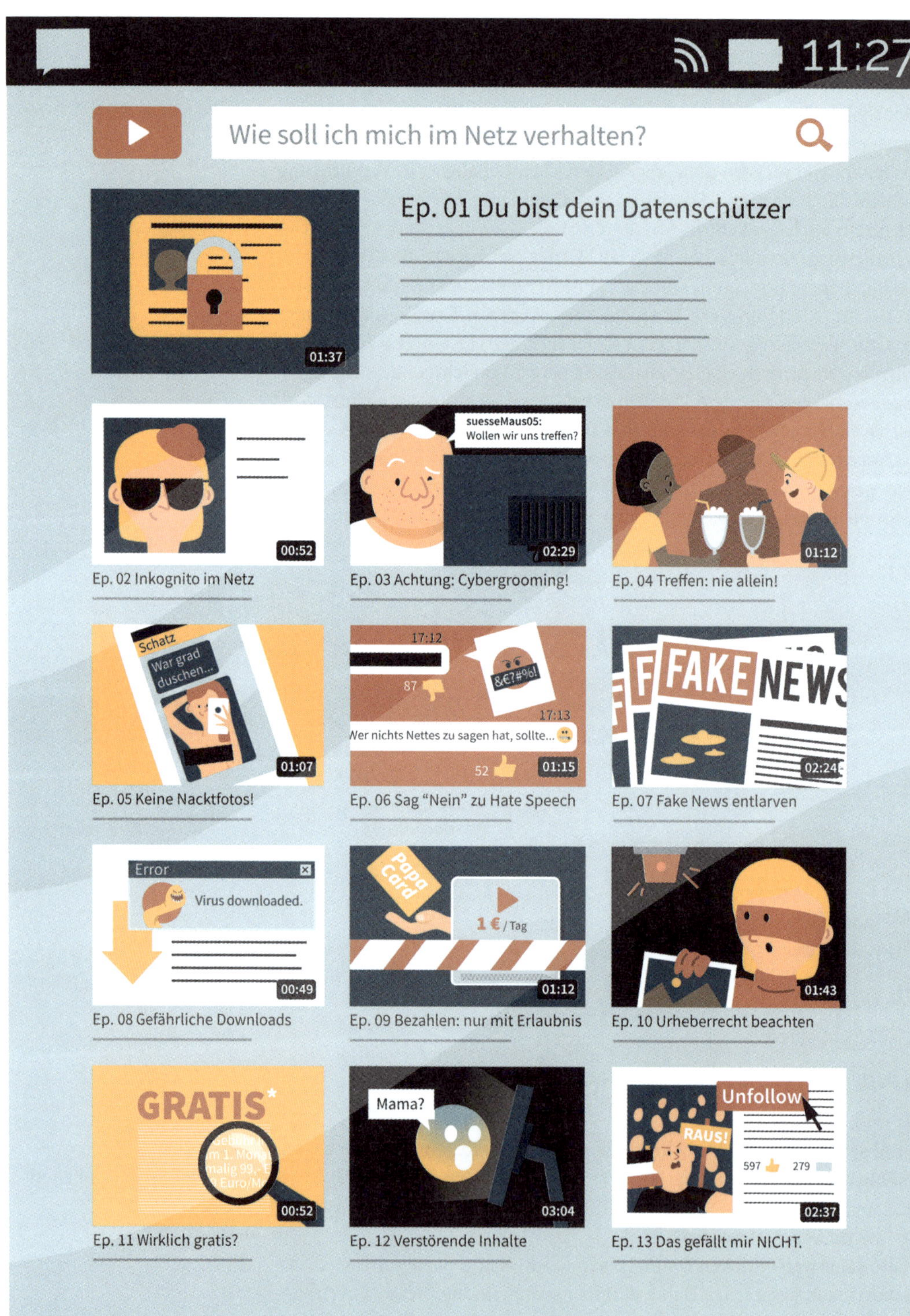

Abb. 22.2 Wichtige Regeln zu deinem persönlichen Schutz im Internet [L265]

- Jeden **Kontakt mit fremden Personen** solltest du zunächst **kritisch hinterfragen.** Nicht selten verbirgt sich hinter „suesseMaus05" ein 50-jähriger Mann mit anderen Absichten, als du zunächst gedacht hast!
- **Reale Treffen** mit Personen, die du im Internet kennengelernt hast, sollten zu Beginn grundsätzlich und unabhängig davon, wie lange ihr euch bereits kennt, an einem **öffentlichen Ort und im Beisein anderer Personen** (wenn du minderjährig bist: deinen Eltern) stattfinden!
- **Niemals,** auch nicht, wenn du schon jahrelang mit deinem Freund oder deiner Freundin zusammen bist, solltest du **Nacktfotos** (oder auch in Unterwäsche etc.) von dir verschicken! Man weiß leider nie, was das Leben so bringt und ob du damit jemandem ein Druckmittel in die Hand gibst!
- Das **Internet ist kein rechtsfreier Raum** und Kommunikationsregeln gelten auch dort! Hate Speech und Mobbing sind Dinge, die du dir nicht gefallen lassen musst und die man auch juristisch verfolgen kann. Wende dich dazu am besten an deine Eltern. Genauso solltest du aber auch deinen eigenen Ton und deine Wortwahl im Internet überprüfen.
- Das Internet ist ein wunderbarer Ort, um Informationen zu finden, aber auch der Tummelplatz von **Fake News** und Co. Selbst Wikipedia ist letztlich nicht so objektiv, wie man vielleicht annehmen könnte. Versuche deshalb, jede Information kritisch zu bewerten und ggf. gegenzuchecken!
- Vorsicht vor dubiosen Websites, Apps oder Downloads! Wenn du dir unsicher bist, ob ein bestimmter Inhalt nicht vielleicht **schädliche Software** (zum Beispiel Viren) enthält, beziehe deine Eltern oder technisch versierte Erwachsene mit ein.
- Internetinhalte, bei denen du **bezahlen** musst, solltest du unbedingt mit deinen Eltern absprechen. Insbesondere wiederkehrende Zahlungen im Rahmen von Abo-Diensten, aber auch dubiose Gewinnspiele etc. solltest du skeptisch betrachten!
- Auch im Internet gilt das **Urheberrecht.** Bücher, Filme und Musik, aber auch Bilder gehören in der Regel jemandem, der dich eventuell strafrechtlich belangen kann, wenn du sie herunterlädst oder nutzt. Es drohen mitunter hohe Geldstrafen!
- Wenn ein Inhalt damit lockt, gratis zu sein, solltest du **kritisch prüfen,** warum das so ist. In der Regel bezahlst du mit deinen persönlichen Daten, wirst im Nachgang zur Kasse gebeten oder bewegst dich auf illegalen Seiten.
- Solltest du im Rahmen der Internetnutzung auf etwas dich **Verstörendes** treffen, besprich diesen Inhalt mit deinen Eltern! Egal, worum es geht! Das muss nicht nur pornografische Inhalte oder Gewalt betreffen! Alles, was dich in irgendeiner Weise stört, solltest du ansprechen! Deine Eltern haben durch die Lektüre dieses Buches vielleicht bereits Fortschritte hinsichtlich ihrer Medienkompetenz machen können; traue dich, ihnen mitzuteilen, was dich beschäftigt!
- Die letzte Regel bezieht sich auf deine Erfolge im Kampf gegen eine abhängige Nutzung: Solltest du bemerken, dass dir ein gewisser Inhalt nicht

guttut, **habe den Mut,** diesen **abzulehnen.** Deinen Freunden gegenüber, aber vor allem dir selbst gegenüber! Dafür hast du schon zu viel in deine psychische Gesundheit investiert!

NUN BIST DU GEFRAGT!

Versuche, die oben beschriebenen Regeln unbedingt umzusetzen. Sprich mit deiner Peergroup und deinen Eltern darüber!

IV Zeit für ein Fazit

IV

KAPITEL

23 Fazit für Jugendliche

Am Ende dieses Buches ist es Zeit, zurückzuschauen auf das, was du alles geschafft hast. Erstmal Gratulation! Das war an manchen Stellen vielleicht nicht einfach, aber du bist deinen Weg gegangen und hast dich mit deinem Problem beschäftigt. Die meisten Jugendlichen hätten diesen Schritt wahrscheinlich nicht unternommen!

Vor- und Nachteile und ein SMARTes Ziel

Vielleicht bist du mit vielen Fragen ins ➤ Kap. 13 gestartet. Eventuell haben dir deine Eltern nahegelegt, den Therapieteil dieses Buches zu bearbeiten, oder du hast selbst beschlossen, dir das einfach mal anzuschauen. Mit Hilfe einer **Vierfeldertafel** hast du Vor- und Nachteile deines aktuellen Medienkonsums gesammelt und gemerkt, dass es auch im Rahmen dieser Therapie in Buchform nicht darum gehen soll, nie wieder das Handy anzuschalten. Vielmehr sollst du langfristig von den Vorteilen deines Medienkonsums profitieren, ohne unter den Nachteilen zu leiden. Im Anschluss hast du einen **Test zur Selbstbeurteilung** ausgefüllt und festgestellt, wie groß dein Abhängigkeitsproblem von Sozialen Netzwerken wirklich ist.

Das ➤ Kap. 14 beschäftigte sich dann mit deiner Veränderungsmotivation. Du hast begonnen, dir ein Ziel anhand **SMARTer Kriterien** zu stecken und das **Medientagebuch** zur Protokollierung deiner Nutzungszeiten kennengelernt.

Eine Ampel und Co. gegen Abhängigkeitskriterien und Teufelskreis

In ➤ Kap. 15 haben wir über **Abhängigkeitskriterien** und die verschiedenen **Formen einer Internetabhängigkeit** gesprochen. Außerdem hast du begonnen, dich mit bindenden Faktoren zu beschäftigen. Du hast dir selbst die Frage gestellt, was genau dich an deinen Smartphone-Bildschirm fesselt, und das **Ampelsystem** eingeführt. Die Farben rot, gelb und grün werden dir in Zukunft dabei helfen, die Inhalte auf ihre ganz persönliche Gefährlichkeit für dich abzuklopfen.

In ➤ Kap. 16 haben wir uns dem **Teufelskreis** mit Hilfe des **4-M-Modells** genähert und erkannt, dass hinter einer Abhängigkeit bei den Parametern Mensch, Milieu, Mittel und Markt mehr stecken kann. Im Anschluss folgte eine sehr wichtige Erkenntnis: Selbst der teuflischste Kreis kann durch dich durchbrochen werden. Konkret helfen dir dabei **Stimuluskontrolle, alternative Aktivitäten** und die langfristig (durch Wiederholung erreichbare) **Selbstkontrolle.**

Alternativen zum Smartphone

Da gerade den alternativen Aktivitäten eine hohe Bedeutung zukommt, sprachen wir in ➤ Kap. 17 über die sogenannten (positiven) alternativen Aktivitäten, allen voran Sport. Zuvor mussten wir jedoch etwas **Struktur** in deinen Tag bekommen, dazu war der **Freizeitplan** sehr hilfreich. Wir sprachen außerdem über Schlafstörungen, Regeln zur sogenannten **Schlafhygiene** und einige grundlegende Aspekte, was die Positionierung von Pflichten und Freizeitausgleich im Verlauf eines Tages angeht. Auch die **Prokrastination** oder „Aufschieberitis" wurde von uns hinreichend gewürdigt.

Warum es dich betrifft

Nach so vielen therapeutischen Techniken setzten wir in ➢ Kap. 18 den Fokus auf dich. Hoffentlich konntest du bereits erste Überlegungen dazu anstellen, warum gerade du ein Problem mit digitalen Medien entwickelt hast. Hilfreich dabei war das **Trias-Modell.** Wir sprachen auch über die Möglichkeit, eine Psychotherapie aufzunehmen (nicht nur in Buch-Form) und über die häufigsten Begleiterkrankungen bei einer Internetnutzungsstörung.

Umgang mit den Eltern

„Was mache ich jetzt mit meinen Eltern?", fragtest du dich zu Beginn von ➢ Kap. 19, und wir konnten im Nachgang erarbeiten, dass ihr vor allem als Familie zusammenarbeiten solltet, um den Weg durch den Internet-Dschungel zu meistern. Wir sprachen über **Altersfreigaben** und einige der sonstigen **Gefahren im Netz** und stellten fest, dass es wirklich an euch liegt, das Beste aus den Möglichkeiten der digitalen Welt zu ziehen, ohne Opfer der Nachteile zu werden.

Gefühle lieber ohne Handy regulieren

Da digitale Medien häufig dazu eingesetzt werden, Gefühle zu regulieren, widmeten wir diesem Aspekt in ➢ Kap. 20 unsere ganze Aufmerksamkeit. Du konntest erarbeiten, dass **Gedanken, Gefühle und Handlungen** zusammenhängen, und **Wochenprotokoll** und **Situationsanalyse** werden dir hoffentlich in Zukunft dabei helfen, zu erkennen, wenn deine Gefühle deinen Konsum steuern und nicht du selbst.

Umgang mit den Freunden

Doch es gibt ja nicht nur dich, deine **Freunde** sind so wichtig, dass wir uns das gesamte ➢ Kap. 21 mit ihnen beschäftigten. Sie können dir eine Stütze im Kampf gegen die Abhängigkeit, aber auch ein Brandbeschleuniger sein. Beides kannst du nun hoffentlich besser einschätzen, zum Beispiel mit Hilfe eines **Beziehungsgitters.** Auch Selbstsicherheit wollte geübt werden, gerade im Umgang mit vielleicht ebenso häufig vor dem Handy klebenden Freunden.

Dranbleiben!

Im letzten Kapitel (➢ Kap. 22) ging es um die **Aufrechterhaltung deiner Erfolge.** Ein erschwerter Transfer in deinen Alltag kann durch unzureichendes „Einüben" eines alternativen Verhaltens entstehen. Auch eine Verschiebung deiner Sucht ist denkbar. Viel wahrscheinlicher und daher auch vielleicht eine langfristige Ressource ist jedoch der Umgang mit **Rückfällen.** Dabei sind insbesondere **Frühwarnzeichen** entscheidend. Dein **Notfallplan** im Therapieheft wird dir in Zukunft ein wichtiger Begleiter sein. Zum Abschluss sprachen wir noch über die absolut überlebenswichtigen **Regeln** in Bezug auf dein **Verhalten im Internet** und ja, nun sind wir am Ende dieses Buches angelangt.

Ich hoffe, es war dir ein wichtiger Begleiter im Kampf gegen dein Problem mit Medien. Bestimmt konntest du bereits Erfolge für dich verbuchen, und wenn es an der ein oder anderen Stelle noch hängen sollte, dann hast du nun eine Menge Werkzeuge und Informationen, wo du weitere Hilfe bekommen kannst.

NUN BIST DU GEFRAGT!

- Am Ende von ➤ Kap. 1 hast du dir deine Fragen an dieses Buch notiert. Wurden diese beantwortet?
- Auch wenn du dieses Buch eher quergelesen haben solltest und es nicht als therapeutische Stütze genutzt hast, war es dir hoffentlich hilfreich und informativ.
- Sollten noch offene Fragen bestehen, weißt du nun hoffentlich, wo du diese beantwortet bekommst.
- Solltest du den Therapieteil voll ausgenutzt haben, so lohnt es sich, an dieser Stelle nochmal auf deine Erfolge zu blicken.
- Zu Beginn von ➤ Kap. 22 hast du bereits nachgeschaut, wie gut du dein ursprünglich gesetztes Ziel erreicht hast. Hat sich seitdem noch etwas verändert?
- Hast du durch die Zusammenfassung in diesem Kapitel vielleicht Aspekte bemerkt, die du dir nochmal ansehen solltest?
- Falls notwendig: Hast du dich (idealerweise nach Rücksprache mit deinen Eltern) um die Aufnahme einer Psychotherapie gekümmert?
- Kann ich dich guten Gewissens aus diesem Therapieteil geleiten? Falls nicht: Welche Hilfe kannst du dir wo organisieren?
- Mach dir eine Liste in deinem Therapieheft, was nun noch zu tun ist!
- Und dann lehn dich mal zurück und sei stolz auf dich!

Ich weiß, ich wiederhole mich, aber zum Schluss möchte ich dir ein **dickes Lob** aussprechen. Wie schon zu Beginn festgestellt: Wahrscheinlich hattest du 1000 andere Dinge im Sinn, als dieses Buch zu lesen. Du hast es dennoch getan und damit den wichtigsten Schritt in Bezug auf dein Problem mit Sozialen Netzwerken und dem Internet getan. Bleib dran!

Alles Gute dir!

Dein
Dr. Daniel Illy

KAPITEL

24 Fazit für Eltern

Liebe Eltern, nun darf ich die abschließenden Worte an Sie richten und möchte zunächst mit einer Frage starten: Wer von Ihnen hat heimlich auch den Therapieteil für Ihr Kind gelesen? Kommen Sie schon, geben Sie es zu!

Loslassen und Unterstützen

Haben Sie? Das zeigt, dass Sie das Thema wirklich beschäftigt, und ist nachvollziehbar. Ehrlich! Hoffentlich konnte Ihr Kind aber auch selbst mit dem Therapieteil etwas anfangen und bereits erste Veränderungen umsetzen. Vielleicht haben Sie im Zuge dessen auch bemerkt, dass Sie (natürlich je nach Alter Ihres Kindes) auch ein wenig **loslassen** und **gewähren lassen** sollten, und sind von der sorgenvollen Ablehner-Rolle in eine Rolle der **Unterstützung** im Kampf gegen die Abhängigkeit übergegangen. Ich hoffe vor allem, dass Sie nach der Lektüre dieses Buches begonnen haben, gemeinsam **Medienerziehung** zu betreiben und sich mit den digitalen Medien, die Ihr Kind nutzt, zu beschäftigen.

Lassen Sie uns an dieser Stelle auf die Ratgeber-Kapitel dieses Buches zurückschauen. Die Zusammenfassung des Therapieteils für Ihr Kind finden Sie in ➤ Kap. 23.

Risikogruppe Mädchen

In ➤ Kap. 1 fragte ich mich völlig zurecht, wo denn die ganzen **Mädchen** bleiben würden. Ich hoffe, ich konnte aufzeigen, warum ich auch vor dem Hintergrund der uns zur Verfügung stehenden Daten vor allem diese als eine **Risikogruppe,** wenn es um die Abhängigkeit von digitalen Medien (und insbesondere Sozialen Netzwerken) geht, ansehe. Sollte Ihr Kind also ein Mädchen sein, das ich mit diesem Buch erreichen konnte, so freut mich das gleich doppelt.

Schaffung einer Diagnose und Kriterien der Abhängigkeit

Ihren Teil begannen wir in ➤ Kap. 2 mit der Klarstellung, dass bislang nur die Abhängigkeit von Videospielen (als Computerspielstörung) eine in Deutschland **anerkannte Erkrankung** darstellt. Die Soziale-Netzwerke-Nutzungsstörung und andere Internetabhängigkeiten lassen sich jedoch darunter subsummieren, auch wenn sie teilweise mit anderen Symptomen einhergehen. Über eben diese sprachen wir nachfolgend sehr ausführlich im Rahmen der Darlegung der **neun Abhängigkeitskriterien.**

Durchblick im App-Dschungel

➤ Kap. 3 beschäftigte sich sehr ausführlich mit all den **unterschiedlichen Nutzungsformen** und konnte Ihnen hoffentlich mehr Informationen zu TikTok, Instagram und Co. geben. Auch wichtige Aspekte wie **Cybergrooming, Mobbing** und **Pro-Anorexie-Inhalte** kamen nicht zu kurz. Wir mussten jedoch auch feststellen, dass jede Auflistung aktueller Internetapplikationen schneller veraltet als die angesagteste Internetchallenge und es deswegen an Ihnen liegt, sich auch weiterhin bezüglich der von Ihrem Kind genutzten Inhalte auf dem Laufenden zu halten. An dieser Stelle sei noch einmal auf www.klicksafe.de hingewiesen.

Schattenseiten der Pandemie-Maßnahmen

Ein auch für uns wissenschaftlich tätige Ärzte interessanter Aspekt betraf den **Einfluss der COVID-19-Pandemie,** den wir in ➢ Kap. 4 näher betrachteten. Dort analysierten wir die generelle Häufigkeit der einzelnen Störungsbilder im Bereich der Abhängigkeit von digitalen Medien und konnten feststellen, dass die Einschränkungen durch die Pandemie die Situation eher verschärft haben, die vollen Auswirkungen zum Zeitpunkt der Entstehung dieses Buches jedoch noch nicht voll abschätzbar waren.

Organische Grundlagen und die alles entscheidende Frage

➢ Kap. 5 beschäftigte sich mit den **neurobiologischen Grundlagen der Sucht** und dabei insbesondere dem Botenstoff Dopamin. Die Entstehung des Suchtgedächtnisses, der Zusammenhang von Gratifikation und Kompensation und Spiegelneurone führten uns tief in die medizinischen Grundlagen der nichtstofflichen Verhaltenssüchte und wir mussten feststellen, dass es einige Überschneidungen mit den sogenannten stoffgebundenen Süchten wie etwa einer Alkoholabhängigkeit gibt. In ➢ Kap. 6 fragten Sie sich vielleicht deshalb nachvollziehbarerweise, ob auch Ihr Kind von einer Abhängigkeit betroffen sein könnte. Ein entsprechender Fragebogen brachte zwar keine endgültige Klarheit, aber zumindest eine erste Einschätzungshilfe.

Ursachen, Begleit- und Folgeerkrankungen

Wie eine **Abhängigkeit entsteht,** das betrachteten wir in ➢ Kap. 7. Dabei zogen wir erneut Vergleiche zu anderen Abhängigkeitserkrankungen und begegneten dem Pawlowschen Hund und anderen Erklärungsmodellen. Das **Trias-Modell** fasste diese in den Kategorien Umwelt, Person und dem jeweiligen Mittel anschaulich zusammen.

Die sehr häufig vorkommenden **begleitenden Erkrankungen** stellten den Fokus in ➢ Kap. 8 dar. Das sogenannte **Henne-Ei-Problem** macht die zeitliche Abfolge einer begleitenden psychischen Erkrankung im Kontext der Abhängigkeit zwar etwas schwieriger, dennoch lohnte es sich, an dieser Stelle über ADHS, Depressionen und Angsterkrankungen zu sprechen. Auch auf die **körperlichen Folgen** des Dauerhaft-vor-dem-Bildschirm-Klebens wurde eingegangen.

Ist vielleicht nicht alles schlecht?

Bei all den Nachteilen kann es Ihnen vielleicht schwergefallen sein, in das ➢ Kap. 9 reinzukommen. Dort schauten wir nämlich explizit nach den **Vorteilen,** die das Nutzen von Sozialen Netzwerken und anderen Internetapplikationen mit sich bringt. Die **Vierfeldertafel** zeigte auf, dass es vielleicht darum gehen sollte, die Nachteile des Konsums zu minimieren und weiterhin von den Vorteilen zu profitieren. Vielleicht konnten Sie an dieser Stelle erstmals ein wenig Verantwortung auf Ihr Kind übertragen und beginnen, eine Rolle als Unterstützer anzunehmen.

Schutz und Behandlung

Bei all der Verantwortungsübergabe sollte der **Schutz Ihres Kindes im Internet** jedoch keinesfalls zu kurz kommen, er bildet die Basis dafür, vielleicht ein bisschen loslassen zu können. Das ➢ Kap. 10 beschäftigte sich umfassend mit den entsprechenden Maßnahmen und bot auch eine kleine Übung zur Selbsterfahrung und Reflexion Ihres eigenen Medienkonsums.

Das ➤ Kap. 11 beschäftigte sich mit den **Behandlungsmöglichkeiten** einer Internetnutzungsstörung. Allen voran ist dabei natürlich die Psychotherapie zu nennen, eine medikamentöse Behandlung kommt, wenn überhaupt, nur für die begleitenden Erkrankungen in Frage. Auch sonstige Anlaufstellen und das richtige Verhalten im Notfall wurden besprochen.

Haltung zum Thema und ein Blick in die Zukunft

Das ➤ Kap. 12 versuchte Ihre (abschließende) Haltung zum Konsum Ihres Kindes zu hinterfragen. Meiner Ansicht nach gelingt der Weg durch den Internet-Dschungel am besten **gemeinsam** und **mit Verständnis** (und klaren Regeln!) anstatt mit Verboten. Zur Bekräftigung dieser Ansicht schloss sich der Therapieteil für Ihr Kind an, der diesem hoffentlich von großem Nutzen war.

Nun hoffe ich als Autor natürlich sehr, dass Ihr Kind seinen Konsum nach dem Durcharbeiten dieses Buches komplett im Griff hat und dass Sie jeden Sonntag am Frühstückstisch gemeinsam Medienerziehung betreiben. So gelingt es zumindest vielen meiner Patienten. Ich bin mir jedoch auch bewusst, dass dies vielleicht nicht der Realität aller entspricht. Bei den Eltern und Patienten, mit denen ich von Angesicht zu Angesicht arbeite, kann ich auch beim Scheitern meines Ansatzes Lösungsvorschläge anbringen; bei Ihnen, liebe Eltern, muss ich aufgrund der Buchform nun leider ein bisschen mutmaßen. Wenn es noch haken sollte, kann das schließlich viele Ursachen haben. Versuchen Sie, Ihr Kind zu motivieren, das Buch zumindest mal kurz anzuschauen oder besser: Lesen Sie gemeinsam darin! Besteht so überhaupt kein Rankommen, dann hoffe ich zumindest, dass Sie nun wissen, wo Sie weitere Hilfe bekommen können.

NUN SIND SIE GEFRAGT!

- Am Ende von ➤ Kap. 1 haben Sie Ihre Fragen an dieses Buch notiert. Wurden diese beantwortet?
- Wo können Sie sich zusätzlich informieren?
- Wie stehen Sie nun mit Ihren Sorgen und Befürchtungen da?
- Gibt es einen Fahrplan?
- Notieren Sie sich, welche Schritte sie weiterhin unternehmen wollen, um Ihrem Kind helfen zu können.

Zum Abschluss möchte ich mich für Ihr Interesse als Leser*in bedanken. Sie haben dazu beigetragen, dass ein wichtiges Herzensthema von mir eine breitere Öffentlichkeit findet. Ich wünsche Ihnen viel Kraft in der Umsetzung der hier besprochenen Themen!

Ihnen und Ihrer Familie alles Gute!

Ihr
Dr. Daniel Illy

LITERATUR

Bong SH, Won GH, Choi TY. Effect of cognitive-behavioral therapy based music therapy in Korean adolescents with smartphone and internet addiction. Psychiatric Investigation. 2021; 18: 110–117.

Bozkurt H, Coskun M, Ayaydin H, Adak İ, Zoroglu SS. Prevalence and patterns of psychiatric disorders in referred adolescents with Internet addiction. Psychiatry and Clinical Neurosciences. 2013; 67(5): 352–359.

Brand M, Young KS, Laier C, Wölfling K, Potenza MN. Integrating psychological and neurobiological considerations regarding the development and maintenance of specific Internet-use disorders: An Interaction of Person-Affect-Cognition-Execution (I-PACE) model. Neurosci Biobehav Rev. 2016; 71: 252–266.

Cheng C, Lau YC, Chan L, Luk JW. Prevalence of social media addiction across 32 nations: Meta-analysis with subgroup analysis of classification schemes and cultural values. Addict Behav. 2021; 117: 106845.

DAK-Gesundheit. Mediensucht 2020 – Gaming und Social Media in Zeiten von Corona – DAK-Längsschnittstudie: Befragung von Kindern, Jugendlichen (12–17 Jahre) und deren Eltern. 2020. www.dak.de/dak/download/dak-studie-gaming-social-media-und-corona-2296434.pdf (letzter Zugriff am 23.03.2022).

DAK-Gesundheit. Mediensucht während der Corona-Pandemie – Ergebnisse der Längsschnittstudie von 2019 bis 2021 zu Gaming und Social Media mit dem UKE Hamburg. 2021. www.dak.de/dak/download/praesentation-2508260.pdf (letzter Zugriff 28.06.2022).

DAK-Gesundheit. WhatsApp, Instagram und Co. – so süchtig macht Social Media. 2018. www.dak.de/dak/download/internetsucht-studie-pdf-2106324.pdf (letzter Zugriff am 23.03.2022).

di Pellegrino G, Fadiga L, Fogassi L, Gallese V, Rizzolatti G. Understanding motor events: a neurophysiological study. Exp Brain Res. 1992; 91(1): 176–180.

Illy D (Hrsg.). Praxishandbuch Videospiel- und Internetabhängigkeit. München: Elsevier, 2020.

Illy D, Florack J. Therapiemanual Videospiel- und Internetabhängigkeit. München: Elsevier, 2021.

Illy D, Florack J. Ratgeber Videospiel- und Internetabhängigkeit. München: Elsevier, 2018.

Küfner H, Bühringer G. Alkoholismus. In: Hahlweg K, Ehlers A (Hrsg.): Psychische Störungen und ihre Behandlung. Enzyklopädie der Psychologie. Göttingen: Hogrefe, 1997.

Malinauskas R, Malinauskiene V. A meta-analysis of psychological interventions for Internet/smartphone addiction among adolescents. Journal of Behavioral Addictions. 2019; 8: 613–614.

Mihara S, Higuchi S. Cross-sectional and longitudinal epidemiological studies of Internet gaming disorder: A systematic review of the literature. Psychiatry and Clinical Neurosciences. 2017; 71(7): 425–444.

Müller KW, Janikian M, Dreier M et al. Regular gaming behavior and internet gaming disorder in European adolescents: results from a cross-national representative survey of prevalence, predictors, and psychopathological correlates. European Child & Adolescent Psychiatry. 2014; 24(5): 565–574.

Perrault AA, Bayer L, Peuvrier M et al. Reducing the use of screen electronic devices in the evening is associated with improved sleep and daytime vigilance in adolescents. Sleep. 2019; 42(9): zsz125.

RBB RadioEins. Digitale Welt: Fluch oder Segen? https://youtu.be/thbb8h8vnvs (letzter Zugriff am 07.04.2022).

Rüther R. 16-Jähriger gewinnt Fortnite-WM und 3 Millionen US-Dollar. 2019. www.gamestar.de/artikel/16-jaehriger-gewinnt-fortnite-wm,3347116,kommentar4303416.html (letzter Zugriff am 23.03.2022).

Rumpf H-J, Meyer C, Kreuzer A, John U. Prävalenz der Internetabhängigkeit (PINTA). Bericht an das Bundesministerium für Gesundheit. 2011. www.bundesgesundheitsministerium.de/fileadmin/Dateien/5_Publikationen/Drogen_und_

Sucht/Berichte/Forschungsbericht/Studie_Praevalenz_der_Internetabhaengigkeit__PINTA_.pdf (letzter Zugriff am 23.03.2022).
Rumpf HJ, Batra A, Bischof A et al. Vereinheitlichung der Bezeichnungen für Verhaltenssüchte. Sucht. 2021; 67 (4): 181–185.
Şahin C. Social Media Addiction Scale - Student Form: The Reliability and Validity Study. TOJET: The Turkish Online Journal of Educational Technology. 2018; 17(1): 169–182.
Shanawaz M, Rehman U. Social Networking Addiction Scale. Cogent Psychology. 2020; 7(1).
Schouwenburg HC, Lay CH, Pychyl TA, Ferrari JR (eds.). Counseling the procrastinator in academic settings. Washington: American Psychological Association, 2004.
Spencer TJ, Brown A, Seidman LJ et al. Effect of psychostimulants on brain structure and function in ADHD: a qualitative literature review of magnetic resonance imaging-based neuroimaging studies. J Clin Psychiatry. 2013; 74(9): 902–917.
Spitzer M. Die Smartphone-Epidemie. Gefahren für Gesundheit, Bildung und Gesellschaft. Stuttgart: Klett-Cotta, 2019.
Wartberg L, Kriston L, Thomasius R. Internet gaming disorder and problematic social media use in a representative sample of German adolescents: Prevalence estimates, comorbid depressive symptoms and related psychosocial aspects. Computers in Human Behavior. 2020; 103: 31–36.
Watzlawick P.: Menschliche Kommunikation: Formen, Störungen, Paradoxien. 13. A. Göttingen: Hogrefe, vormals Huber, 2016.
Wegner M, Helmich I, Machado S, Nardi AE, Arias-Carrion O, Budde H. Effects of exercise on anxiety and depression disorders: review of meta-analyses and neurobiological mechanisms. CNS Neurol Disord Drug Targets. 2014; 13(6): 1002–1014.
Wölfling K, Jo C, Bengesser I et al. Computerspiel- und Internetsucht: Ein kognitiv-behaviorales Behandlungsmanual. 1. A. Stuttgart: Kohlhammer, 2012.
Zulauf CA, Sprich SE, Safren SA, Wilens TE. The complicated relationship between attention deficit/hyperactivity disorder and substance use disorders. Curr Psychiatry Rep. 2014; 16(3): 436.

Hilfreiche Angebote im Internet

Empfehlen möchte ich an dieser Stelle folgende Internetauftritte:

Um spezifische **Beratungs- und Behandlungsangebote** zu finden, kannst du den Fachverband für Medienabhängigkeit aufsuchen: www.fv-medienabhaengigkeit.de

Wenn du bereits volljährig bist, kannst du dich an die **Onlinesucht-Hilfe** zwecks Diagnostik und Einleitung einer Therapie wenden: www.onlinesucht-hilfe.com

Bei der **Suche nach einem Therapeuten oder einer Therapeutin** ist die Homepage der Psychotherapeutenkammer deines Bundeslandes (z. B. www. psych-info.de) die beste Wahl. Dort findest du Hinweise und häufig auch eine entsprechende Suchfunktion.

Hilfreiche Seiten zum **Einschätzen der „Risiken und Nebenwirkungen“** von Internetseiten und Apps sind: www.klicksafe.de

Weitere **Informationen über den Autor** der Ratgeberreihe Dr. Daniel Illy und seine Bücher (vgl. auch nächste Seite) erhältst du unter www.daniel-illy. de, auf Twitter findet man ihn unter @illy_dr.

Hilfe zur Selbsthilfe

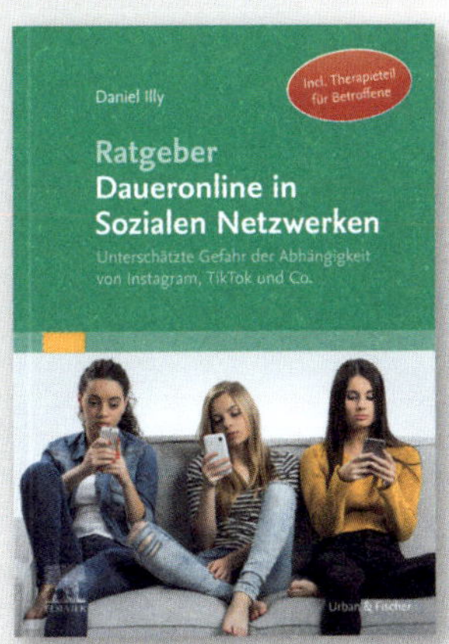

Daniel Illy
Daueronline in Sozialen Netzwerken
978-3-437-23036-3

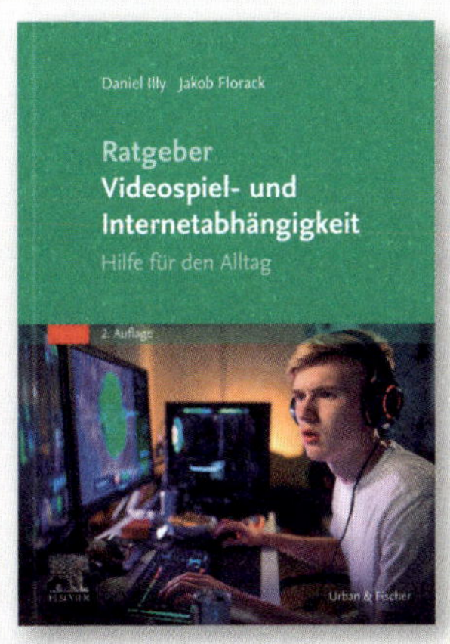

Daniel Illy / Jakob Florack
Ratgeber Videospiel- und Internetabhängigkeit
978-3-437-22992-3

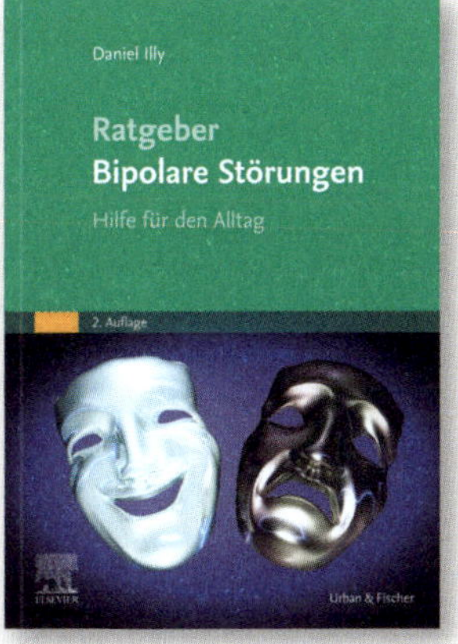

Daniel Illy
Ratgeber Bipolare Störungen
978-3-437-22982-4

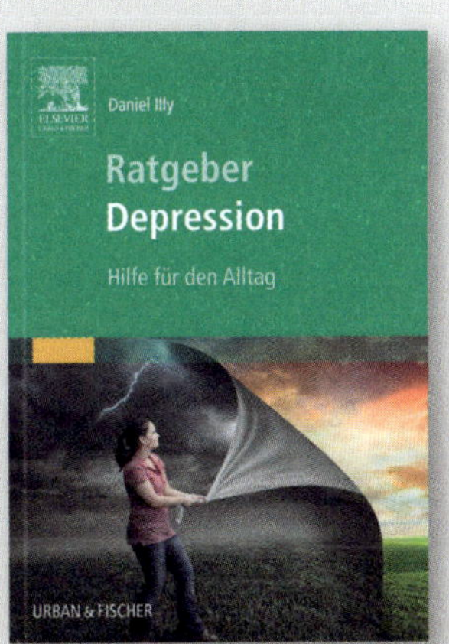

Daniel Illy
Ratgeber Depression
978-3-437-22951-0

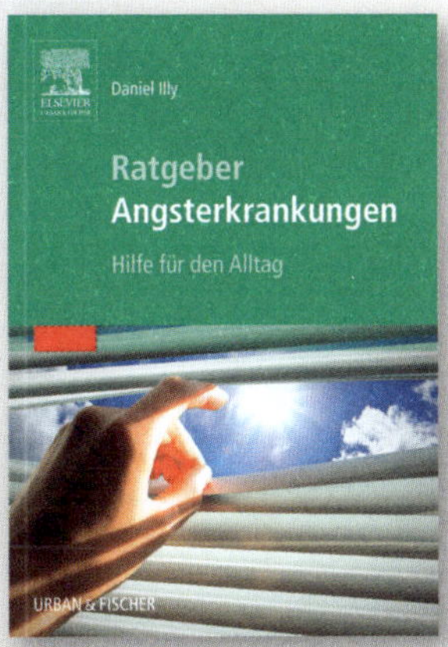

Daniel Illy
Ratgeber Angsterkrankungen
978-3-437-22961-9

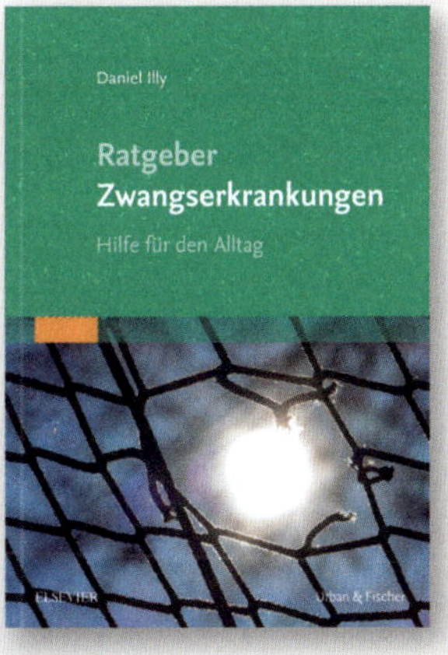

Daniel Illy
Ratgeber Zwangserkrankungen
978-3-437-22971-8

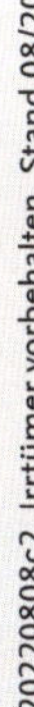

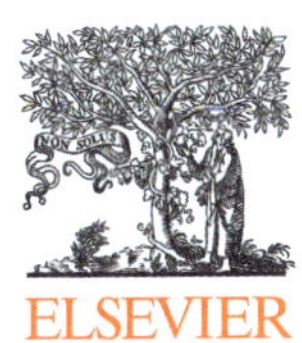

Diese und viele weitere Titel sowie die aktuellen Preise finden Sie in Ihrer Buchhandlung vor Ort und unter **shop.elsevier.de**